筒井照子／西林　滋／小川晴也　編著
態癖──力のコントロール

態癖 — 力のコントロール

編著

筒井照子

西林 滋

小川晴也

クインテッセンス出版株式会社 2010
Tokyo, Berlin, Chicago, London, Paris, Barcelona, Istanbul, Milano, São Paulo, Moscow, Prague, Warsaw, New Delhi, Beijing, and Bukarest

態癖――力のコントロール　目次

第1章　態癖の再発見
　　　　　　　　　　　　　　　筒井照子／小川晴也／Harvey Stallard／阿久津伸明

- 1) 原因不明の咬合崩壊――重大な破壊因子の見落とし　　　8
- 2) 態癖に関する文献的考察　　　12
  - 不正咬合の病因論における口腔外圧に関する考察　　　15
    A Consideration of Extraoral Pressures in the Etiology of Malocclusions
    　　　　　　　　　　　　　Harvey Stallard, Ph.B., Ph.D., D.D.S.

第2章　臨床診断における態癖
　　　　　　　　　　　　　　　筒井照子／西林　滋

- 1) なぜ「治らない」か，なぜ「治せない」か　　　38
  - 【症例】咬合診断において見落としていた「口腔の外」と「診療室の外」　　　43
- 2) 中心位の呪縛　　　50
- 3) 全身のなかの下顎位　　　53
- 4) 遺伝的個体差と生活習慣による個体差　　　58
  - コラム：発達障害のある人の不正咬合が意味するもの　　　64

第3章　広義の態癖／狭義の態癖
　　　　　　筒井照子／小川じゅん／平野健一郎／西林　滋／田中裕子／船木大悟／小川晴也

態癖の見つけ方　　　66
- 1) 口腔周囲の癖
  - 前歯の傾き，口唇周囲の色と形に表れる　　　68
- 2) 狭義の態癖
  - 態癖の圧力と歯列の特徴は一致する　　　71
  - 【症例】きゅうくつな咬合を，態癖から解く　　　74
  - 【症例】下顎後退と顕著な過蓋咬合を，態癖から解く　　　78
  - 【症例】態癖とそっくりの形態，狭義の態癖＋広義の態癖　　　82
  - 【症例】バランスの回復→筋の過緊張改善→小顔になる　　　86
- 3) 広義の態癖　　　92
  - 【症例】全身の筋肉を緊張させている男子の一例　　　94
  - 【症例】フルマウスリコンストラクションにおける患者の全身姿勢　　　97

  - コラム：態癖のサイン　　　73
  - コラム：片側の歯列狭窄が意味するもの　　　85
  - コラム：態癖は想像を超える　　　103

態癖──力のコントロール

第4章　力のコントロール──臨床の手引き

小川じゅん／上谷智哉／筒井照子／小川晴也／藤原康則／木下俊克／平野健一郎／大石恒子

1）日常診療と態癖指導
　　力のコーディネータとその役割　　　　　　　　　　　　　　　　　　　106
　　咬合療法チェックシート　　　　　　　　　　　　　　　　　　　　　　110

2）基本治療としての力のコントロール
　　「力のコントロール」と「炎症のコントロール」は車の両輪　　　　　　　118
　　態癖の改善で，炎症も顎位も咬合も劇的に変化する　　　　　　　　　　　119
　　【症例】態癖改善と下顎の前方誘導によりもたらされた気道の拡大　　　　123
　　【症例】局所的歯周組織破壊の改善における力のコントロール　　　　　　128
　　【症例】メインテナンスでは，顔面の変化を見逃さない　　　　　　　　　132
　　【症例】片側の慢性的顎関節痛を伴う咀嚼障害への対応　　　　　　　　　135

　　　　コラム：口腔内から態癖を推測する　　　　　　　　　　　　　　　115
　　　　コラム：低反発枕　　　　　　　　　　　　　　　　　　　　　　　116

第5章　不正咬合の早期治療の意義

筒井照子／小川晴也／上谷智哉

機能異常の改善を目的にした早期矯正治療例　　　　　　　　　　　　　　　140
1）乳歯～混合歯列期の反対咬合に対する早期治療　　　　　　　　　　　　143
　　【症例】中顔面発育不全に対する態癖の改善と顎外整形力の利用　　　　　152
2）乳歯～混合歯列期の上顎前突症例に対する早期治療　　　　　　　　　　154

第6章　下顎位──与える？　見つける？　現れる

筒井照子／小川晴也

1）咬合という全身を診る　　　　　　　　　　　　　　　　　　　　　　　160
2）「中心位の概念」からの脱却　　　　　　　　　　　　　　　　　　　　169
　　──機能的下顎位の確立　　　　　　　　　　　　　　　　　　　　　　180
　　【症例】顆頭位に依らずに，歪められた咬頭嵌合位の改善をどのように評価するか　189

第7章　おわりに

筒井照子

「態癖と力のコントロール」に至る道程　　　　　　　　　　　　　　　　　200
【症例】態癖による上顎骨の変形を無視した矯正治療がもたらした結末　　　203

キーワード索引　　　　　　　　　　　　　　　　　　　　　　　　　　209
あとがき　　　　　　　　　　　　　　　　　　　　　　　　　　　　　211

■著者一覧(目次順)■

筒井　照子　　福岡県北九州市
小川　晴也　　広島県福山市
Harvey Stallard　（1888 〜 1974, San Diego, CA）
阿久津伸明　　栃木県河内郡
西林　　滋　　群馬県太田市
小川じゅん　　神奈川県川崎市
平野健一郎　　山口県周南市
田中　裕子　　熊本県八代市
船木　大悟　　大阪府大阪市
上谷　智哉　　大阪府吹田市
藤原　康則　　京都府長岡京市
木下　俊克　　福岡県北九州市
大石　恒子　　福岡県久留米市

第1章
態癖の再発見

1）原因不明の咬合崩壊
——重大な破壊因子の見落とし

Keywords
睡眠態癖
コーヌス義歯再製
咬合療法

筒井 照子
●つつい てるこ

コーヌス義歯の繰り返しの再製

　口腔内の崩壊に直面して，その原因を考察するとき，歯科臨床医は口腔外の因子を予め視野から排除してしまう傾向がある．業務範囲が口腔内に限定されていることが，無意識に患者のからだを視野から排除してしまうのだろうか．あるいは口腔内細菌という特殊な環境，歯牙硬組織という自然治癒のない組織，そして咬合という特殊な機能が，口腔に起こる問題の原因と結果を口腔内で完結させてしまうという錯覚を生むのだろうか．

　ほぼ15年前（1995年）になるが，筆者自身，一人の患者によって教えられるまで，睡眠の姿勢（後に睡眠態癖と呼ぶようになった）が口腔内を破壊することを想像することすらできなかった．この患者さん（図1A）は1978年初診（初診時47歳）で17年を経過し，下顎のコーヌスクローネの義歯をすでに4回も再製していた．いつも決まって朝早く来院され，そしていつも4̄5̄の舌側歯肉に義歯が当たって痛いと訴えられる．下顎左側の舌側歯肉には圧迫された痕があり，ときには潰瘍を形成していることもあった．原因に思い当たるところがなく，義歯床内面のレジンを削り，患者さんは「よくなった」と言って帰られる．それを繰り返すとレジンがなくなって義歯が壊れる．こうして義歯の再製を繰り返し

てきたのだが，ちょうど西原克成「顎口腔疾患とバイオメカニックス」（ザ・クインテッセンス，13(1)〜13(3)，1994）に出会って，半信半疑で患者に睡眠姿勢を尋ねた．そのときには，態癖の自覚はないとの答えだったが，次の来院時「手を当てて寝ていました」（図1A-2）と言われたのである．その言葉を聞いたときの衝撃は，いまでもその光景をはっきりと目に浮かべることができるほど鮮明である．右の頬の下に手を入れて寝る影響で下顎右側の歯を喪失し，コーヌス義歯にしたところ夜間も装着するので，義歯床が下顎左側の舌側に押しつけられる．同じ癖のために上顎右側の歯列は舌側に傾斜し，7̄の歯根が露出，1̄が唇側に突出した．すべての疑問が，ひとつの癖を知ることで氷解したのである．

　なぜ，こんな簡単なことに気づかなかったのかと悔やまれた．生活習慣の影響を見逃したために，17年間にもわたって患者さんにつらい思いをさせてしまったことを詫び，再治療に入ったが，このときは習慣的な睡眠姿勢を止めてもらい，矯正により歯列を回復し，下顎はオーバーデンチャーで補綴した．

　結果として下顎の幅径は2倍近くになり，以来，頭痛，しつこい肩こりなどに悩まされることもなく，70歳過ぎにリタイアされるまで元気に仕事（理容師）を続けられた．

態癖——力のコントロール

　これをきっかけに筆者らは習慣的な睡眠姿勢や頬杖などの癖に注目するようになり，また口腔外圧による中顔面すなわち上顎や側頭骨の歪みに注目し，顎関節を基準とした下顎位の考え方を否定して，全身の中の下顎位という考え方を採るようになった．そして咬合療法の体系を整理するなかで，従来治療の難しかった症例が手の内に入るようになった．

　本書は，咬合療法研究会の臨床医による多様な態癖の発見と咬合療法の実践をまとめたものだが，咬合療法はたんに筆者が提唱したいくつかのアイデアという段階を超えて，様々なバックグラウンドをもった優秀な臨床医によって発展的に応用される段階に入っている．

態癖

　日常の生活習慣の中で，無意識で行う様々な習癖がある．このささいな習癖が長期に及ぶことにより，歯を移動し顎顔面系さらには全身において大きな影響を及ぼす．この顎口腔系に悪影響を及ぼす習癖を態癖という．

咬合療法という概念の確立

　咬合療法すなわち顎口腔系の力のコントロールは，しばしば誤解されているように顎機能不全症などを治療するための特殊な療法ではない．それはプラークコントロールによる炎症の抑制が，すべての口腔疾患の予防と治療においてもっとも基本的な療法であるように……（中略）……ベーシックな療法である．咬合療法は，あるときは噛み癖についてのひとことのアドバイスであり，あるときは修復物の咬合面の形態修正である．またときには，姿勢についてのアドバイスとともに嵌り込んだ咬頭と窩との関係をほんの少し修正する．このようなわずかな介入で，患者は予期せぬ快適さを経験する．そしてこのような基本的な療法が，将来の咬合異常や顎機能障害の発症を未然に防ぐことにつながるのである．この基本的な咬合療法は…（中略）…敢えて注意しておきたいが，…（中略）…咬合理論に照らして患者の状態を評価するものではない．生体の咬合は，生体の変化を十分に観察することに始まるのである．（筒井昌秀，照子『包括歯科臨床』2003年）

1. 態癖の再発見

1）原因不明の咬合崩壊——重大な破壊因子の見落とし

図 1A-1

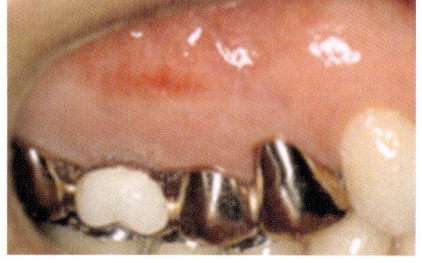

| 1978年 | 1988年 | 1995年 |

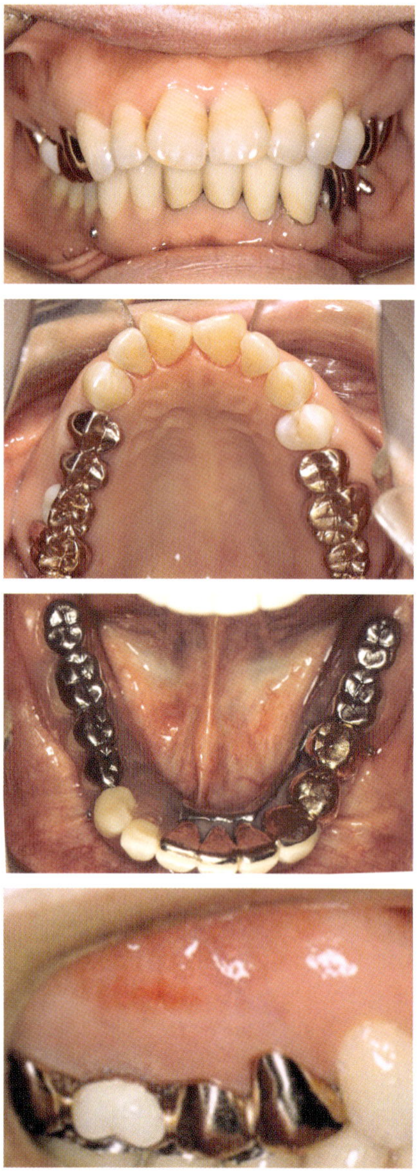

1978年9月
補綴完了時．
初診時（1978年）47歳，女性．
上顎は ⑦⑥⑤④｜⑤⑥⑦ のブリッジ
下顎は 7—2|6 7 欠損のコーヌスクローネ義歯

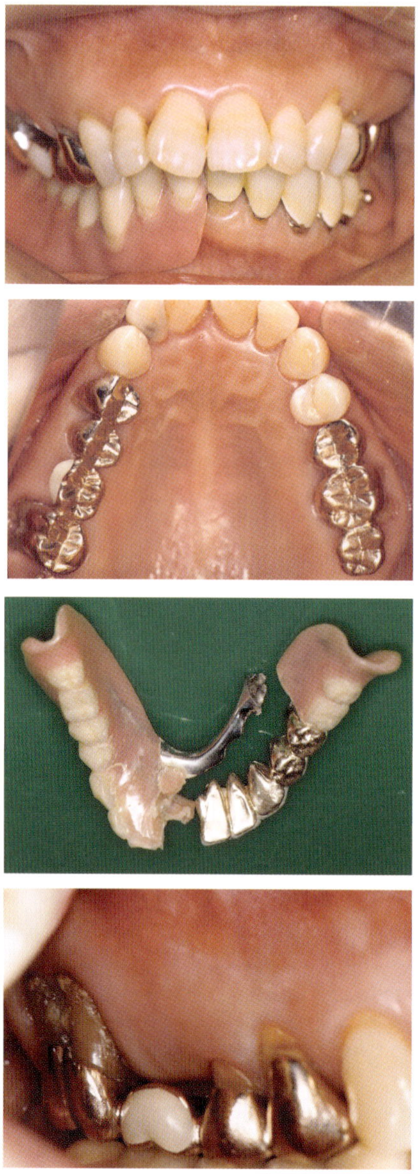

初診より10年経過
被蓋が深くなり，前突がひどくなっている．上顎右側の舌側傾斜と挺出が著明．
1989年2月．1| が抜歯となり，10年間で3回の義歯再製となった．

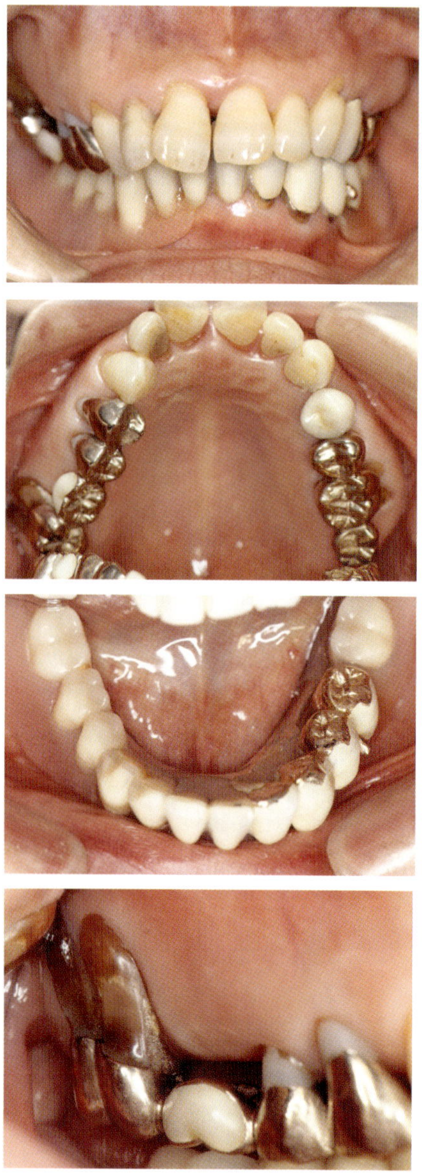

初診より17年経過
上顎右側の舌側傾斜，挺出がさらに一段と進行している．7| 頬側根はほとんど根尖まで露出．
炎症もないのに，なぜ歯根が露出するか疑問だった．|5 は抜歯となり，4回目の義歯再製．
下顎義歯の右側は上顎にあわせて著しく舌側に傾斜させている．

態癖──力のコントロール

図 1A-2

1995年9月．右手を頬にあてて寝る習慣が大きな原因であることに気づいた．

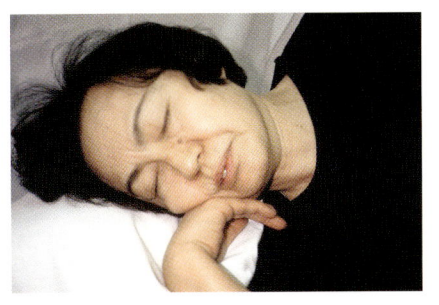
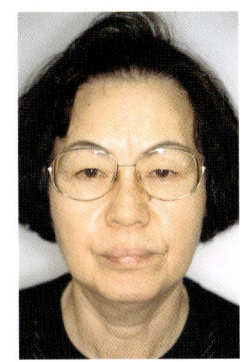
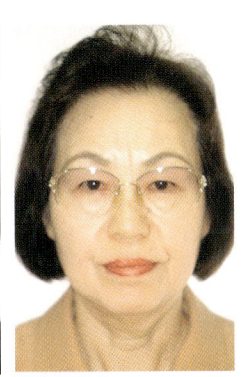

図 1A-3

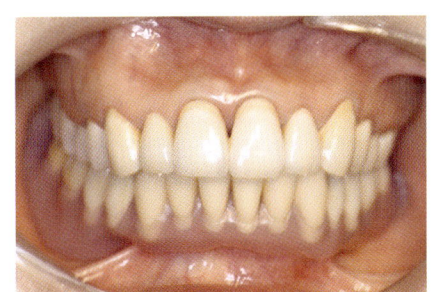

態癖をやめてもらい，レベリング．

図 1A-4

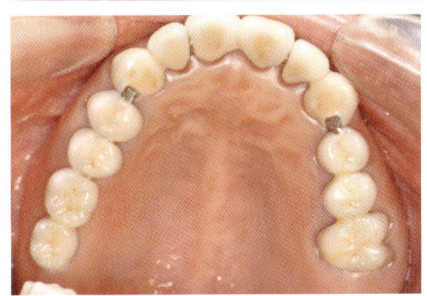
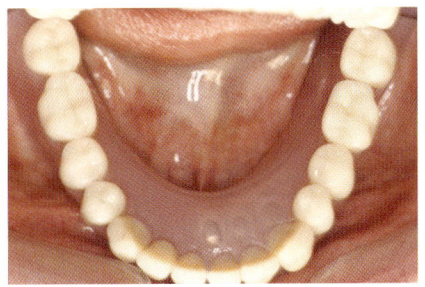

初診より19年後，下顎はオーバーデンチャー．7┘頬側根を抜根し，⑦6⑤④┘ブリッジ．

2）態癖に関する文献的考察

Keywords
Stallard, H.
Angle, E.H.

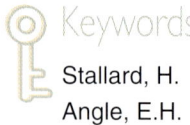

小川 晴也
●おがわ はるや

　矯正治療で歯を動かすために必要な力は100g弱[1]，また700〜800gの力を1日8時間作用させることにより顎整形力[2]が発揮されることはよく知られている．現代の矯正治療では，250〜350gの力を作用させることが一般的である．これに対して，頬杖やうつ伏せ寝や横向き寝などの態癖については，頭の重さは成人で5kgくらい，小児でも3kgはあり，これは矯正力の30倍もの力に相当する．寝ている時間は1日のうちほぼ3分の1の8時間前後なので，条件によって骨の形態が変化することは十分に予測できることである[3]．

　しかし，頬杖などの態癖は，不正咬合の原因にはならない，とするのが現代の矯正歯科学の通説である．プロフィットは，力の平衡状態が崩れることが歯の移動をもたらす，として口唇，頬および舌から加えられる弱い持続力の役割を重視するものの，「作用時間の閾値はヒトでは6時間」と述べて，比較的作用時間の短い頬杖などの口腔外圧が不正咬合の病因になるという考え方を採用しない[4]．

　カリフォルニア・ナソロジカル・ソサエティ創始者の一人で「ナソロジー」や「ミューチュアリー・プロテクティド・オクルージョン」といった概念の生みの親でもあるアメリカ人の矯正歯科医Harvey Stallardは，すでに1924年に態癖が歯列や顔面の形態を歪めることを報告している[5]．20世紀初頭の世界の矯正歯科界は，機械的な矯正治療に関しては最もアメリカが進んでおり，そのアメリカ矯正学会の帝王的存在で近代矯正学の父といわれるE. H. Angleが1926年にエッジワイズ矯正法を完成させ，その機械的完成度の高いエッジワイズ法に世界の関心が向いていた時代である．歯並びが崩れて顎が変形と歪みを起こしてゆく原因は，そこに咀嚼による大きな負荷がかかるためだと主張し，その改善方法としてAngle自身が考案した機械的なエッジワイズ矯正法に絶対的優先権を認めたAngleに対して，Stallardはアングル矯正学校の門下生であるにも関わらず，著書のなかで以下の反論をしている．すなわちStallardは，不正咬合の発生機序として外的環境要因（口腔外力）とその環境に対する生理的反応を詳細に説明し，食習慣（栄養状態）や病気といった代謝に影響を与える因子の他に歯，歯列弓，顎への習慣的圧力（態癖）や外傷といった局所因子を挙げている．

　そして，そのような外的環境要因を改善することが不正咬合を予防・改善（治療）するために重要であることを主張することにより，対症療法的な機械的矯正法のAngle学派や歯科治療技術学「dentistry」と一線を画した[6]．これは，従来の歯の修理屋的な「dentistry」に対する，顎-筋-姿勢すべてを

包含したカリフォルニア・ナソロジカル・ソサエティの「Gnathology」の提唱という意味をもっていたのであろう．

　Stallardは1925年の論文[6]の中で，「睡眠姿勢を不正咬合の原因の候補と捉え始めたのは比較的最近で1903年にGeorge T Bakerが，ある不正咬合の原因を子供の睡眠時の癖が下顎に負荷を加えるためであると考えたのが始まりである．10年ほど前にCalvin Caseが側方歯群の不正咬合を幼児期の枕癖によって説明した」とも記載している．

　一方わが国では，1960年代初頭に榎恵が日本歯科大学歯学部の学生講義用の教科書である『歯科矯正学ノート』に睡眠態癖についてStallardの枕の堅さを日本で使っているものと比べながら考察し，睡眠態癖の影響を認める表現を記載する一方で，当時わが国で一般的に使われていた枕は，現在の一般的な枕と違い，非常に固い枕であったようで，その固い枕ではStallardが示すような歯や顎への影響はないと述べている．その後，安藤ら[7]は1961年に日本矯正歯科学会雑誌，高橋[8]は『歯科矯正学 第6版』（1947年）および『新編歯科矯正学 第5版』（1964年），1980年代に入ると高濱が『自立歯科矯正法』の中で睡眠態癖が不正咬合の原因となることについて報告を行っている．また不勉強にして確認するに至っていないが，1950年くらいの東京歯科大学矯正学教室初代教授，榎本美彦著『新纂矯正歯科学』にも睡眠態癖が不正咬合の原因となることが掲載されていたという情報を得ている．

　このようにStallardが論文を発表した1924年以降の日本の矯正歯科界の黎明期で日本矯正歯科学会が設立された1940年くらいの時期では，不正咬合の後天的かつ局所的原因の一つとして『睡眠態癖』は，常識であったと考えられる．しかしながら，エッジワイズ等多くの種類の矯正装置の導入と広範な実用化に伴い，それらがあたかも魔法の装置のように認識されてしまったのか，態癖という重大な機能的原因は忘れさられてしまったのかもしれない．その後，1994年の西原の論文[9]を読んだ筒井ら[10〜12]は，あらゆる態癖の改善が不正咬合や身体の歪みを改善することに気づいたという[3]．過去に報告された態癖に関わる論文は，「睡眠態癖が不正咬合や身体の歪みに関係する」という内容である一方で，筒井は「頬杖や睡眠態癖だけでなく，唇の巻き込み，ショルダーバッグ癖，職業癖，小顔マッサージを含むあらゆる態癖の改善が不正咬合や身体の歪みを改善する」ことを実際に歯科臨床に導入し，過去に類を見ない新しい体系の歯科臨床としての「咬合療法の概念」を提唱し，「DentistryとStomatologyの両輪」の重要性を強く説いてきた．

　その後，態癖原因論[13, 14]の正しさを立証し，「咬合療法の概念」の有用性を実証する多くの臨床報告[15〜17]の他，基礎実験の立場から有限要素法による実験データを用いて習慣的な態癖が顎骨の偏位や咬合へ悪影響をおよぼすことを示唆した田中ら[18]の報告も行われている．

謝辞

　文献検索に御協力頂いた高橋ユミ先生，黒田康子先生，大野粛英先生に感謝いたします．

1. 態癖の再発見

2）態癖に関する文献的考察

【参考文献】

1) 有田正俊, 榎恵, 日置誠: 歯科矯正学. 医歯薬出版, 東京, 1979.
2) Elms TM, Buschang PH, Alexander RG: Long-term stability of Class II, Division 1,nonextraction cervical face-bow therapy: II. Cephalometric analysis. Ame J Orthod Dentofacial Orthop, 109(4): 386-392, 1996.
3) 筒井照子, 矢守俊介, 北條拓也ほか：歯科衛生士が関わる力のコントロール. 歯科衛生士 t, 29(11): 25-39, 2005.
4) プロフィット, WR, 高田健治訳: プロフィットの現代歯科矯正学. クインテッセンス出版, 東京, 1989.
5) Stallard H :Influence of pillow habits on the development of the upper jaw. Cal West Med, XXII(5): 216-220, 1924.
6) Stallard H: General prevalence and relation of pillowing to malocclusion. Dental Cosmos, 67: 258, 1925.
7) 安藤善夫, ほか: 睡眠態癖により起ったと思われる不正咬合の1例. 日矯歯誌, 20(1): 91-93, 1961.
8) 高橋新次郎: 新編歯科矯正学 第5版. 永末書店, 東京, 1964.
9) 西原克成: 顎顔面の変形症の診断と治療. 日本口腔診断学会誌, 6: 73-85, 1993.
10) 筒井照子: 態癖あるいは噛み癖が下顔面の非対称や顎骨, 歯列の形態に及ぼす影響についての考察. Monog of Clin Orthod. 18: 5-18, 1996.
11) 筒井照子: かみ合わせと姿勢. 日本医師会誌, 51(10), 1999.
12) 筒井昌秀, ほか: 包括歯科診療. クインテッセンス出版, 東京, 2003.
13) 山口秀晴: 咬合異常の原因となる生活習慣—不正咬合は予防できるか—. 歯科学報, 107(2): 157-162, 2007.
14) 柏木信子, 成瀬魅和子, 中川路健司, 鈴木敏正, 山口秀晴ほか：外科的矯正治療例の習慣性姿勢位（posture）と下顎側方偏位との関連性について. 歯科学報, 99(10): 849-856, 1999.
15) 小川晴也: 小児期における顎偏位症例への咬合挙上と態癖指導, 始めて, 学んで, MTM. デンタルダイヤモンド増刊号, 32(14): 124-139, 2007.
16) 小川晴也: 咬合高径のコントロールが有効であった下顎の側方偏位症例. 矯正歯科医会誌, 19(1): 2-9, 2007.
17) 小川晴也: 咬合療法の概念に基づく歯科矯正臨床への取り組み—患者本来のカタチに近づけるために—, 前編. 矯正臨床ジャーナル, 25(1): 29-50, 2009.
18) 田中千元, 荒川知久, 篠原壽和ほか：下顎側方偏位の三次元有限要素法による解析. 歯科学報, 103(2): 169-180, 2003.

不正咬合の病因論における口腔外圧に関する考察

A Consideration of Extraoral Pressures in the Etiology of Malocclusions

本稿は，H. スタラードの没後（1976年），UCSF（University of California, San Francisco）歯学部の学部長であったB.W. パヴォーネ（Ben. W. Pavone）によって編纂されたスタラードの著作集『A Compilation of Articles, Papers, Lectures and Essays By Harvey Stallard, Ph.D., D.D.S.』のsection II 矯正編の第6節を翻訳したものである．その原著は，1920年代後半に書かれたもので，同大学のPostgraduate Education Courseの資料に使われてきた（図版は一部略）．本稿中でも言及されている同年代の論文 "Influence of Pillow Habits on the Development of the Upper Jaw（枕癖の上顎発育に与える影響）" (California and Western Medicine, Vol.22,no5,pp216-220, 1924) は別に訳出公表した．

We have been searching for the copyright holder of Stallard's works; should you have relevant information, please contact the translator or send on email: akimoto@edit-aki.co.jp.

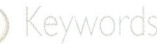
Keywords
不正咬合病因論
口腔外圧
枕癖

Harvey Stallard, Ph.B., Ph.D., D.D.S.

●ハーベイ・スタラード

阿久津 伸明／
筒井　照子 監訳

●あくつ のぶあき／つつい てるこ

不正咬合と生物学

不正咬合の病因論的研究において重要な問いが二つある．一つは外的環境要因に関するもので，もう一つはその環境に対する生理的反応である．器官によっては発育の際に外的影響をあまり受けないものもあるが，その数は極めて少ない．その外的環境要因は大きく二つに分けられる，一つは小児の代謝に影響を与えるもの，二つ目は，その表面に局所的に影響を与えるもので，前者の典型的な例としては食習慣（栄養状態）や疾患があげられ，後者の例としては歯，歯列弓，顎に習慣的に加わる圧力や外傷があげられる．

理論上は，胎生発育異常である先天性欠損，過剰歯，異所性萌出などの障害は，直接的には環境要因によるものではないと思われる．少なくとも，我々は不正咬合に関わりをもつ環境要因について断定できないため，現在のところこれらの障害は環境要因とは関係のないものと捉えるよりほかない．しかしながら，併発の少なくない先天性複数歯欠損と梅毒などは関連性が示唆されるため，この病因が環境的か否かといった分類も，他の多くの分類と同じように，暫定的に捉えられるべきであろう．

複雑な生理と単純な環境

癖，成長，健康状態が類似した小児の不正咬合に著しい程度の差があることが，その病因の理解の難しさを物語っている．歯（や顎）の発育に影響を及ぼす要因は個々に働くことはなく，それぞれの要因を個別化することはできない〔訳注1〕，そしてこのことが実験をより困難にする．一般的に不正咬合は少なくとも二種類の要因をはらむ．一つは生理的，もう一つは環境的な要因である．前者は往々にして複雑で，後者は比較的単純である．たとえば，ある食生活から，塩とビタミン（とミネラル）を取り除くことはそれほど難しくなく単純で直接的な介入が可能だが，栄養の不足している骨格の病因を特定することはそれ程簡単ではない．食事からある要素を取り除くだけでも，どれだけ複雑な生理メカニズムが引き起こされることか．また，ある病原因子を体内に投入することがどれだけ複雑な反応を引き起こし，命ま

〔訳注1〕
つまり不正咬合の病因は互いに影響する複雑な系の中で考えなくてはならない．

1. 態癖の再発見

2) 態癖に関する文献的考察

でも奪ってしまうことか．

必要不可欠な，たとえば栄養などの環境の欠如や病原体によって引き起こされる病的状態（the physiologic misbehavior）の解明は容易ではないが，病的状態を予防することは，関連する外的環境の改善をすることで可能である．内的・生理的プロセスに関連する環境要因の特定は生命過程の理解を深めるうえで重要である．同様に，不正咬合の型とそれに対応する原因を生活環境の中に見出そうとするのは論理的で，また有益だと言えるだろう．

●これまでの相関関係究明の軌跡

食習慣と歯や顎の使用

食習慣の問題は，歯科矯正医にとって新しい考え方ではない．そもそも不正咬合の流行・拡大の原因究明の際，最初にとり上げられたのが食生活の変化，つまり調理の手を加えられていない自然のままの硬い食べ物から，過剰に精製・加工され必要以上に加熱調理された食べ物への移行である．この説の提唱者は，萌出前にすでに成人の大きさに達している歯冠に対応するのに十分な大きさに顎が発達するのに必要な運動を現代の食べ物は与えないと考える．彼らは言うまでもなく，ラマルクの用不用説――器官の特定の機能を使用することがその器官が体積・容積において最大の発達するのに不可欠であるという説―に影響を受けている．彼らは顎，咀嚼筋，舌，頬，唇そして咽喉の構造を徹底的に研究し，普段の食習慣では十分に得られない運動効果を補うためのトレーニング（exercises）を処方した．

代謝機能

代謝についての我々の知識が向上するにつれ，歯科医は特定の器官はその器官特有の機能を果たすようになる前に，代謝機能によってほぼ最大の大きさにまで発育をすることを学んだ．この代謝による器官の発育は，眼球や歯のエナメル質，性腺，内耳，生殖器などに当てはまることが知られているが，歯の大部分についても胎生期つまり咀嚼機能が発揮されるよりも前に形成されることがわかった．そこで，ラマルク信奉者は次のように説を修正した――咀嚼は歯やその周辺組織に血液や栄養の供給を促し，より代謝を促進させ，ひいては発育に繋がる，と．しかしながら，この説では異なる型の不正咬合の原因について説明がつかないため，他の説明を探さないわけにはいかない．

不正な呼吸法

次ぎに，それほど直接的な環境要因ではないと思われるが，口呼吸原因説である――口の進化上の派生物である鼻の感染症，扁桃腺や咽頭腺の腫脹によって，ほとんど一生閉塞した状態になる場合には，口が鼻に代わって呼吸機能を担う．この説の信奉者によると口呼吸によって歪んだ力が下顎の狭窄を引き起こし，それが咬頭の関係にずれを生み，さらに歪んだ咀嚼運動の原因となり，毎回咀嚼をする度に片方の顎（下顎）が前方に押し出され，他方（上顎）が後方に押し込まれるのである．上顎の狭窄については，口呼吸による上唇の引っ張りと，鼻腔の陰圧の結果，空気圧がかかり上顎や鼻腔全体が潰されるためだとしている．鼻中隔の彎曲は同じく鼻の中の陰圧によって

態癖──力のコントロール

持ち上げられた高い口蓋の影響によるとしている．彼らによると風邪や鼻疾患の蔓延の原因は高い人口密度における不適切な衣食住の環境にあるとしている．口と鼻の解剖学的構造を理解することの重要性はこの説の信奉者によっても唱えられ，間違った呼吸と咀嚼の仕方による発育不全を矯正するため，顎，咽喉，唇，胸などのトレーニング（exercises）を処方した．だがこれらの説を組み合わせてもなお，ほとんどの不正咬合や口腔・顎の歪みが非対称的であることを説明するには至らない．

乳歯の早期喪失

歯列弓の長さの非対称性を説明する古くからの説として，乳歯の早期喪失があげられる．しかし，歯列の幅，奥行きの非対称性は，不正呼吸，咀嚼運動不足や乳歯の早期喪失によっては直接的かつ合理的な説明はできない．乳歯早期喪失説の最も致命的な点はほとんどの不正咬合の症状が生え変わり前の乳歯の段階ですでに現れていることである．不正咬合は萌出初期の乳歯で容易に目にすることができるので，咀嚼不足や誤った呼吸法に基づくという説は信憑性を失う．というのも，小児はそもそもこの未熟な年齢で顎や呼吸器にそれほど強い負荷をかけないからである．

指しゃぶり癖と咬爪癖

ある特定の不正咬合の原因が指しゃぶりであるとする100年来の説は，指しゃぶり癖があっても不正咬合を免れる例はあるとはいえ合理的である．親指は外的要素であり，指しゃぶり癖によって親指は子供の口を取り巻く環境の一部になる．指しゃぶり癖は，うつ伏せ寝習慣としばしば結び付けられる．哺乳瓶の使用も，二つの要因から，親指しゃぶり癖が原因と思われる症状と似た不正咬合の原因として長い間非難されてきた．一つは習慣的に圧力・負荷を加えるため，もう一つは中身の栄養が不十分だったためである．哺乳瓶の吸い込み部と乳首は外的要因の一つとして比較可能である．どちらの習慣も左右非対称であると考えられ，圧力が習慣的に顎の片側に加えられるので，子供の顎の片側が狭窄することと符合する．指しゃぶり癖があるにもかかわらず不正咬合を免れる子供は恐らく吸い込みによってかかる空気圧が小さいのと，他の外圧を習慣的に受けないからであろう．咬爪癖も歯列に影響を与えることは間違いないが，その影響は指しゃぶり癖程容易には特定できない．

舌の影響

舌は口腔の大きさを決定する要因として考慮に値する．上顎歯列弓が狭く下顎歯列弓の内側に閉じ込められてしまう場合，舌が深く下顎歯槽基底面を掘り下げて，歯列弓の幅を広げることがある．小児によっては，舌を咬む癖を招く．物を呑み込むときに歯列弓の側面や前方で舌を咬むこともあり，これは開咬の原因となる．このような癖は舌の誤った使い方ではあるが，口腔というよりは，歯の環境要因と分類されるべきだろう．舌の過剰な発育は上下の歯列弓を広げ，歯間空隙で嵌合するようなる歯列を生む原因となる．ほとんどの不正咬合を口のメカニズムの誤った使い方によって説明付けようとする矯正歯科医は片側だけのV字もしくはサドル型の狭窄を，狭窄した側が舌による圧力を受けていなかったためで，頬の圧力によってアーチが押さえつけられるためだと，半ばこじつけるのである．

口の誤用

アングル（Angle）は噛み頬，指しゃぶり，唇や頬を押さえつける癖を重度の不正咬合の主要な原因とした．しかしながら，彼によると，これ等の癖はあくまで架空の咬合力線上で保たれる力平衡を崩す引き金に過ぎない．以前は，唇側弧線を装着した小児によく見られる唇や頬の粘膜の傷もこれ等の癖が原因だとされていた．そもそもこれ等の癖は彼のいうところの文明社会に生きる子供たちが患う神経性の反射で，彼の数人の生徒にこれらの癖，ひいては不正咬合の解決策の発見を期待し，心理学的アプローチを促した．今日に至っても，アングルは顎の変形と歪みは，歯並びの平衡が崩され，そこに咀嚼による大きな負荷がかかるためだと主張している．つまり，彼によると，深刻な不正咬合はごく軽度な不正咬合によって生じるメカニズムの歪みが原因である．この点で彼の見解は他の外的環境を原因としたものとは一線を画している．彼の分析の拠り所は純粋に生理的なもので，以下の言葉に要約されている「口は，作用する力の平衡が少しでも崩れれば，使うことによってひとりでに歪んでいく」

化学的要因

矯正歯科医は，不正咬合の原因究明にあたり食品化学，とくに食物に含まれる骨の形成に必要不可欠なミネラルを軽視することはなかった．にもかかわらず最近まで，なぜくる病の子供の中に不正咬合を免れる者がいるのか，なぜ歯列の歪み変形はその形と発達程

1. 態癖の再発見

2）態癖に関する文献的考察

度が多様なのか，また，なぜくる病でない子供たちが程度も形も同じような不正咬合を患うのか，といったことを満足に説明できなかった．くる病患者の漏斗胸は横隔膜の引っ張りが原因だとわかり，足の歪曲と偏平足は体重によるもので，後頭部の絶壁は睡眠姿勢をとったときに頭にかかる重さだと説明がついた．しかし，くる病患者の不正咬合は多種多様で筋の影響に説明を求めたところで行き詰った．

姿勢

睡眠姿勢を不正咬合の原因の候補と捉え始めたのは比較的最近で 1903 年にジョージ・T・ベーカー（George T. Baker）がある不正咬合の原因を子供の睡眠時の癖が下顎に圧力を加えるためであると考えたのが始まりである．そして 10 年ほど前にカルヴィン・ケース（Calvin Case）が側方の不正咬合を幼児期の枕癖によって説明した．

●著者の口腔外圧の可能性についての研究概要

座る姿勢あるいは睡眠時の癖と歯の外傷についての私の臨床調査活動の履歴は専門家の興味の対象となりうるし，矯正歯科医にとってはこれまでに行われてきた観察を顧み，その重要性をきちんと評価するための手助けになるかもしれない．環境学者として教育を受けたあと矯正歯科の分野に足を踏み入れた私にとっては，不正咬合の原因を口の周辺環境に探すことはごく自然なことであった．1920 年の秋，私は，子供の睡眠姿勢について保護者に聞き込み調査始めた．1921 年の 1 月までに，親というのは存外頼りにならない観察者だということに気づき，自分でベッドサイドに足を運ぶことにした．この調査は私的に続けサンディエゴに住む三つの家族にも協力していただいた．300 人ほどの睡眠環境を調査した後，1923 年 Dental Cosmos 誌に"交叉咬合，サドル型・V 字歯列弓は手・腕・肩枕，うつ伏せ寝が原因（cross bites, saddle-shaped and V-shaped dental arches are the result of hand, arm, shoulder and face-pillowing）"と結論付けた仮報告を発表した．1924 年には同誌上で，口腔外の癖を原因とする説（the extra oral habit theory）に対する反論に返答し，さらにそれまでに外力により引き起こされた歪みの範囲拡大とその程度を悪化する重要な要因とされていた縦方向の応力について分析し議論した．同年の 5 月スコット・E・ワトソン（Scott E. Watson）が不正咬合のプロポーションから判断したところ，歪んだ顎運動よりも口腔外的要因の影響のほうが大きいと思われる症例を発見した．その患者の調査を進め，1924 年の 11 月には Dental Cosmos 誌でスコット氏に対する同調を表明し，それからというもの縦方向の応力によってかかる力を不正咬合を招く重要な要因とは捉えていない．

地域の医師の要請を受け，1924 年の 5 月ウェスタンメディシン誌（California and Western Medicine）に"枕癖の上顎に与える影響（Effects of Pillowing on the Development of the Upper Jaw）"と題した記事を発表した．6 月には先に亡くなった編集者マスグレイブ（Musgrave）の要請を受け，ベターヘルス誌に"睡眠時の姿勢の発達（The Development of Posture During Sleep）"と題した記事を発表した．南

態癖――力のコントロール

カリフォルニア歯科協会の年次集会のプログラムの一環として，歯科医，主にW.E.ウォルシュ（W.E. Walsh），ハーヴィー・ジャクソン（Harvey Jackson）とスコット・E・ワトソンの協力のもとにコロナドホテルにてテーブルクリニックを行い，休息姿勢が次の4種の歯列の歪みの部分的な原因になりうることを報告した．

(1) アトラクション（咬合平面の上昇）
(2) 片方もしくは上下顎同時に起こる狭窄
(3) 片方もしくは上下顎同時に起こる後退
(4) 下顎の突出

このテーブルクリニックの要旨は"枕使用と不正咬合形成の関係（Effects of Pillowing on the Development of Malocclusion）"の標題でDental Cosmos誌の1925年2月号に掲載されている．1924年の秋にはワトソン氏と私はサンディエゴ郡の地方に住む子供の歯科調査を始めた．ワトソン氏はとくに歯の病気の蔓延について，私は異なる種類の不正咬合の割合について興味を持っていた．このときまでに，私は7,000人以上の子供の頭蓋と顔を診ていたが，そのうちの1,500人は就学前の幼児であった．調査では，医師たち，ことに市と郡の保健衛生官であるアレックス・リーサム氏（Dr. Alex Lesem）の観察・診察に影響を受けた．観察を重ねていくうちに，健常な子供より病気や栄養不足の子供たちの方が睡眠時の癖の影響を受けやすいのではないかという疑いを持つようになった．健常で早熟な小児は特別大きな頭をしていない限りうつぶせ寝をしても軽度の不正咬合ですむ．また，健康状態は外的な環境要因と同程度に考慮しなくてはならない．最も深刻な顔の歪みは，先天異常（malprotoplastic）と環境要因の組み合わせによって引き起こされる．病気は癖の慣行（the practice of the habit）を長引かせるし，しばしば成長過程にある組織の可塑性が増す（つまり外的負荷の影響を受けやすくなる）．1925年の10月にシカゴ歯科矯正協会（The Orthodontic Association of Chicago）で発表した研究論文で，健康要因の重要性をまとめて説明した．この論文の要旨は1926年の4月に医学協会咽喉部会，オントロジー部会，鼻科部会で発表し，同年12月18日発行のアメリカ医学会誌（The Journal of the American Medical Association: JAMA）に"一般的な上顎の歪み（Usual Maxillary Deformations）"の標題で掲載された．

1926年から幼児や幼少期の年代別の不正咬合の頻度に関するデータ収集を継続している．というのも，私が初めて手・腕枕と不正咬合の関係についての観察結果を発表した際，経験豊富な矯正歯科医たちはこの様な（原因によって引き起こされた）不正咬合はあるだろうが，その頻度はそれ程高くないだろうと指摘したからである．調査の結果，上記の癖が原因の一端を担っていると思われる不正咬合をもつ子供は小児歯科を受診する小児の20％に上ることがわかった．さらに，6歳以下の子供の不正咬合の33％が手・腕・肩枕が原因だということが明らかになった．上顎は往々にして片側が狭窄しており，この症状は左側より右側に頻繁にそしてより重症のものが見られた．

1922年にリオデジャネイロのカルロス・ルストーサ氏（Dr. Carlos Lustosa）と不正咬合の病因における，口呼吸によって引き起こされる歪みのメカニズムについて議論している際，それまでの説に懐疑的な立場で観察調査を行っていたメンデル・スタラード氏（Dr. Mendell Stallard）がアングルの3類型による全ての不正咬合が発達の過程で外圧（external pressure）の影響を受けている可能性があると提言したのである．そのすぐ後，私は上顎の狭窄傾向が特徴の，いわゆるClass II Division 1不正咬合をもった子供たちが幼児期からうつぶせ寝をしており，後頭部の発達が進んでいることに気づいたのである．それほど発達していない後頭部の持ち主の中には下顎が後退していても狭窄しておらず，狭窄傾向のない正常な上顎をもつ者もいた．この不正咬合は頬杖（顎杖）の上方と後方に働く力が原因と考えられる．

私が最初に取り組んだ症例では，下顎の片側が前方に発育していて，その子供は握り拳を下顎角の後ろに敷いて寝ていた．それ以来，口の外から圧力を加える癖は，顎の後退と同様に突出も引き起こすと考えるようになった．

1924～25年の冬，私の観察に感化されたストックホルムのバーガー・ヘルグレン（Birger Kjellgren）は自分自身を実験台にして，一定の調節された負荷をかける球体の上に自身の顔を載せ，上顎弓の狭窄を実際に確認した．この実験の内容は1925年のDental Cosmos誌に掲載された．

1. 態癖の再発見

2) 態癖に関する文献的考察

●外圧説を立証する事象

枕癖の有無

まず最初の問いは，不正咬合をもった小児には，その不正咬合に相応する癖が現在あるのか，もし現在ないなら，このような癖が過去にはあったのか，そして偶然もしくは意図せずしてその癖が矯正されたのか．幼い子供にはこのような癖は，探せば大体の場合見つかった．座った時の唇，顎，頬杖は頻繁に見受けられ，そしてそれに相応する発育障害が，しばしば見つかった．

小児科の習慣

小児科医は，げっぷを出させるために乳幼児をうつ伏せで寝かすことがルーティンになっているとしている．乳児の食道は胃の裏側にあり，よって授乳の際に吸い込まれた空気は腹這いに寝かせると自然に，かつ早く出る．Class II 不正咬合の狭窄した顎はこの小児科医（が推奨する）習慣のもとで非常に頻繁に見られるので「小児科不正咬合」とでも呼びたくなるくらいである．おそらく，経験豊富な矯正歯科医であればこのような小児科の指示に忠実に従うような親の子になぜこのような不正咬合が見られるか不思議に思っただろう．小児科医は仰向け寝は（頭蓋で最初に発達する）後頭部の絶壁をつくると言って，私を非難したのである．過去に矯正歯科医は顎の未発達は科学的な医療スペシャリストによって勧められたやわらかすぎる食べ物のせいだと信じ込んでいたものである．だが，私はこの咀嚼不足説にはもともと納得がいかなかった，と言うのも，長期間授乳しさらに母親が子供に食べ物を噛み砕いてから与えるような習慣があった人々よりも，現代っ子は硬い食べ物を食べるし，離乳の時期も早くなっているからである．

運動の調整効果

発育不全の原因が，器官のもつ特定の機能の使用不足だとする科学的根拠が乏しいラマルク説は，歯列の歪みに適用するには元々信憑性を欠いていた．なぜなら器官特有の機能は，その器官が基礎代謝によって3分の1くらいまで発育する前に備わることはないからである．特定の機能の活用がその器官の発育にとって有益でありうるのは，使用によって引き起こされる弊害が基礎代謝によって解消される場合のみである．行き過ぎた使用は器官の最少の筋力で最大限の効果を生むための調和の確立と維持の妨げになる．

内在する協働性

厳密に言えば，顔によりかかることは口の機能ではなく口の使用である．そしてそのような使い方は機能に悪影響を与えるため口の誤った使い方であると言える．この誤用によって生じる不正は，健全な小児の旺盛な代謝機能によってある程度は自然に矯正可能である．そこで生まれる疑問は，器官にかかる力が自然なものでも，代謝が脆弱であれば歪みが生じるかという疑問である．部分的に代謝不全が原因で起こる軽度の不正咬合をくる病患者に見ることができる．しかし，それと同時にくる病の子供が不正咬合になっていないのを見たこともあるし，顔の片側だけの扁平が顎を使用している側で起こるのも見たことがある．もし，歪みや，変形が口の機能によるものだとすれば，左右対称で不正咬合が見られるはずである．

〔訳注 2〕
不正咬合の原因は，スタラード自身が述べるように単一ではなく，いくつかの原因の複合的な影響によるもので，各々自説を唯一のものとして譲らないところに問題がある．

態癖──力のコントロール

顔の片側火傷に伴う不正咬合

　事故によって顔の片側にだけ火傷を負った子供が，火傷を負った側に正常咬合を持っていてその反対側に不正咬合が生じているのを見たのは驚きであった．この変形は通常使用によるものとしては説明がつかない．このような症例は後に大人の口腔内から過去の睡眠姿勢の読み取りが可能であると考える最初のきっかけを私に与えてくれた．様々な姿勢の写真によって裏付けられるように，直立姿勢と睡眠姿勢の間には身体の研究によって臨床的に実証可能な相互関係がある．ベッドサイドに直接足を運べなかった場合は，このような方法の助けを借り患者の過去の睡眠姿勢などを診断する参考にした．

頭蓋と顔の形の相関

　後頭部が平らになっている多くの子供は正常な歯列をもっていて，少なくとも歯列弓は発達している．これに対し，理想的とされる後頭部の形をした子供は往々にして不正咬合の持ち主でもある．

枕の形と不正咬合の関係

　多種多様なサドル型の歯列弓はその下敷きになる対象物をかたどっている．正常呼吸者のなかにも頬を片側に押し付けて寝る癖─この癖はほぼ例外なく下顎に負荷をかけるが─のあるものは上下両顎にサドル型の歯列を認めることがある．この種の歯列弓の変形では，負荷を加えている対象物の中心に対して放射状の歯列になる．このような特徴の並びはいくつかの症例を比べることによってより明確になる．明確なV字歯列弓では第二大臼歯より前の歯は顎先の中心に向かって並ぶが，これは歯列弓に対して長くまっすぐなものが押しつけられた結果である．

装着器具によって加わる頬の傷

　顔の側面によりかかる，あるいは頬をつけて寝る癖のある小児は，矯正器具が小さく歯から離れている場合は頬の内側の粘膜をほとんど貫通するほどの傷を負う．装着器具が歯に近い場合は，器具の直径と同程度の深さの傷を負うことになる．子供を器具の上に直接よりかからせて器具の影響を調査したところ，毎日4～5時間以上も装置の側によりかからなければこのような傷を負うことがないことがわかった．唇側や頬に当たる器具を使用してこのような傷が子供に現れるのは矯正医にとっては悩みの種となる，というのも患者や親からの非難を浴びることになるからである．以前はこのような傷は頬の随意収縮の際に起こる器具とのこすれが原因と考えられていて，脱脂綿やパラフィンで器具覆うといった対策も提案された．しかしながら，随意収縮によって起こる摩擦による傷は浅く広くなる傾向があり，外的圧力による傷は深く明瞭で，一筆書きのようになる傾向があった．患者が，顔の片側によりかかる，異なる癖が二つあれば傷も二つになるが，このような傷は圧力から開放されればすぐに治るものである．また，このような傷は顔によりかかる癖や枕癖のない子供にはみられない．柔らかい寝具に頬や唇をつけて寝た場合にも装置のはっきりとした傷が頬につくが，手，腕，肩などを枕代わりにした場合につく傷ほど深刻ではない．

大型器具と「望ましい」予後

　過去に使われていた長期治療のための頬の内側に沿って装着する大型器具（ブラケットとワイヤー）は，この点では有利であった，というのもこのような器具は患者に頬が痛くならないような新しい枕癖を強要するからである．このような器具が数年にわたりヘッドギアやブライドルリトラクター（顎・歯列弓を固定して後退させる装置）と併用されると，顎や歯列の歪みに繋がるような癖は完全になくなる．サドル型の歯列の矯正をこのような器具で行った場合に，患者の頬の粘膜内に大きなな瘢痕組織が見て取れるのは興味深いものである．

●口腔外圧説に対する反論

治療と原因

　これまで私が説明した不正咬合が口腔外圧を原因とする説は，用不用説に基づく咀嚼運動不足や誤用，または構造的歪み，口呼吸が原因といった説を支持する人々からの反発を受けた〔訳注2〕．これ等の反対説は元来，臨床医自身の治療法の観点に立って不正咬合を理解するもので，彼らは自らの治療法の裏付けを求めたのである．詰まるところ，臨床医は自分たちの介入方法を裏付ける病因論を展開しがちである．

　たとえば，第一大臼歯は矯正のためには最も重要な支点であるが，そこでこれらの歯の傾きや咬頭嵌合の歪みやずれが顎のほとんどの後退や突出の原因だというような信仰がいっせいに広まる．最近公表され宣伝されていた器具の開発中の1922年にも，アングルは事実，下顎後退症は臼歯を起こすだ

21

1．態癖の再発見

2）態癖に関する文献的考察

けで矯正できると考えていた．そこで生まれたのが「ピケ起こし」（picket-erecting）の原理をもった器具である．もし不正咬合が彼の主張どおり咀嚼メカニズムの歪みであるならば，彼の器具を使うことによって理想の結果が得られるはずである．

初めに治療ありきではない病因論の悲観

仮に，上記の主張に反して，不正咬合の原因が外的な圧力と原型異常の組み合わせによるものだとすると，現行の口腔内に装着する器具とその構造では理想的な結果を得る望みはない．なぜなら上顎の歪みが下顎の歪みによって引き起こされるのでなければ，顎の歪み・変形は不正咬合からくるものではなく（何からの別の原因の）随伴的結果であるということになる．もしこれが本当だとすると，下顎を前方に押し出したり横にずらしたりするものでなくても，重度の不正咬合に対する我々の顎内固定源による矯正の結果は虚しい妥協でしかない．顎外からの圧力を原因とする説は既存の治療法を根底から覆すため，この説に基づく他の治療法や予防法に着手する前に厳粛な精査を受けるべきである．姿勢癖が重要な病因の一端を担うとする説をすでに受け入れた歯科医のなかには，歯列矯正後のリテーナーによる歯列維持の責任をすっかり患者に引き渡してしまい，キンズリー（Kingsley）によって強調されている保定期間を短縮してしまい，せっかくの結果を水の泡にしてしまったものもいる．

実験の欠如

この説に対する最も直接的で合理的な批判は，これまでに内的外的病因をコントロールし，実験によって不正咬合を作り出していないという点にある．本来は偶然の一致であるにもかかわらず，癖と歪みが観察者の間違った論理，虚偽の推論によって作り出された結論に過ぎないかもしれない．実験的に，これらの癖を動物と人に植え込み，実践させ不正咬合を作り出さない限り，この説の裏づけはされない．さらには，最も典型的な不正咬合の形が他の原因では作り出されないことも明らかにしなくてはいけない．現在取り組んでいる反証による証明，すなわち正常咬合を持った被験者が色々な姿勢で姿勢を変えて寝ていたというだけでは十分な証拠にはならないのである．

内的要因の曖昧さ

これまで行われてきた観察は定性的で，変形や歪みを解剖学や組織学的研究と結び付けられるわけではない．何よりもまず骨の可塑性と一定の負荷に対する反応の測定方法を確立する必要がある．でなければ，可塑性という言葉を骨に当てはめても，曖昧で意味のないものにしかならない．骨密度と骨の負荷に対する反応とを正確に測る臨床的方法があってしかるべきである．そうすれば，食習慣の要因と骨の可塑性の関係が明確にされるだろう．

解釈方法

四つ目の批判は子供の過去の正確な記録の取得方法に関するものだった．子供の経歴・過去の記録を親から取得するのは難しいので，最も経験のある歯科医のなかにさえ，仔細を尋ねることをあきらめたり過去の経歴をそれほど重要視しない者さえいる．子供の過去の癖を見抜くのは問診と同じよう

〔訳注3〕
スタラードは外圧説の証明に苦慮しているが，外圧の原因となる癖を止めさせて形がどのように変化するか多数の症例を観察すれば，実証できる．スタラードは，外圧をなくせば，形態が本来あるべき形に戻ることを知らなかったのだろうか．

に，解釈的な作業である．子供のある癖を目の当たりにしても，それだけではその子がどれくらいの期間その癖をもっていたかはわからない．精神分析に過去の癖の裏づけを求めたところで，そのほとんどが解釈的原理に基づくことに変わりはない．

繰り返しになるが，患者の過去の癖を体形や歩行姿勢から読み取ろうとする試みは解釈によるものに過ぎず，他の多くの診察方法同様必ずしも，正しい結論に導くわけではない．解釈は，事実でも事実の相互関係でもない．眼科医が乱視を放っておくと脊柱側彎症になると考えていたのはそれほど昔の話ではない．カイロプラクターは解釈的方法のみを頼りにしているにもかかわらず，驚くべき正確な推測をすることがあるが，このような方法は科学的といえない．

よりかかる対象物の形と歯列弓の歪みの関係を探すような手法は，初期の比較解剖学で使われた手法だが，科学には記述的説明と解釈以上のものが求められる．

●外圧説の正当性

カリフォルニアのどこでも診察できる特権を与えられてからは，好意的な批判や賛同を得ることに，それほど関心を払う必要がなくなった．重度の不正咬合をつくることは人体実験になってしまうので，実験は困難である．私が用いた手法は，不正咬合が，そのようなヒトに見られる疾患だということを念頭に置かなければ，正当化されない．我々は，現存の臨床のメソッドをこの先も継続しなければならないかもしれないが，他の科学の分野で不十分とされる方法に満足しているようではいけない．しかしながら，いくぶん「社会的」な実験ではあるが赤ん坊の寝癖を変えることや頬杖をやめさせることはできる〔訳注3〕．

口腔外圧力原因説への批判はあるが，その原因論を考慮し，さらなる臨床と実験研究を推し進める根拠になるだけの兆候はある．原型異常と外的要因が不正咬合の原因と考えて治療を行う場合，矯正医は当然外的圧力を排除し，食生活や衛生状態の向上を促し，外的要因同様，内的要因の改善への働きかけも行うだろう．

不正咬合の原因として口腔外圧説を初めて発表した頃，私が一番最初に研究対象にした症例では下顎の片側が突出しており，その子供がこぶしを下顎角の後ろに敷いて寝る癖が原因だと思われたにもかかわらず，睡眠姿勢によって大きな影響を受けるのは下顎ではなく上顎だと考えていた．このような推論をしたのは下顎と異なり上顎は頭に固定されているため外から受ける圧力を逃がせないからであった．しかし，私の説に対して一貫して批判的，つまり私にとって有益な批評家であるローリー氏（Dr. Lourie）は仮にどちらかの顎が外的負荷による影響を受けるとすれば，下顎の方がより影響を受けやすいと述べた．ローリー氏がこの指摘をしたときには私はすでに，図2A-11の症例に取り組んでいたが，この図版の使用には踏み切れなかった．というのも，この子供は乳歯を早期喪失しており，乳歯の早期喪失が歯列弓の長さや広がりの決定にそれ程影響を与えないと考えさせるものだったからである．その後，学校検診での数多くの観察の結果，乳歯を全く失っていない子供にもあらゆる種類の不正咬合がみら

れることが分かった．

図2A-12は上顎の狭窄や下顎後退の症状をもった子供たちの側貌である．この口の歪みは，小児科医の推奨に従うことによって頻発するので小児科不正咬合と名づけた．立派に発達した後頭部がこれらの子供たちがほとんど仰向けに寝てこなかったことを示唆している．これまではこの種の不正咬合にみられる上顎歯の前方へのせり出しについて説明をつけるのが困難であった．そこで私は顔には一定の成長力があると提唱した．仮に側面が抑制されれば，その力は前方への成長に向かう．立派な頭蓋と不正咬合の相互関係について注目することは何も新しいものではない．タルボット（Talbot）も類似の関係に気づいており，現代人の脳の発達が顔の成長エネルギーを奪ってしまったと唱えている．ヒポクラテスは長頭症がしばしば不正咬合を伴っていたことを記録している．この図2A-12の中で最も幼い子供は弱冠18ヵ月である．Dの子供の顔はG.P.メンデル氏（Dr. G.P. Mendell）によって矯正を受けた後に撮られたものである．

図2A-13, 14のように下顎歯が上顎歯列弓の内側に入り込んでいるような不正咬合はあまり取り扱われておらず，決まった呼び名もない．そこで一般の人とのコミュニケーションのためにこの種の咬合を「インバイト（inbite）」と呼ぶことにした．下顎の前方片側のインバイトは下顎遠心咬合になりやすい．この症例は片側の下顎後退症の謎に光明を投じる．というのも以前は，この症状は第一大臼歯が一方［後退している側］に生えてきたときに呼吸に苦労し，より正常な側に白

1. 態癖の再発見

2) 態癖に関する文献的考察

図 2A-1

1924年に来院した患者は、診察の際に「枕癖によって口と顔に損傷を与えたと思う」と自ら明言した。右向きと左向きの時では癖はそれぞれ違うようで、右側（C）では拳が頬の下敷きになっているが、左側（A）では頬の下に敷かれた腕が上顎の歯に負荷をかけている。両側に遠心咬合が見られるが、左側により強く現れている。これは右向きに寝るときの癖が作用していて、おそらく左側の下顎角が鋭角になることによって下顎左側が狭窄するような負荷のかけ方をしているためと考えられる。

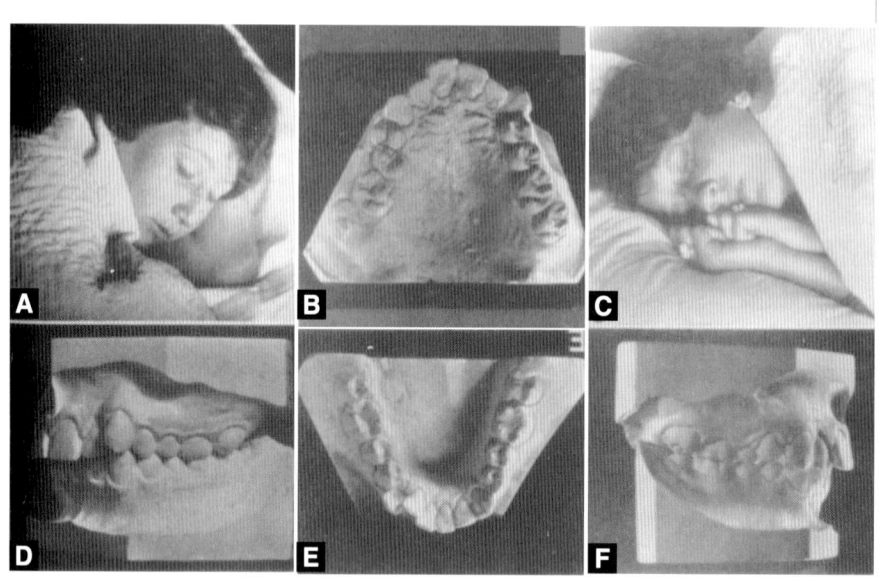

図 2A-2

これは1924年の初めの症例である。この患者が診察に来たときには、人差し指の中手骨の変形（D）からある癖の持ち主であると診断するに十分だった。彼女の姿勢、不正咬合、手の形から判断して、A、Cのような癖があるに違いないと考えた。偶然だったかもしれないが、予想は的中した。この手と腕の組み合わせで、この子供は上顎の前歯そしておそらくは上顎骨全体を後方に押し込んでしまったのである。矯正治療期間中、頬に傷が見られたので睡眠時にハーネスを使用し、この癖の再発防止に努めた。しかし装着期間中に彼女はハーネスを自分で外したために、細いワイヤー（0.030"）の痕が頬に現れていた。

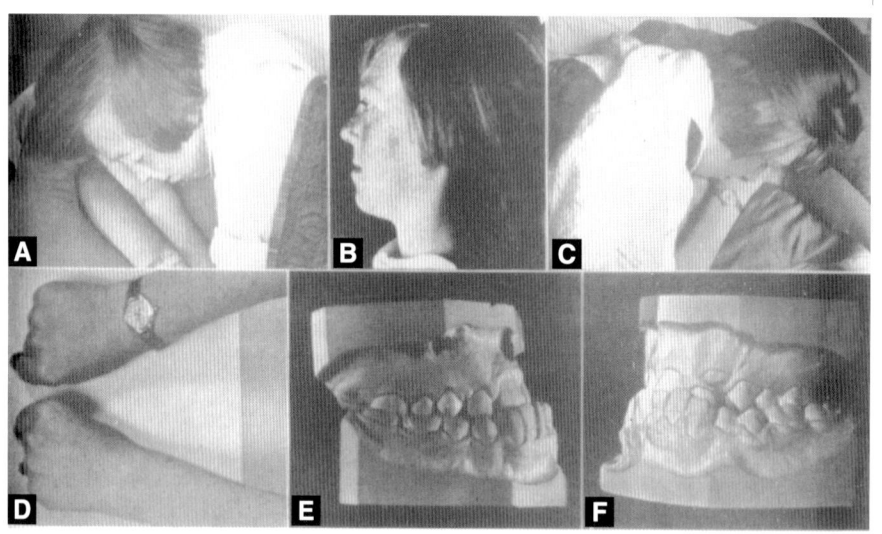

図 2A-3

この患者には図 2A-2 の患者と同様の癖があったが，左側のみだった．彼女の病歴からこの癖はおそらく首の右側に結核性膿瘍を患っていた時期に身につけたものと考えられた．

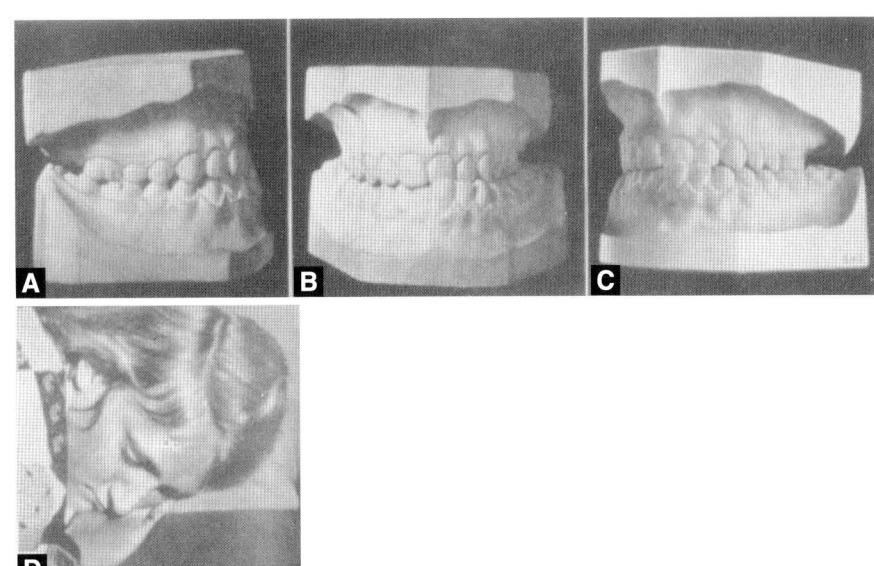

図 2A-4

不正咬合は一方で指しゃぶりをしながら，もう一方の手で手枕をして寝る（E）子供に見られた．彼女は，私が最初に診察したときにも指をしゃぶっていた．

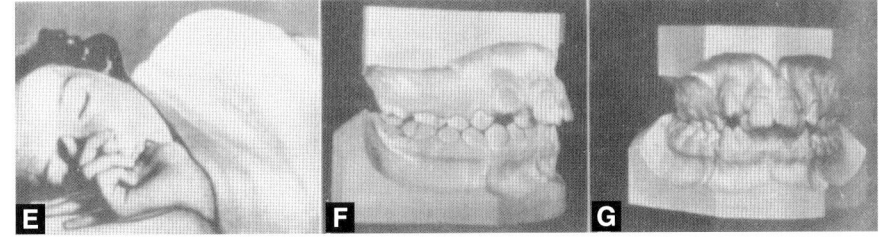

図 2A-5

人差し指の指関節が左側の上顎歯に押し付けられている（A）．少し想像力を働かせれば，歯槽弓にそれと思われる痕が見えるだろう（D）．右側（C）では頬（下顎と下顎歯の部分）を手の上に載せて，その手は枕の上に置かれていた．左右の枕癖の相違によって，上顎狭窄の左右非対称性が説明できるかもしれない（B）．

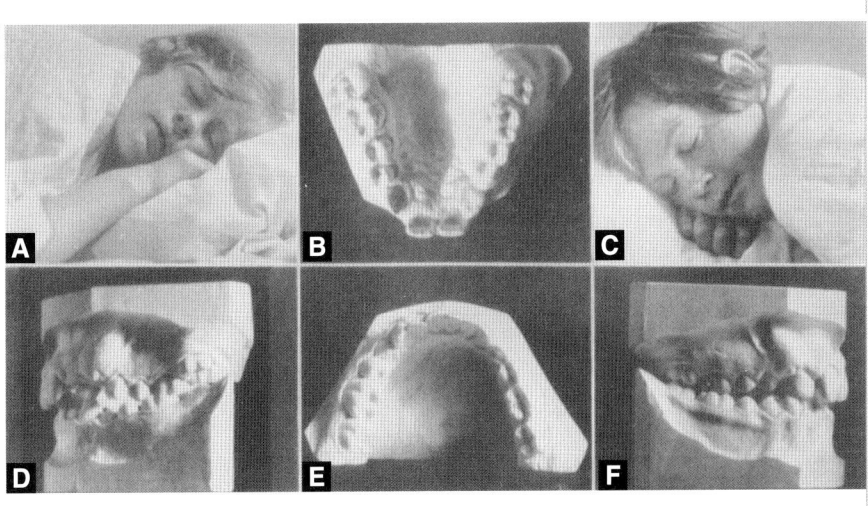

1. 態癖の再発見

2）態癖に関する文献的考察

図 2A-6

この一連の写真は1923年のもので，この当時は直立姿勢と睡眠姿勢の相関を探っていた．というのも，日中に癖の一部でも継続されていることを発見しない限りは口腔外圧による不正咬合の説明にはならないと信じきっていたからである．これはどうやら，歯の移動は弱い継続的な力でしか起こらないと徹底的に教え込まれていたからである．この研究によって，顎杖，頬杖，顎角を押したり，子供たちが学校や家やベットの上などで休息したり勉強しているときに見せる，その他のいくつもの癖に気がついたのである．Dは集中しているときに見せる癖で，Eは受身の注意時，Fは疲れた時に見せる癖である．

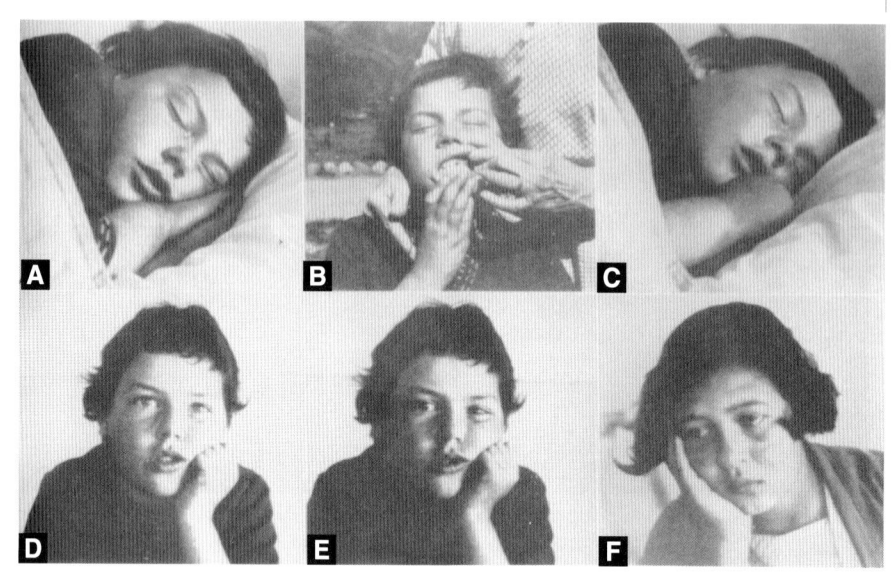

図 2A-7

二人で同部屋に暮らしていたときにラッシャー氏（Dr. Lasher）の癖をベントン氏（Dr. Benton）が研究したものである．私は，ラッシャー氏が自分で写真を撮った時に彼の手を顔の上のほうに上げ過ぎていると思ったが，確認したところちょうど上顎第一大臼歯が手のひらの窪みからそれほどずれのない部分にあたっていること，また親指と手の付け根がそれぞれ第二大臼歯と小臼歯に当たってより大きなずれの原因なっていると考えられることから，写真の彼の手の位置は癖にほぼ忠実だったと推測した．

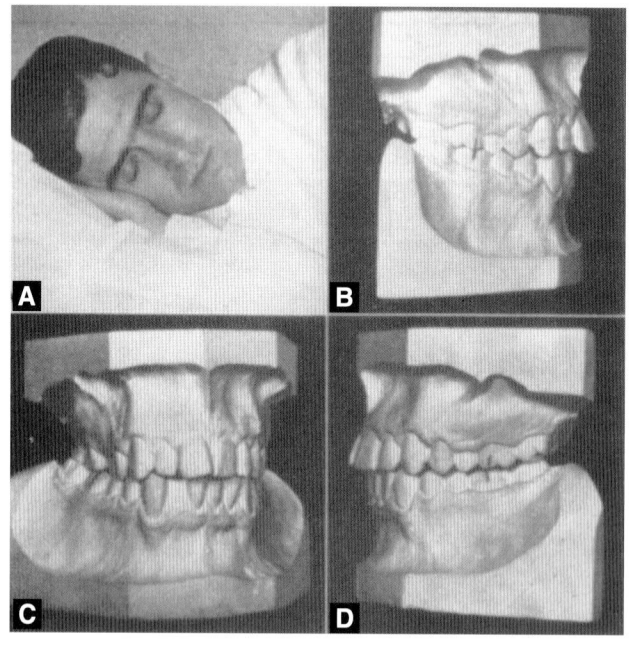

図 2A-8

これは最も深刻な部類の不正咬合である．上顎は極度の狭窄と後退を呈しているが，下顎はむしろ広がっている．咬合支持の著明な欠如がこの時点でみられるが，過去に相当期間さかのぼっても同様の状態にあったと考えられる．サンディエゴのS.E.ワトソン氏はこの症例を私に見せて「この症例は咬合接触のある歯に傾斜は見られるものの，接触のない歯よりも秩序を保っている．右側の変形を（咀嚼による）縦方向の力の歪みによって説明することはできない．最も深刻な変形・歪み・ずれがそのような力（咬合力）の働きによるものでないのだから，どうしてわずかなずれを咀嚼の歪みのせいにできよう」

もちろん，食べるときに舌を上顎に押し付けたり，口を動かしていないときに舌を歯の間に挟む癖は正常咬合の発育を妨げる．しかし，そのような舌による圧力が上顎弓の狭窄の原因になったり，舌を咬んでいるために舌側からの圧力が（歯列弓に）かからなくなることによって歯列が乱れるとは思えない．

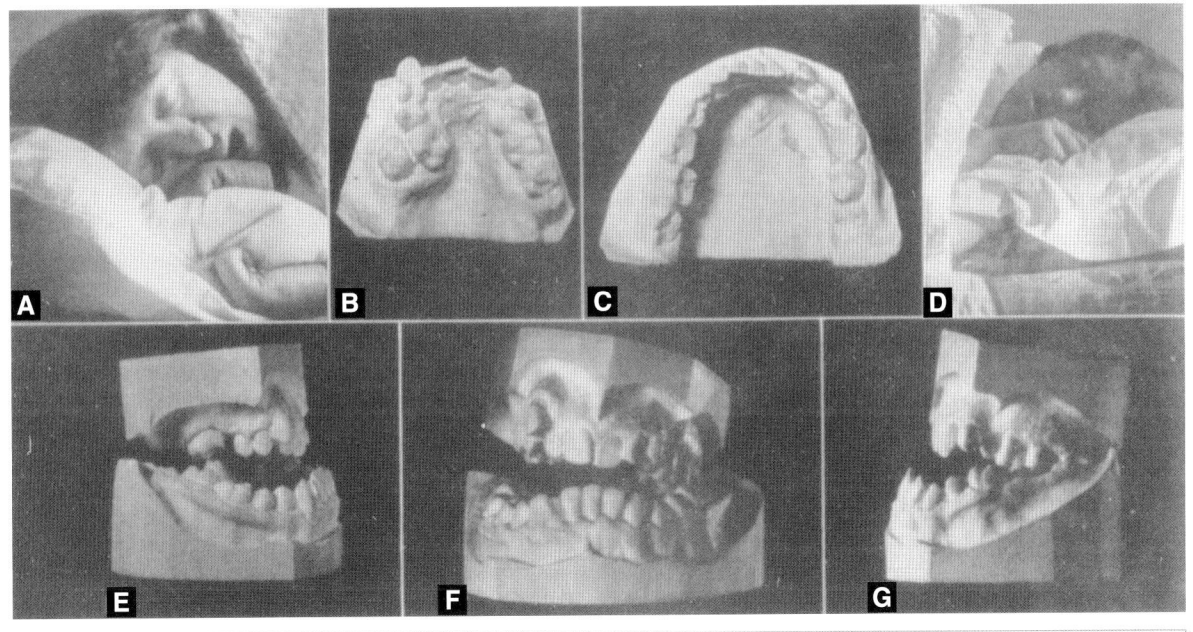

図 2A-9

このような上顎が下顎よりも著しくV字形になる不正咬合は珍しいものである．

上顎の歯は口の前方に押し出され，前歯は咬合していない．彼女は，前腕を枕の下で組んで頬をつけてうつ伏せ寝をする癖があり，時々大きな枕も使っていた．

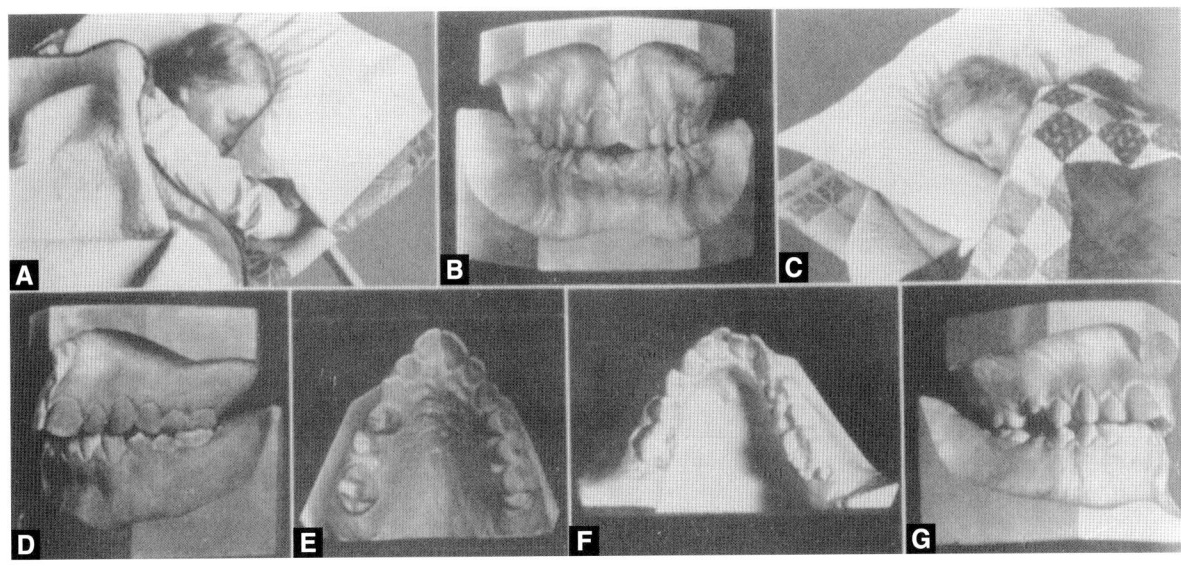

1. 態癖の再発見

2) 態癖に関する文献的考察

図 2A-10

図 1-10 の子供が頭蓋は実に立派である反面、顔がひどく歪んでいることがわかる。彼が赤ん坊の頃からうつ伏せ寝をしてきたことは丸く、きれいに発達した後頭部をみれば分かるだろう。矯正医の世話になる多くの母親は小児科医の指示に従い仰向け寝を避けたおかげできれいに発達した子供の後頭部がご自慢である。

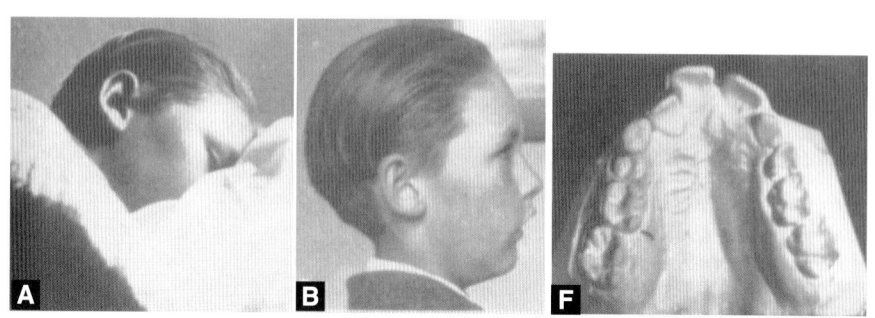

図 2A-11

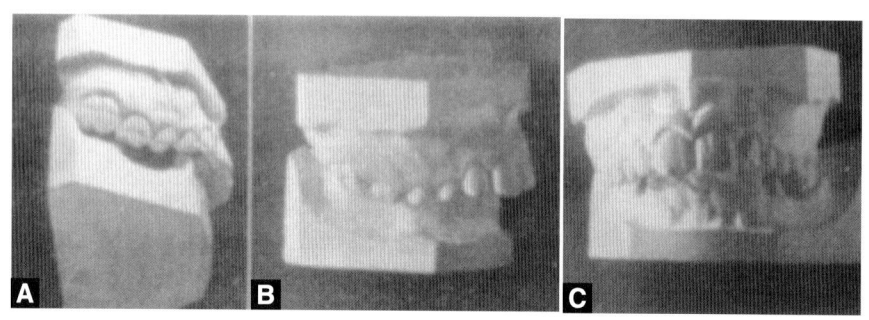

図 2A-12

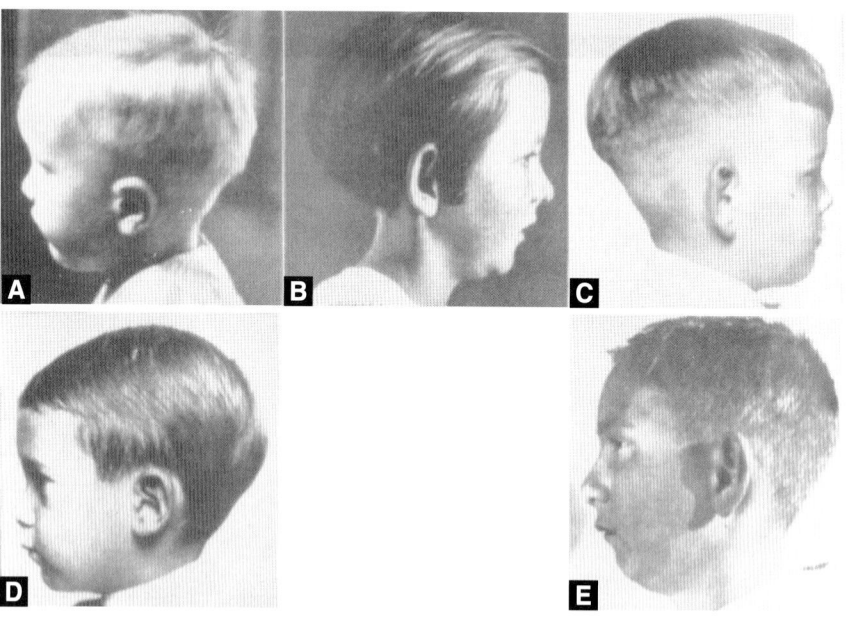

歯が生えたときには楽に呼吸ができるためといった憶測によってしか説明がされていなかった。数人の矯正歯科医が指摘してきたように、頑固な頬杖癖は、代謝不全によって変形がより助長された子供の不正咬合に間違いなく関係している。

子供が病気からの回復期に机や膝の上などで頬杖をついて過ごしていると、下顎弓の前部を上顎弓に押し込み、上顎の過蓋咬合を助長し、さらには咬合平面の上昇を引き起こす。

態癖──力のコントロール

図 2A-13

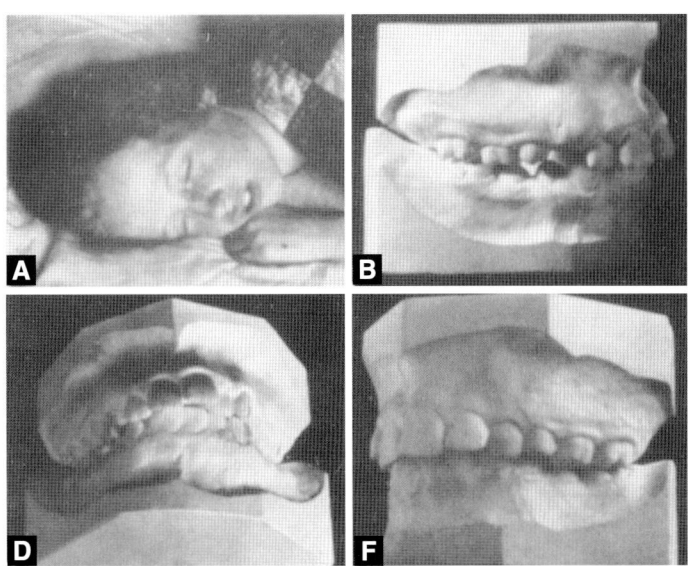

図 2A-14

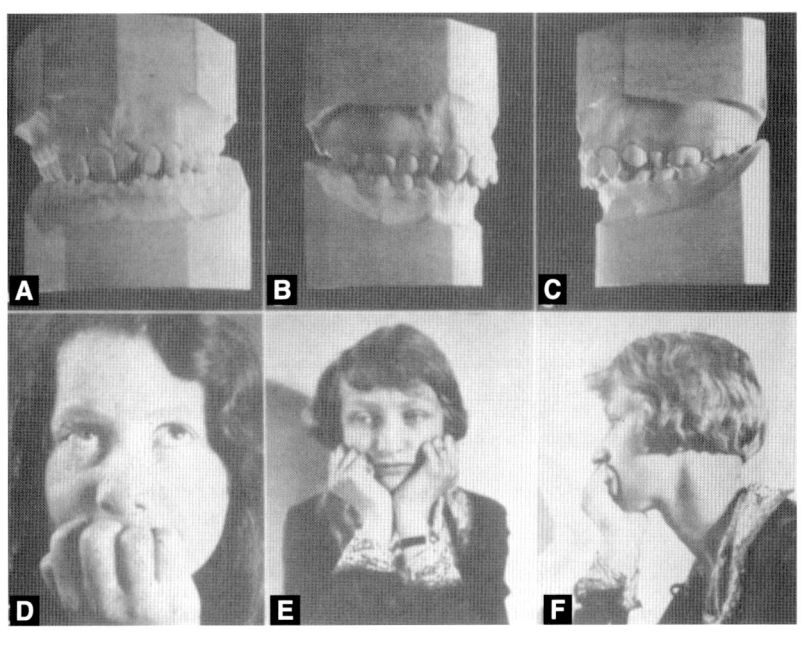

　私は顎態模型についての議論を興味津々に眺めていたが，いずれにしても，その使用を受け入れることにした．これらの模型は両顎の組み合わせのできない平面図よりは有効である．顎態模型は一定の進歩であるが，そこから得られる測定値は解釈されなくてはならないし，治療は歯列弓の線や咬合平面の決定によって自動的に定められるものでもない．顎態は口を平面ではなく立体的に捉える手助けをしてくれるに過ぎない．

　図 2A-15 の模型は，睡眠時に時々枕の下に腕を敷く癖があり，長い病気からの回復期間中に頬杖をついていた少年のものである．この顎態模型では平面図や動きのない咬頭の関係では論証しにくい上顎平面の反りあがりが認められる．

　顔の発達を妨げたり歪めることのない睡眠姿勢を出生時に小児に教えることに反対する小児科医に向かって，私は以下のような提言をした．

「仮に，乳児期のうつ伏せによって有害な歪みを受ける器官が顔だけであったなら，医者の推奨するうつ伏せ寝についてとやかく言わないだろう．もし，口を犠牲にすることが身体全体の最善の発育のために必要とあらば，わたしも黙っているだろう．しかしながら，口は他のほとんどの器官と同じように身体全体，とくに関連器官が成長しなければ完全に発育することはない」

29

1. 態癖の再発見

2）態癖に関する文献的考察

図 2A-15

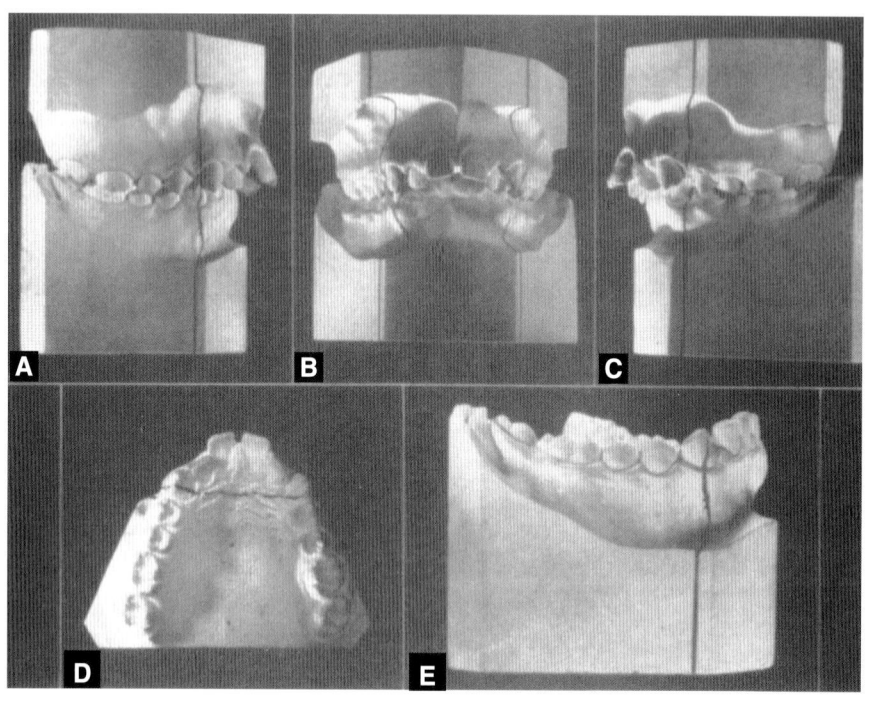

　顔を右側に向けて寝る癖のある人の中には鼻が左に曲がっている人がいることに気付き，過去に外傷を負ったわけでもないのに鼻中隔が曲がっているのは患者が右を向いて寝ることにより顔が下に向かって成長するべきときに左に向かうためだと提唱した．つまり，鼻中隔の曲がりは左下向きへの成長の軌道をなぞっているのである．口がうつ伏せ寝により変形するとすれば，鼻の変形の併発もほぼ間違いない（図2A-16）．

　サンディエゴ博物館でインディアンの頭蓋（図2A-17）を見ていると，扁平，あるいは左右非対称の後頭部がよく目に付く．人類学者はこのような扁平は意図的なものではないと主張している．Cにあるように，側切歯が先天欠如でも，それにも関わらず，いい歯並びと頭蓋の歪みが，対になっていることに気付くだろう．Bの頭蓋は左右非対称の程度を明らかにするために水平に切断した．

　睡眠時の姿勢が原因であると推測される身体の歪みの研究を続け，図2A-18a のような睡眠姿勢と歯列をもった16歳の少年を選んだ．上半身を裸にし，睡眠姿勢や様々な着座，直立姿勢をとらせ，体位異常の研究と記録に努めた．その結果は図2A-18b のとおりである．色々な姿勢における背骨の曲がり具合が分かる．Jでは彼はできるだけ真直ぐ立っており，Iはリラックスして立った時の姿勢である．これらの二つの写真からほとんどの歪みは機能的障害をきたしていないと考えられるが，矯正されなかった場合には普段の姿勢になり，年とともにその形態が染み付き，解剖学的変形となる．右手と左手のどちらで頬杖をついても（G，H）背骨の曲がりは基本的には同じである．彼の胸部の石膏模型をつくり，それをもとに断面をトレースした（C）．胸部の横径の中央を垂直に通る線を引くと胸骨の右側と交わる．彼の胸部の左右非対称を図でより明確に示

（p.33につづく）

態癖──力のコントロール

図 2A-16

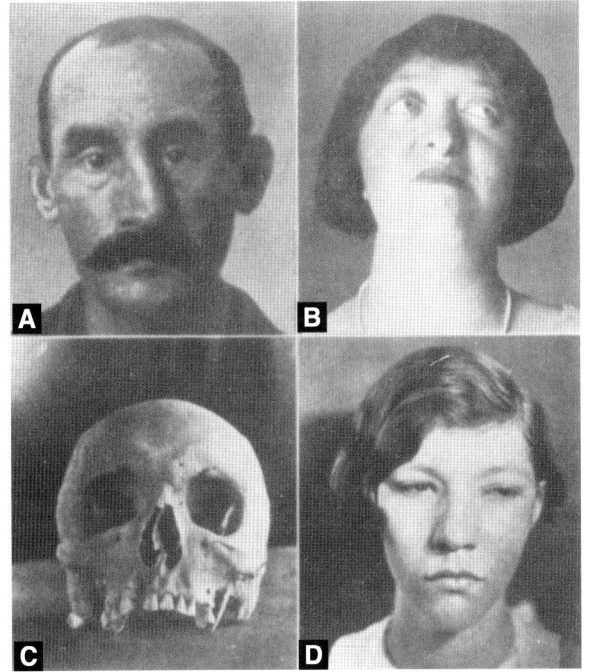

図 2A-17

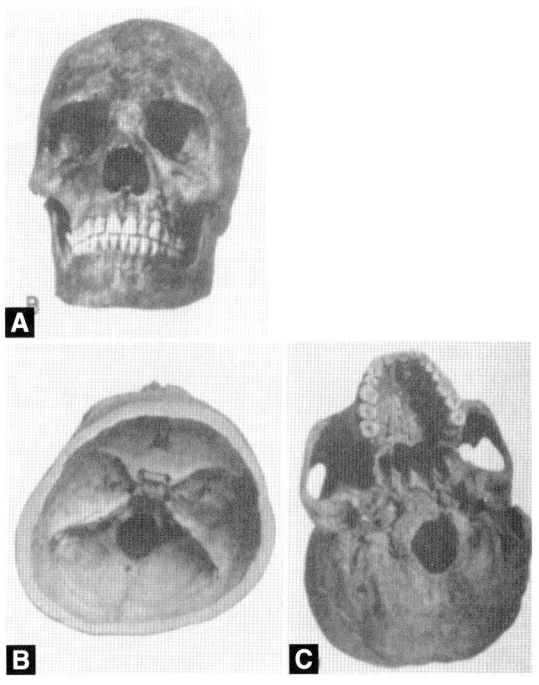

図 2A-18a

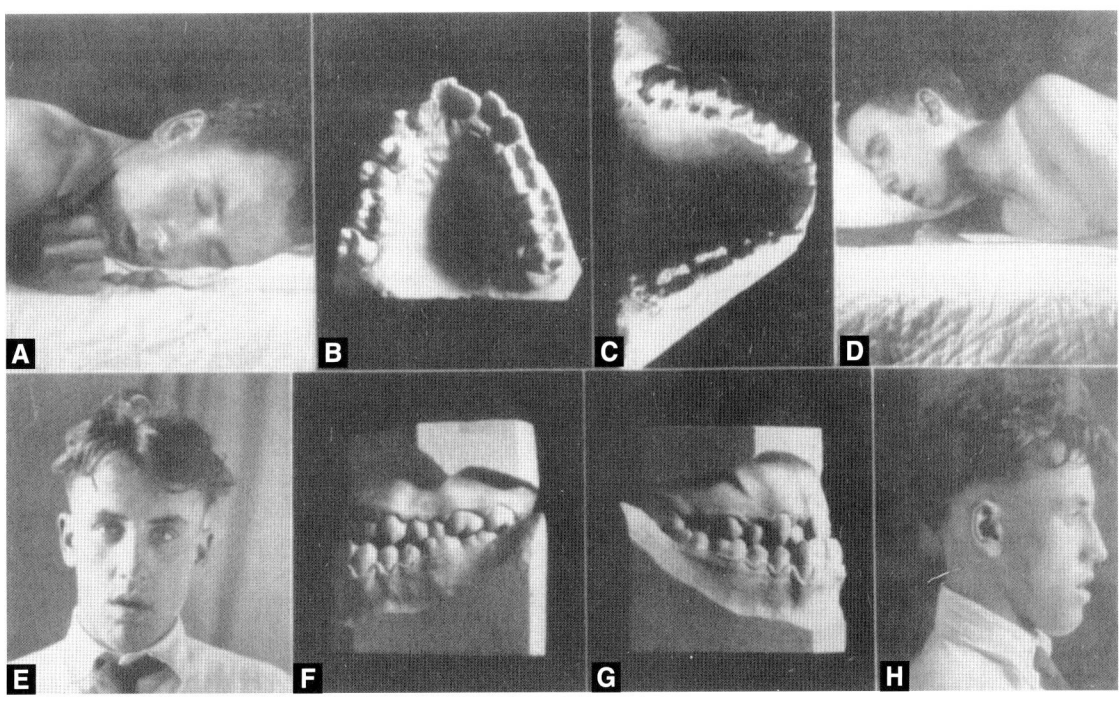

1. 態癖の再発見

2）態癖に関する文献的考察

図 2A-**18b**

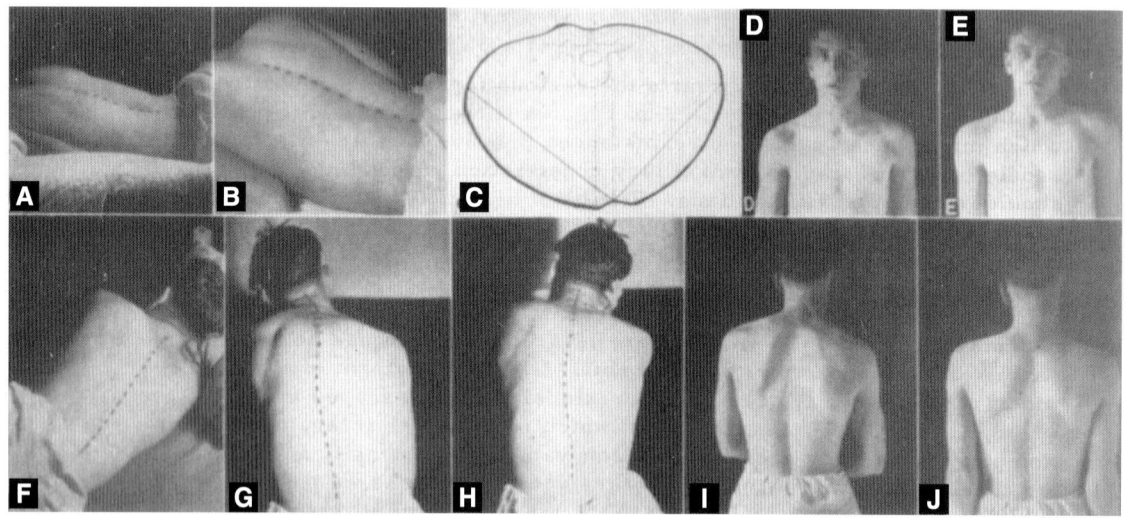

図 2A-**19** 下顎前突の患者を多数診てきたわけではないが，今まで合わせて25名ほどの症例を観察し，これらの患者の多くがこのように下顎角を前に押し出すような癖を持っていることに気がついた．

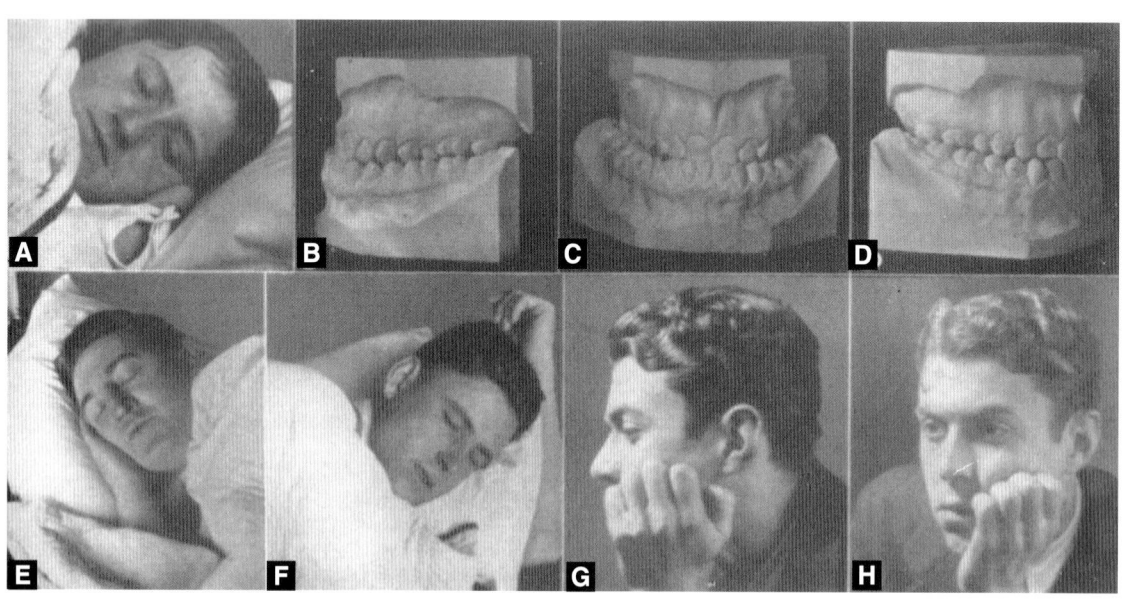

態癖──力のコントロール

図2A-20

手，腕，肩などを使った様々な形の枕癖を検証するために，様々な睡眠姿勢を肩枕から指枕まで順番に見てみよう．Aは肩枕の態癖を表したもので，肩の顔への接触の仕方によって，環境にもよるが，反対咬合，上顎のサドル形狭窄や両顎の狭窄などにつながる．ここで図解されている癖は上下顎の歯列弓に影響を与えるが，上顎により顕著な影響を与える（B）．現在もしくは過去におけるこの癖の有無は検診時に以下の症状の混在によって分かる．下顎と上顎の側切歯に隣接した歯がかぶさり，犬歯は突出していて小臼歯は内側に入り込み，さらに第一大臼歯が突出している．臼歯がそれ程内側に傾いていないのは，この癖によってそれ程負荷をかけられてないからである．

Cの枕癖は均等かつ重度の典型的なサドル形の歯列弓の原因となる．

F（図2A-18aのD）は不規則な上顎狭窄の原因となる．枕は密度も厚さも異なり，頬も口から後ろに向けて厚みと硬さが変わる．そのうえ，各々の歯は成長過程において異なる時期に萌出する．最初の臼歯が最初に負荷を加えられ，側切歯を除けば，最も長期間影響を受けることになる．犬歯は通常最後に萌出するため，枕癖の影響を受ける時間が最も短い．

Eでは前腕を枕の上に置いているが，枕の下に敷く場合もある．

Dは枕の下で前腕を組むものである．
G, H, Iは手と腕の色々な組み合わせを表している．
J, K, Lはよく見かける癖で，開いた手の甲に顎の横や角を置くものである．

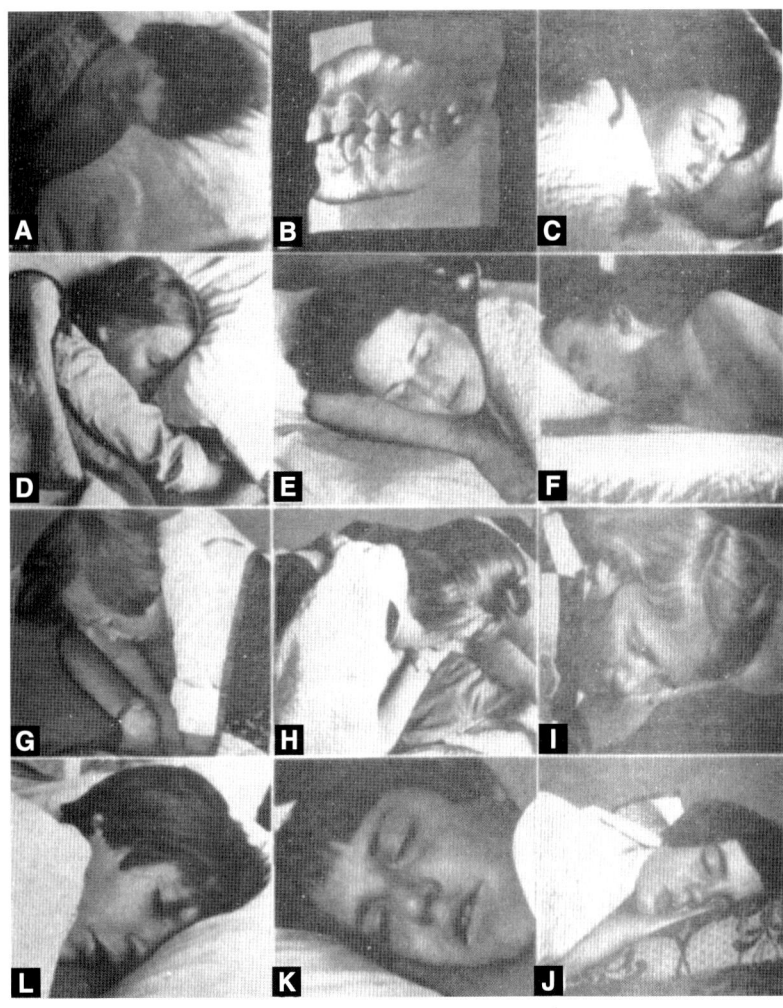

すために胸部を横断する線に対して，胸骨の中心から線を引いた．身体が柔軟な子供の頃に，彼が胸の右側に長い期間にわたりよりかかって寝ていたためにその部分が平らになってしまったことは間違いない（DとE）．つまり，彼の胸骨の左右非対称性，背骨の彎曲と顔の変形は臨床上相関関係があるのである．

小児の睡眠姿勢を管理するために人間は様々な装置や器具を使用してきた（図2A-23）．ある時ギリシャの先住民と，そしてその後，別の機会にまたインディアンの酋長と話しているときに教わったのだが，彼らは彎曲した脚や背骨を真直ぐにする籠のような物を使ったり，うつ伏せ寝をさせないようなしつけ習慣をもっている．これらの器具や習慣は子供をいつでも移動できるようにしておく遊牧民にとって必要不可欠な派生的習慣である．

EとFはS.E. ワトソン夫人によっ

33

1. 態癖の再発見

2) 態癖に関する文献的考察

図 2A-21

AとBに見られる癖では，枕は手の間に挟まれて丸められていて，顔には手と枕による大きな負荷がかかっている．

Cは手の平を枕の下に敷きその上に顔を載せる癖で，Dは手の甲を頬の下に敷き，手を枕と顔の間に挟む癖で，Eは頬にこぶしを押し付ける癖で，FとGは手の甲や指が顔に接触する様子を表している．

HはEに似ているが，ここでは下顎に負荷が分散されている．

Iでは手が頬骨上顎の辺りに当たっている．

Jでは合わさった手が直接顔の下に敷かれている．

Kでは手の平が上顎弓に押し付けられていて，Lの癖はこぶしが両顎の歯に負荷をかけ両顎の狭窄と下顎後退の原因となっている．

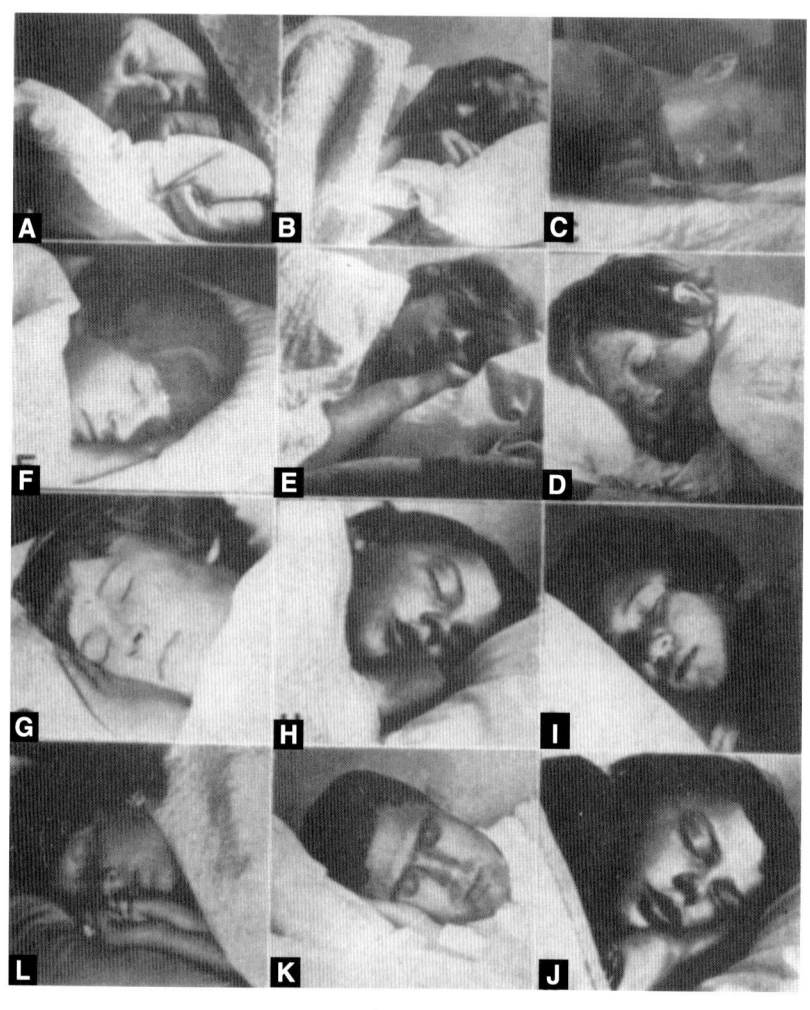

図 2A-22

Aはいかにして手による負荷が下顎に向けられて下顎の狭窄（inbite）と上顎後退を引き起こすか表している．

Bは指しゃぶりと手の甲の枕が合わさったかたちである．

C，D，Eは顔を枕に載せたうつ伏せ寝の例で，Cでは手は枕に覆い隠されている．

Fは片側のinbiteを最も引き起こしやすい癖である．

前方に向かって下顎角に負荷をかけ，下顎角を鈍角にするようないくつかの癖がG，H，Iに表されている．

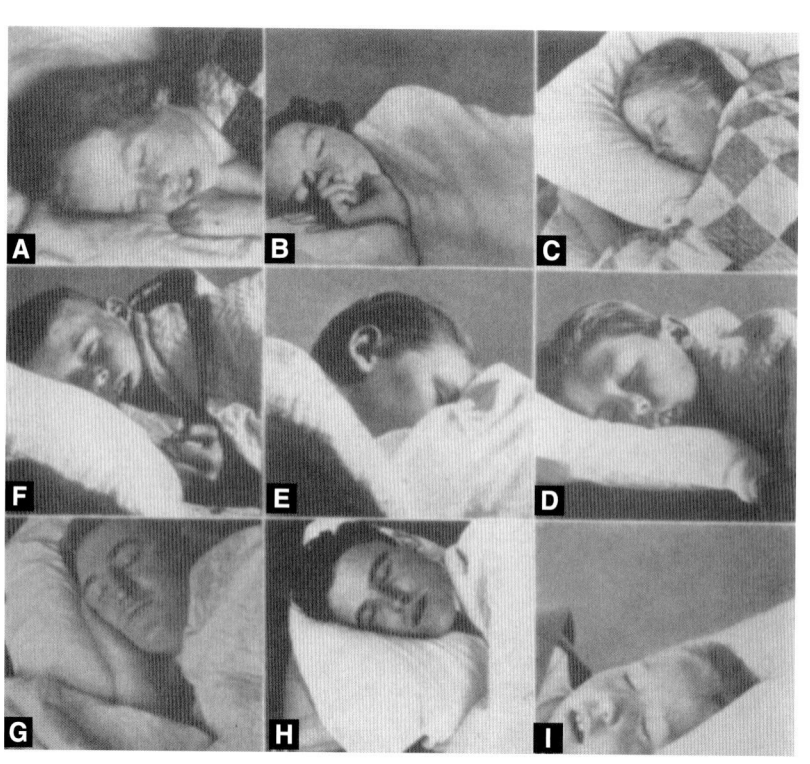

態癖──力のコントロール

図 2A-23

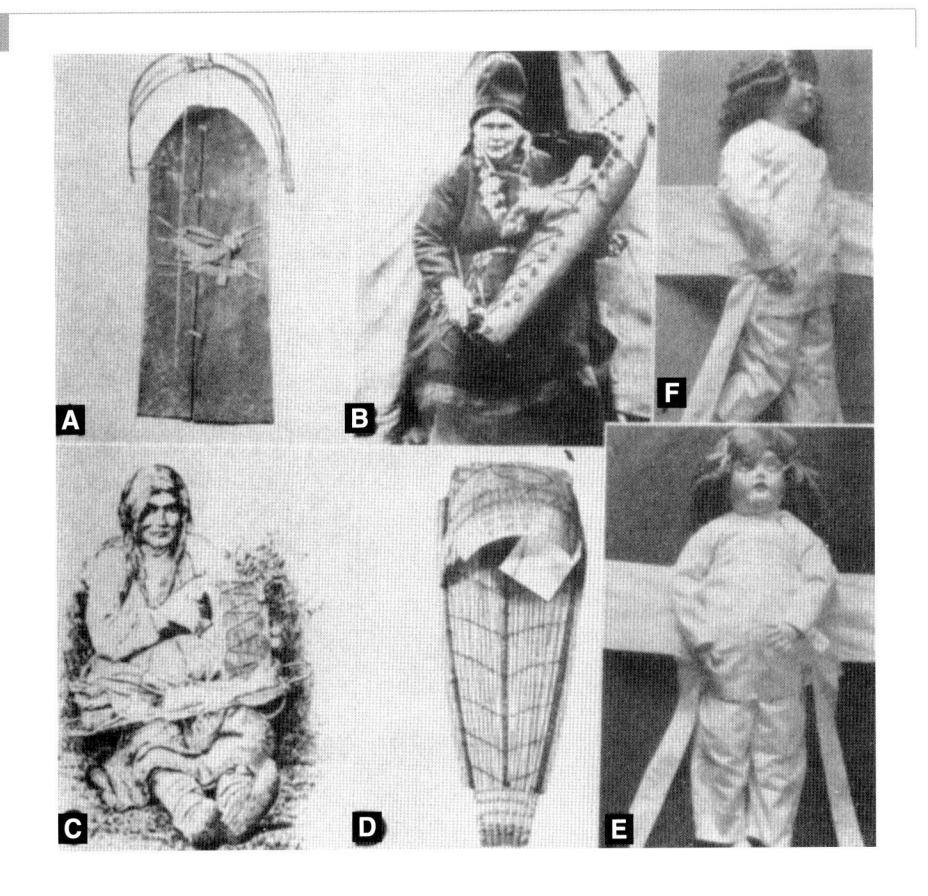

て提案，開発された現代版のおくるみで子供が身につけてしまった睡眠姿勢やその他の癖の矯正に有効とされる．このおくるみは仰向けと左右横向きの三つの姿勢を許容する．上着の裾を横帯にボタンで留めるとおしゃぶりの姿勢は取れなくなる．このおくるみの効果は，子供が使用におとなしく従った場合は成功を収めているが，多くの母親は使用しない．その理由としては（子供の身動きの自由を奪うことが）残酷だと思われるからだが，私に言わせれば不注意・怠慢もしくは（一度は成功に見えても）負荷をかける癖に（ひいては元の不正咬合に）戻ることによって失敗に終わるためだけに，矯正歯科で歯を締め付けて動かす方がよっぽど残酷で非人道的である．それに比べれば，睡眠姿勢矯正用の上着の使用は彼女らが思うほど残酷非道なものではない．

第2章

臨床診断における態癖

1) なぜ「治らない」か，なぜ「治せない」か

Keywords
かみ合わせの治療
咬合不調和
下顎位
ショルダーバック癖

筒井 照子
●つつい てるこ

　たとえ科学的にその正しさが証明されている治療法であっても，患者によっては例外的な結果を生じることがある．想定していない因子が，そこに関与したような場合である．まして，理想的な咬合といわれるものは，たんなる仮説であって，十分な臨床評価を経たものではない．

　もし，咬合再構成の後に，患者が不快症状を訴えるようなことがあれば，仮説そのものを疑うべきであろう．少なくとも個別患者への適用に関して，関わりのありそうな因子を幅広く疑わなければならない．従来，期待する結果が得られない場合，ともすると手技のエラーのせいにしたり，患者の感受性にその責を転嫁して，仮説そのものを検証することが十分ではなかった．

■「理想的に与えられた咬合」が耐え難いかみ合わせとなる一つの理由

介入の背景

　図1Aの患者は，19年前（1988年頃）に，「かみ合わせの治療」のため大臼歯9本を金属焼付ポーセレンクラウンで修復する処置を受けたところ，その直後から頭痛や肩こりがひどくなり，以来，体調不良に悩まされてきたという．施術した歯科医院とは別の3軒の医院の再治療を経て，さらに症状を悪化させて来院した．初診時，問題の大臼歯部はすべてテンポラリークラウンに置き換わっていたが，前歯部補綴からみても質の高い補綴治療を受けていたことがうかがわれた．

　患者は，次のように「来院に至るまでの経過」を記している．長くなるが歯科医師が考える「正しい咬合」がどれだけ患者を苦しめることがあるか，改めて確認していただくために引用する．

　「初め治療した歯科（医院）で，奥歯を陶製のもので，しかも高い（咬み合わせが）もので，入れられ，首や肩に痛みが出たにもかかわらず，『口の中で正しい位置だから』と調整しても貰えず，7年間も合わない歯で我慢を強いられたので，周辺の靱帯が疲弊して弾力性が無くなってしまっているので，少しでも咬合が変化すると，…激しい症状が出てしまいます．…常時，安定しないイライラ感があります．奥歯が低くなりすぎていると判っていても，高くすると身体に拒否反応が出るのが，治療のネックになっていると思います．……18年間前に一度マウスピースを数時間入れたことがありますが，頭が冴えすぎて不眠が続き，最後は，身体中の捻れるような症状になって，恐怖を味わって……」というように，症状についての自分なりの解釈があり，「治らない」「治せない」理由にも患者なりの解釈がある．初診時には，

態癖――力のコントロール

多様な身体症状の訴えとともに「テンポラリークラウンも内面がフィットしすぎるのはいや」「（テンポラリークラウンの）歯頸部も歯肉に触れてはいけない」など，診療そのものに困難があった．テンポラリークラウンは2～3日おきに外れ，それを自分で歯科医院でもらった仮着材を使って装着する有様だった．

1ヵ月目に改良アムステルダム型スプリント（前歯部だけにテーブルをつけた前歯接触型スプリントで，下顎位を探し，臼歯部の自然挺出を目的にした装置）を装着してもらった．スプリントを入れてから目がショボショボする感じがよくなった．テンポラリークラウンを作り直し，少しずつ咬合は安定し，大部分の症状は改善した．

最大の原因は，実は，日常の姿勢の問題だった．

図1A-1
初診時（2007.10.2），最大咬頭嵌合位

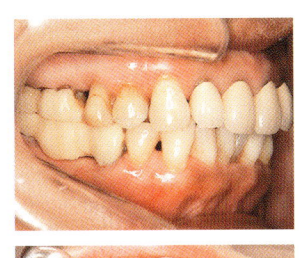

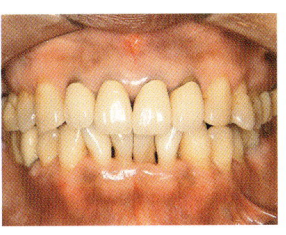

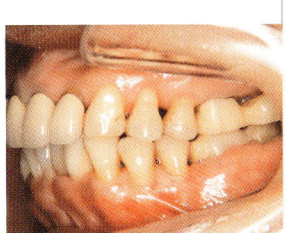

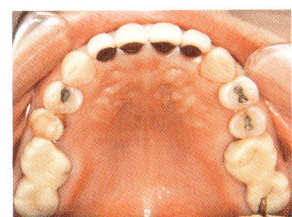

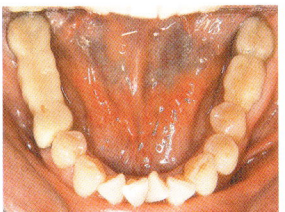

図1A-2
2007.11.12
テンポラリークラウンの調整をしながら，リラックスポジションすなわち全身のなかで最適な下顎位を探す．下顎は，右前に出て左奥の臼歯が空く．では，なぜ下顎が左奥に偏位していたのだろう．

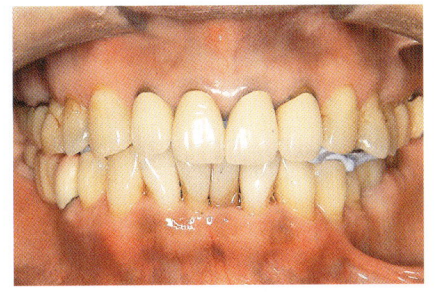

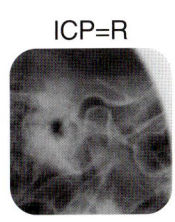

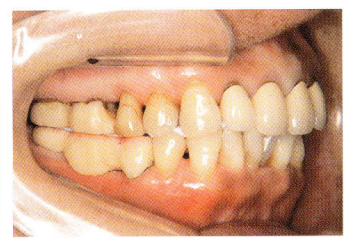

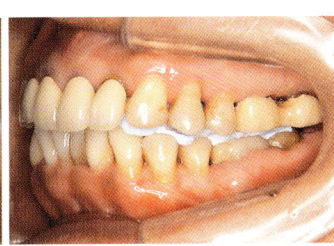

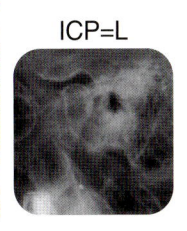

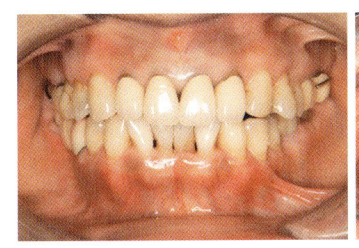

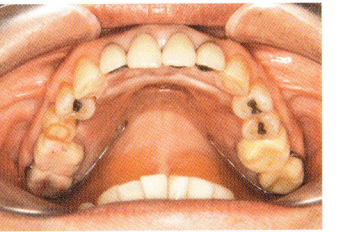

リラックスポジション

ICP=R　　ICP=L

改良アムステルダムスプリント装着時

2. 臨床診断における態癖

1）なぜ「治らない」か，なぜ「治せない」か

　当院では，通常の問診票のほかに「顎・噛み合わせの問診票」（顎について17項目，頭・頸・肩・腕について4項目，全身について7項目，行動や習慣についての質問からなる）を用い，患者さんに記入していただいている．図1Aの患者の直接の来院動機は，|7のテンポラリークラウン破折で，主訴は「顎の正しい位置がわからない．左右も合っていないので，イライラするし，身体にいろいろ症状が出ています」というものであるが，「子どもの頃からかみ合わせがきつく，いつも頭痛や肩こりがあった……」と病歴の自覚もある．何らかの素因があったわけで，夜間のクレンチングの自覚もある．

　「顎・噛み合わせの問診票」の態癖の項目には，「口を開けたり閉めたりする癖」「（首）の音がするように動かす癖」以外に記載がない．1ヵ月後「生活習慣やお口に関する癖のチェック」（16項目ほぼ自記式）でも，「口元が緊張しやすい」項目で，"力が入りやすい"，"くいしばり"が囲まれているほか，テレビを見るときに「クッションを頭に当て，横になって」とい

図 1A-3
患者はピアノの先生をされており，40年間にわたって一日8時間，左を向いて教える生活を続けてきた（右図は別の者による再現）．

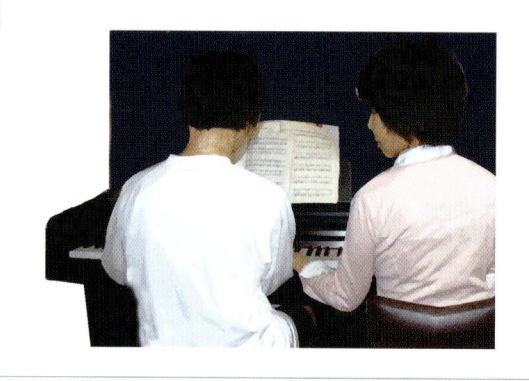

図 1A-4
初診時にリラックスポジションは右に出ていたが，最終的には上下の正中は一致し，左側臼歯部のオーバージェットも減少した．（左）初診から5ヵ月後，（右）初診から3年2ヵ月後．不快症状は，ほぼ消失した．

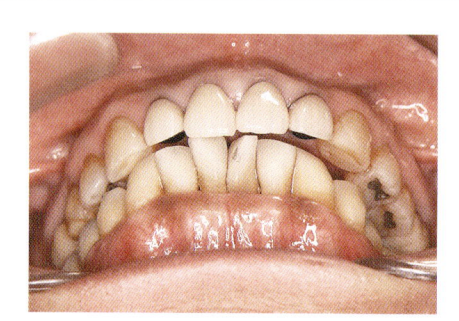

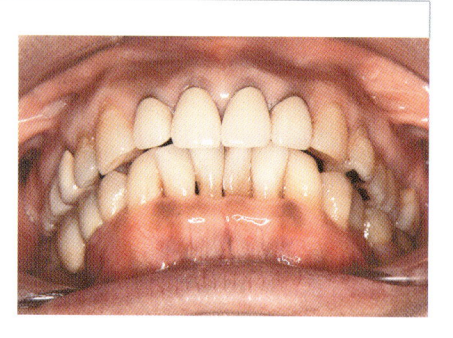

図 1A-5
左の臼歯の咬合関係が安定しないので矯正治療を勧めたが，「自信がない」とのことで，修復でできる範囲で処置をしている．|45のオーバージェットが大きく，下顎が左に戻ろうとする傾向は残っている左下顎頭の退行性病変が顕著．意識して右向き，右がみをしてもらっている．

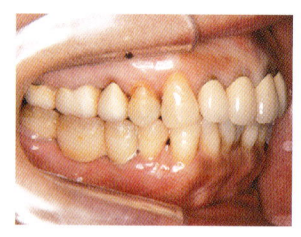

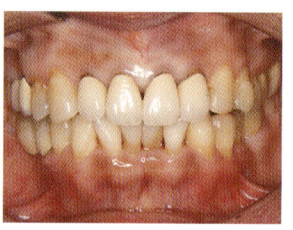

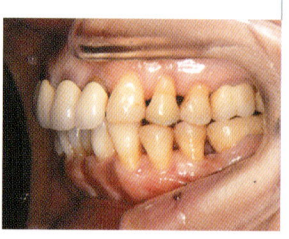

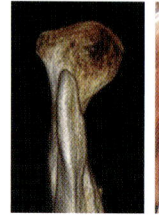

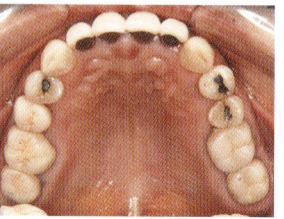

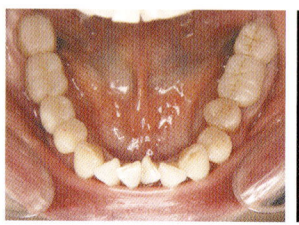

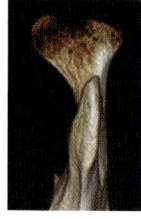

態癖——力のコントロール

う記載が特徴的だった．吹奏楽器演奏の有無の項に「ピアノ」とあるが，これはリードをくわえる木管楽器とマウスピースを強く唇に当てる金管楽器を想定した設問で，口腔周囲筋あるいは前歯に加わる外圧を想定したものだが，この「ピアノ」という記載に謎を解く鍵があった．

左の片側噛み，右からの態癖を疑うが，口腔内には外圧（狭義の態癖）を受けているサインはない．そこで日常姿勢（広義の態癖）を疑った．顎が，左に寄る生活習慣が何かないか，よく左を向くことがないかと尋ねると，一日約8時間生徒の右に座って（左を向いて）ピアノを教えているという答えが返ってきた．

左を向いている時間が長いので，左側臼歯部が長時間咬合接触して咬合高径が下がり，咬合不調和を訴えて臼歯を修復したと考えられるが，診療室で咬合採得するときは前を向いている．日常は左を向いているので，その咬合を高いと感じる．歯科医は左が高くてあたるという訴えを聞いて再び診査するが，咬合の診査は正面を向いて行うので，左右のアンバランスがあるように見えない．こうして歯科を変わって修復を繰り返してきたのだが，結果は変わらなかった．

咬合不安定の原因は，ピアノ教師としての姿勢にあったと考えるべきだろう．患者は40年間にわたって一日8時間左を向く生活を続けてきたのである．

原因が分かれば，治療は簡単である．ピアノを教えるときに右側ばかりでなく，左側に座ったり，後ろに立ったりと姿勢を変えただけで，3ヵ月後には，咬合の不調和はすっかり落ち着き，同部をエステニアで修復した．

予め患者には，咬合が改善し，身体の歪みが取れると，臼歯が空いてくることを説明し，理解してもらっている．エステニアの咬合面にコンポジットレジンを盛り足して対応して経過観察を続ける．このように態癖によって咬合異常を来した患者の場合には，最終補綴の後，ある程度安定してからもリモデリングが予想されるので，長く経過観察を続ける必要がある．最終的にはリマウントして仕上げる予定である．初診より2年経過して，体調もよくなり，咬合も落ちついている．

人への興味がなければ，人は治療できない

この症例は，修復治療がたんに口腔内に限定された治療ではないことを改めて私たちに教えてくれる．それは全身に目を向けるということだけを意味するものではない．患者の態癖に注目することは，たんに問診のチェック項目を増やせば可能になるというものではない．

図1Bは，全顎的な治療後の別の女性患者である．図1B-1bは，メインテナンス中の正面写真だが，写真資料を撮影するスタッフが「Mさんが正面を向かない」と困って訴えてきたときのものである．たしかに体幹ごと右に捻れて，目だけが正面を向いている．この患者さんは長く市の職員を勤めていたが，定年になってマンションに移り住んだ．時間もできたのだろう．自分の運動を兼ねて愛犬をショルダーバッグに抱えて，片道1時間の道を散歩に出かけるようになったという（図1B-2）．齢14歳になって外を歩くこともままならない犬は人生の伴侶なのである．犬の入ったショルダーバッグを抱

2. 臨床診断における態癖

1) なぜ「治らない」か，なぜ「治せない」か

えて毎日2時間の散歩をするということは，話してみなければ想像もつかない．長時間の散歩を止めると顔は正面を向き，顎位の偏位も改善した（図1B-1c）．

前歯1歯の修復治療でも，歯を治すのではなく歯を治したあとの生活がよくなることが視野に入っていなければ，患者の満足も不満も見えない．患者が見えていない人は，元より患者を治せない．態癖に関心をもつということは，人としての患者に興味をもつことを意味するのである．

図1B-1

患者さん本人の了解を得て目を隠さず顔写真を用います．

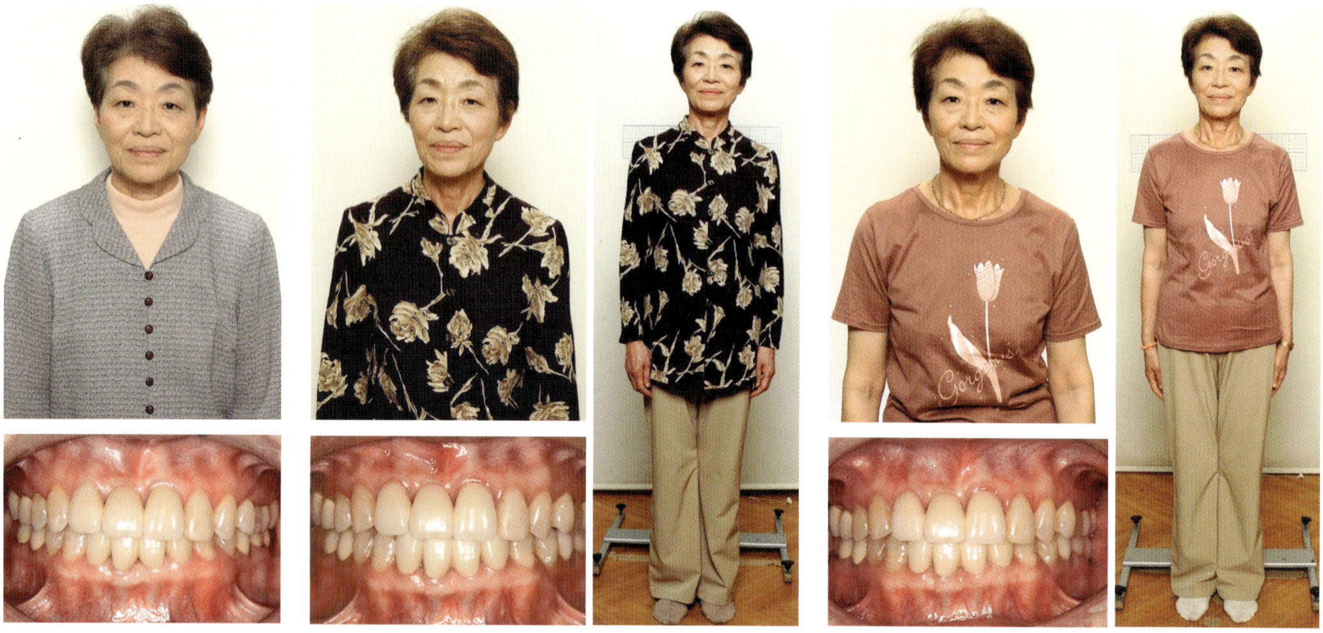

a 2006.4.8
下顎の正中が右にずれているが，この状態はこの患者さんにとって正常な位置である．

b 2009.5.21
下顎が左にずれ，上顎の正中と一致している．

c 2009.6.24

図1B-2

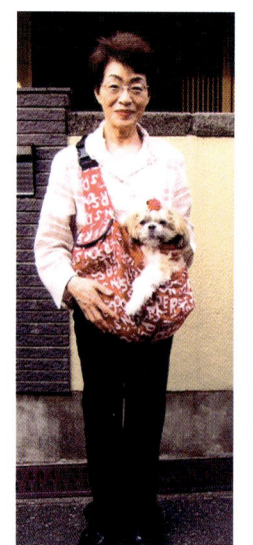

いつもかけている方　反対にかけてもらう

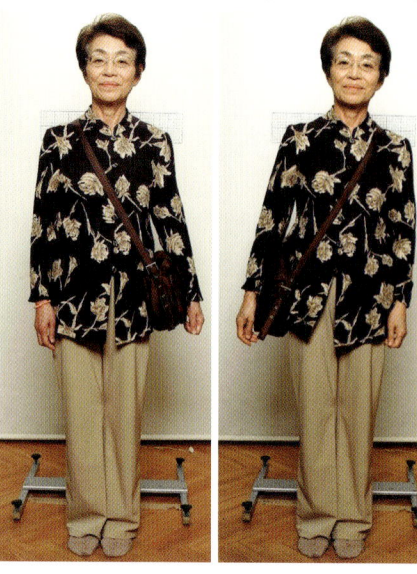

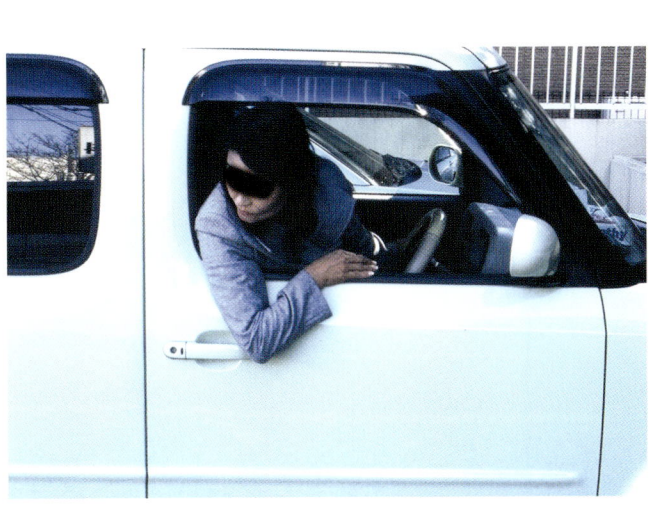

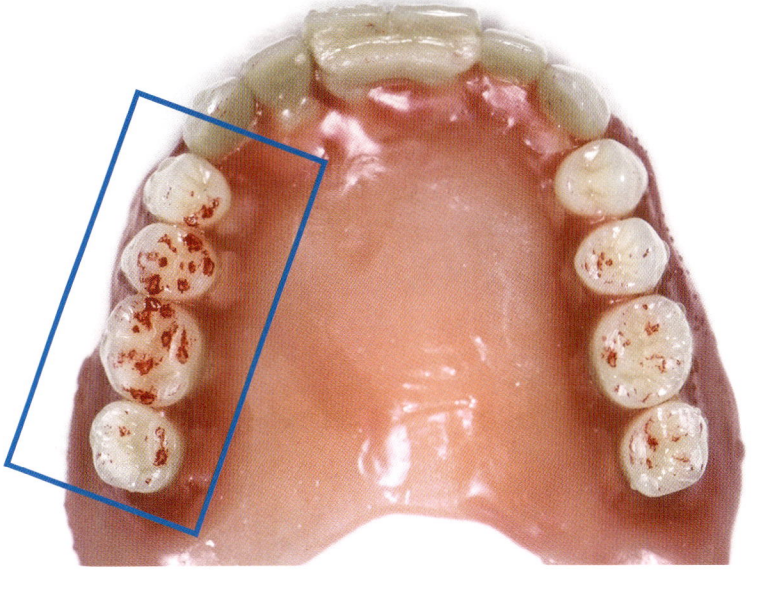

1) なぜ「治らない」か，なぜ「治せない」か

【症例】
咬合診断において見落としていた「口腔の外」と「診療室の外」

深刻な医療不信と顎，首，肩の頑固なコリに悩まれていた患者さんを通じて咬合を診る目を学んだ．

Keywords
歯科恐怖
咬合崩壊
ゴシックアーチ
職業癖

西林　滋
●にしばやし しげる

2A-1
中学生の時，上顎ブリッジを装着し，その対合関係から下顎の前歯を麻酔下で削合され「凍みて凍みて，家でずっと泣いていた」以来，極度の歯科不信，歯科恐怖で，実年齢を疑うほどに咬合崩壊が進んでいた．下顎前歯の擦り減りがすべて削合されたものか一部咬耗があるのかは不明．46歳，女性，初診2002年7月．
主訴は義歯の製作で，顎，首，肩の著しいこり，著しい慢性疲労，不眠，寝起きが悪く頭痛，冷え性，左手のしびれ，腰痛（脊椎側彎症），めまい，難聴，極度の便秘に苦しんでいる．そのため仕事を度々休む状態にあり，マッサージに過去約500万円を浪費したという．

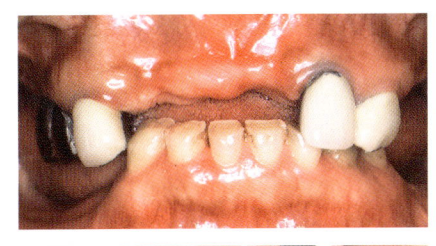

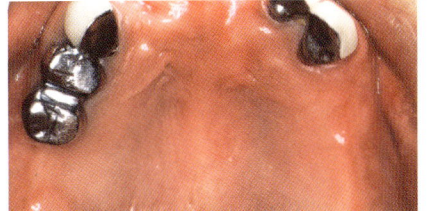

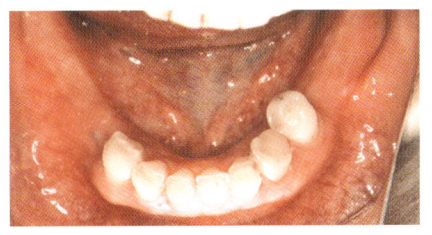

2A-2
顔面は右傾斜，咬合高径の低下，下顎右偏位，左右咬筋の緊張が認められ，ブラキオフェイシャルタイプ．問診によると，横向き寝（右，左）で，下口唇を舐める癖があるが，顎関節症状はとくにない．上顎咬合面観で，左側の顎堤が正中寄りになっていることから，歯があった時に態癖があったかもしれない．

患者さんのプライバシーを保護のため顔面の大部分を白くしています．

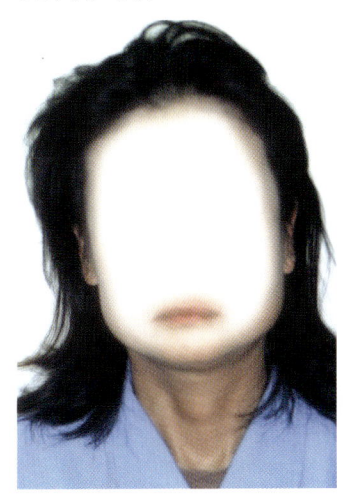

2. 臨床診断における態癖

1) なぜ「治らない」か，なぜ「治せない」か

2A-3
態癖（横寝，口唇を舐める癖）を改めてもらい，咬合挙上をして下顎位を模索し，上顎は義歯で，下顎は冠と義歯で補綴するという程度の治療計画で，上顎は根管治療後，Oリングアタッチメントとしてオーバーデンチャータイプの治療用義歯を装着した．

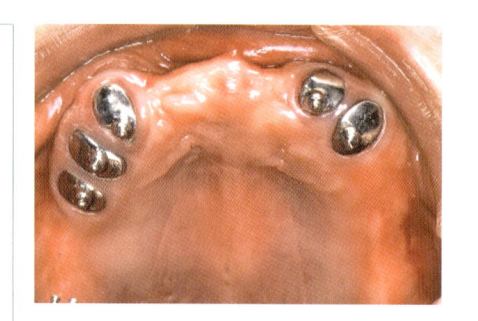

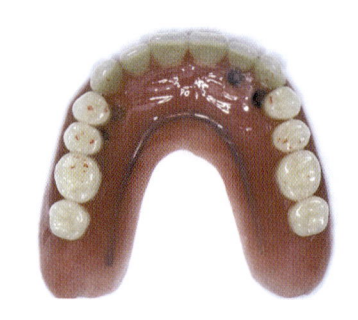

2A-4
この頃，「咬合挙上」の必要性は理解していたつもりだが，咬合挙上によって下顎が前方にシフトすることについてはほとんど理解していなかった．上顎前歯の度重なる咬合干渉に対処して削合を繰り返し，ついに治療用義歯の人工歯が透けてしまう状態になってしまった．咬合挙上は前歯部で約5mm．

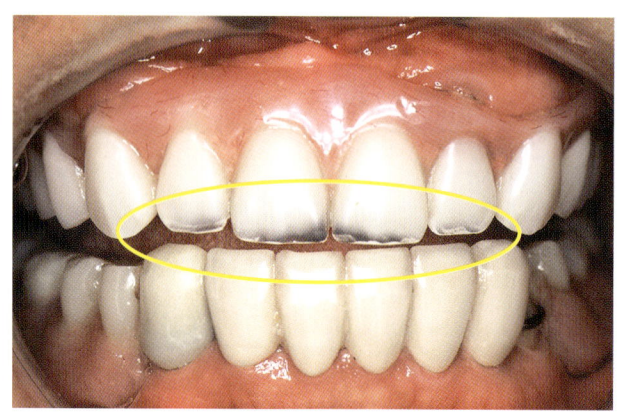

上：治療義歯
下：プロビジョナル治療義歯
咬合：約5mm挙上

2A-5
数回の調整後，当然のことだが下顔面は伸びて，頭部の傾斜は改善傾向を示した．

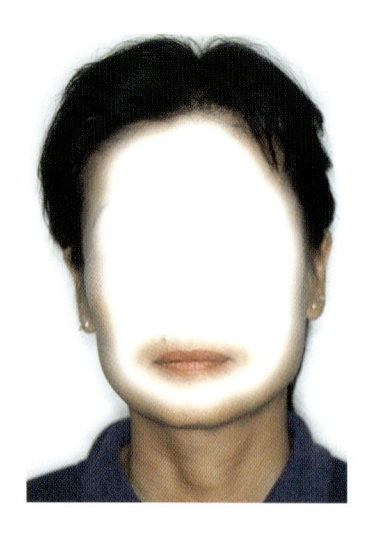

2A-6
そこで，2つめの治療義歯を製作するためにゴシックアーチを記録した．このアペックスは「リラックスしたアペックス」であると言える．「最後方アペックス」は初診時の「悪い位置」を無理に再現してもらったもので，この時点では，この位置は「苦しい」と言っていた．この時，筆者は「このリラックスポジションは前に出すぎ」と判断し，ピンクのマークの位置を「仮のリラックスポジション」とし治療義歯の製作に入った．

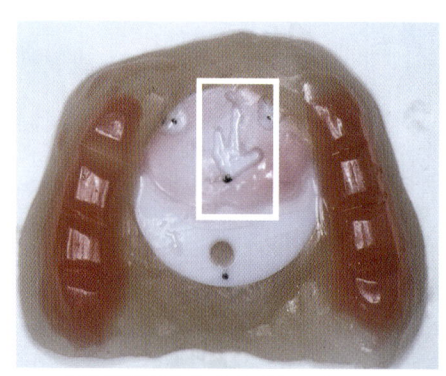

二つめ治療義歯のためのゴシックアーチ

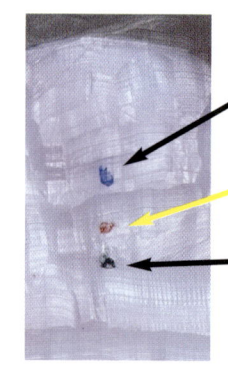

リラックスしたアペックス
仮のリラックスポジション
最後方のアペックス

態癖──力のコントロール

2A-7
二つ目の上顎治療用義歯と下顎プロビジョナルレストレーション＋治療用義歯
二つ目の治療用義歯装着後、10日後の検証でさらに左前にもっと楽な位置が出てきた．

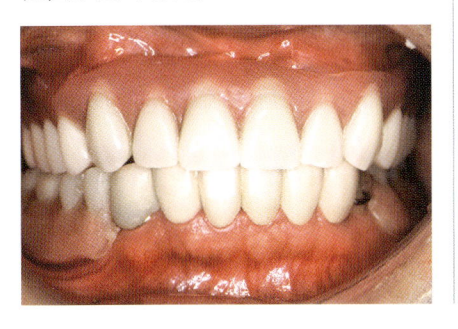

2A-8
その位置は「最後方アペックス」より前方へ7.5mm 左へ1.5mmも移動したところで，本当にこれがいい下顎の位置なのか，この時の私の経験と知識では不安であったが，この位置に合うように治療義歯にレジンを盛ったり，削ったり，咬合調整をした．

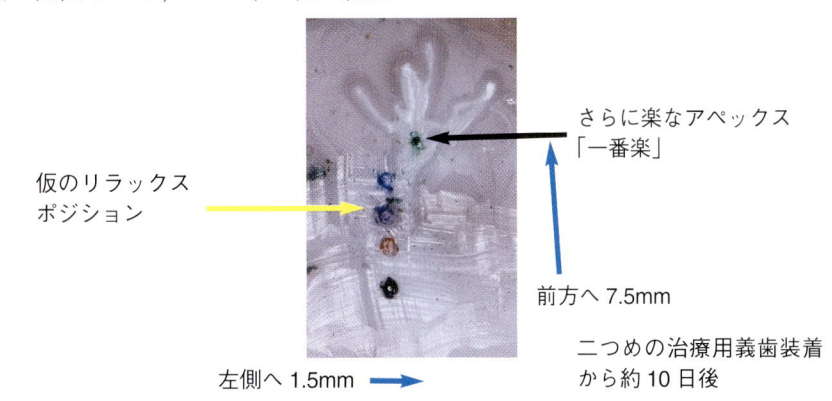

仮のリラックスポジション
さらに楽なアペックス「一番楽」
前方へ 7.5mm
左側へ 1.5mm
二つめの治療用義歯装着から約10日後

2A-9
治療開始から約6ヵ月．下顔面が長くなり頭部の傾斜が改善している．
二つ目の治療用義歯装着後、10日後の検証でさらに左前にもっと楽な位置が出てきた．

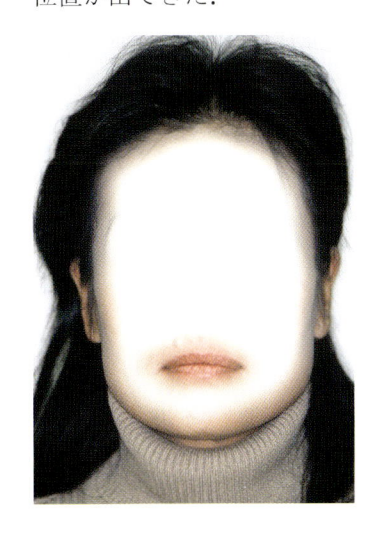

2A-10
下顎位がある程度落ち着いたところで，下顎前歯のセラモメタルを製作し，上下最終義歯の製作に入ったが，下顎位の検証をするために6番の人工歯をレジン床に直接固定したワックス義歯を製作し，口腔内で咬合紙を咬ませた後，微調整した．

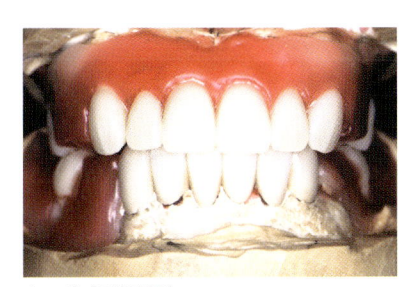

人工歯部分配列
口腔内で咬合させてみた 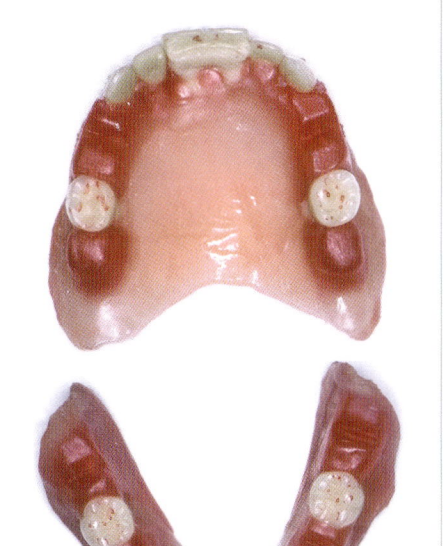

診療室の外で起こる口腔外の事象

咬合不調和の原因を探る時その視野はどうしても「診療室内で診える口腔内の所見」のみになりやすい．「診療室の外で起こる口腔外の事象」は視野に入ってこない．患者の生活が視野に入っていないのである．しかし，「全身の中の最適な下顎位」というコンセプトから視野を顔面，全身に広くすると身体・顔面の歪みから下顎位が偏位しその側に早期接触が現れることは，さほど困難を伴わず想像できる．

たとえばこの症例の場合，頭部を右に傾斜させれば右側の臼歯が先に当たることは容易に実感できる．ところが，患者が無意識に頭部を傾斜させるという条件が，診査の際，頭に入っていない．ここでは術者の「技術的問題」ではなく，診療コンセプト，視野，想像等を含む「診断力」が問われるのである．

2．臨床診断における態癖

1）なぜ「治らない」か，なぜ「治せない」か

2A-11
一抹の不安があったので立位を検証したら顔面が右に傾斜していた．この患者さんは体幹が何かおかしいと感じたので「患者座位」によって下半身の歪みが潜在化して下顎位の誤差が出たのかと考え「患者立位」にて顔面の傾斜を視診し改善させて，咬合調整を行った．

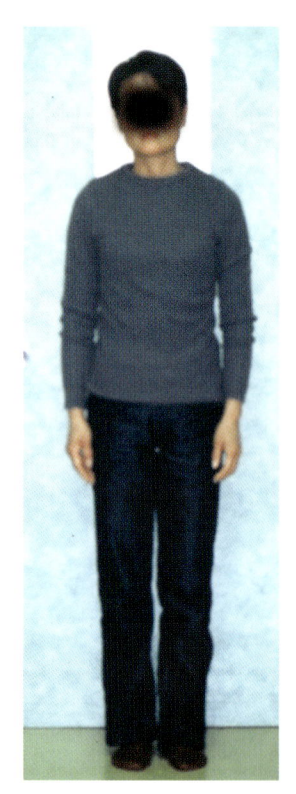

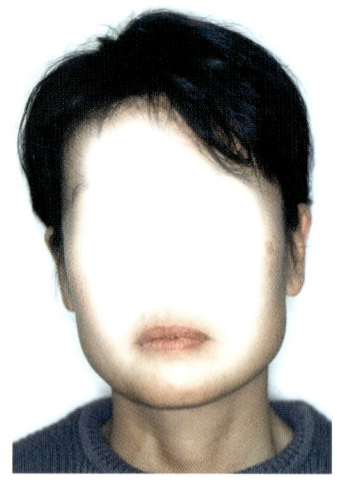

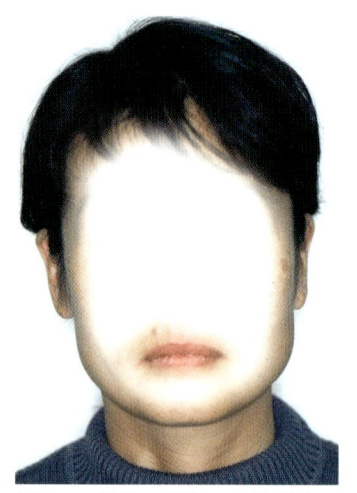

同日20分後の傾斜．改善傾向にあるが，まだ傾いている．

2A-12
再度の検証が必要なので人工歯を全歯固定し，口腔内で咬合させところ，右側だけに強いコンタクトが出た．

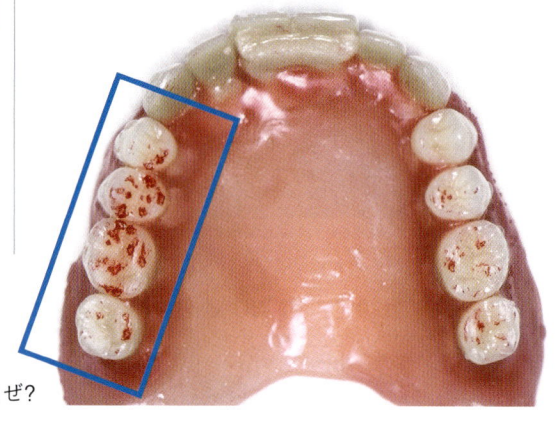

2回調整してもまだ右が高い　なぜ？

　口腔外から上下の歯列に圧力を加える頬杖などの態癖は，比較的容易に見つかり，ある程度は改善できる．また，座位による身体の歪み，咬合高径低下や不良咬合面等も自分なりに解消したつもりであったが，依然として右側ばかりに不調和が出るので困惑した．何度も何度も自分のここまでの治療手技にミスがなかったかと自問自答したが，新たな発見はなかった．

職業癖の発見

　なぜこんなに右側だけが強くあたるのかと途方にくれている時に，ふと患者を診ると頭部が右に傾斜しているように見えた（2A-13）．患者の座位の体勢が不自然であるように「診えた」のは，身体，顔面の診かたの指導を受けた積み重ねの結果であったと言える．もし咬合療法の訓練がなかったなら，同じ状況を経験しても，患者の姿勢（正常とは異なる座わり姿）に疑問をもつことはないまま，おそらくは右側を削合し続けていたに違いない．患者の座位姿勢をわざわざ確認するという行動もなかったであろう．

　途方に暮れている私を見て患者が一言「私の仕事が影響ありますか？」と言うので，よく聞いてみた．この患者さんは，9年間，週休1日で早朝3時から夕方5時まで（休憩を入れてだが），自動車工場で新車を駐車場に陸送する仕事をしている．自動車工場での仕事は，新車を工場から大型トレーラーに積み込み，新車専用の駐車場まで運び，その後バックでトレーラーか

態癖——力のコントロール

2A-13
なぜこんなに右側だけが強くあたるのかと途方にくれている時にふと患者を診ると顔面が右に傾斜しているように見えた．確認のため正面から見たら下を向いている時も顔を上げた時も，右傾斜であった．

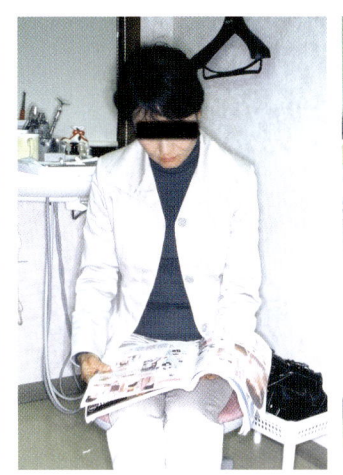

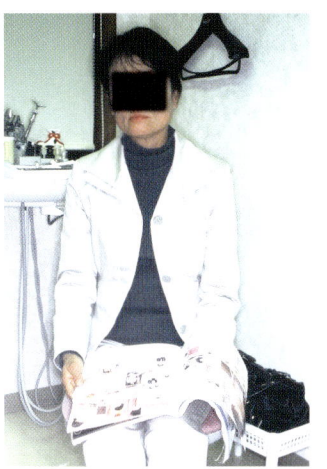

雑誌を読んでいる正面観
首の傾斜

2A-14
途方に暮れている私を見て患者が一言「私の仕事が影響ありますか？」と言うので，よく聞いてみた．この患者さんは，自動車工場で，新車を工場から大型トレーラーに積み込み，新車専用の駐車場まで運び，その後バックでトレーラーから降ろすという仕事をしている．その時の姿勢を実演してもらったところを撮影した．このように身を乗り出して運転する．絶対キズをつけないというプレッシャーから強い身体の癖になったと思われる．

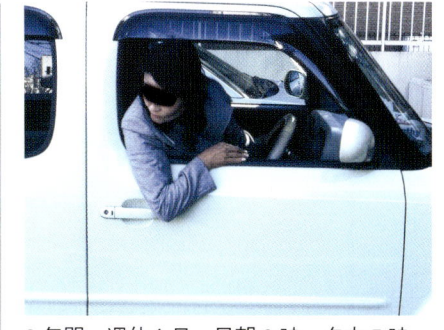

9年間　週休1日　早朝3時〜夕方5時
仕事上右後方を向く　職業癖

2A-15
この頭位の傾斜はこの仕事を辞めない限りは解消しないので，無理にまっすぐにしてもらい咬合採得．そのバイトでリマウントし，理想的と思われる咬合接触を付与した．ハイブリッドで添加したり削合したり調整した口腔内での咬合接触状態．

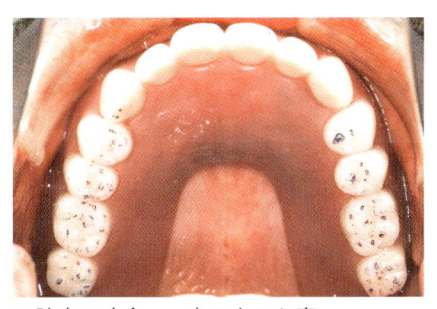

口腔内で咬合　赤の上から青

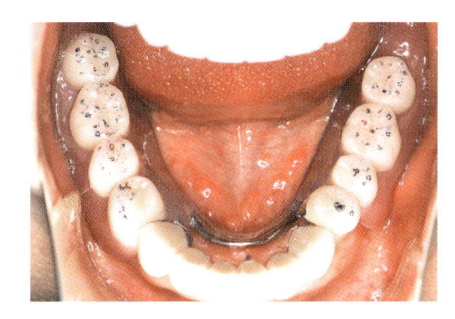

2A-16
咬合器上での赤い咬合紙の痕，口腔内は青い咬合紙．

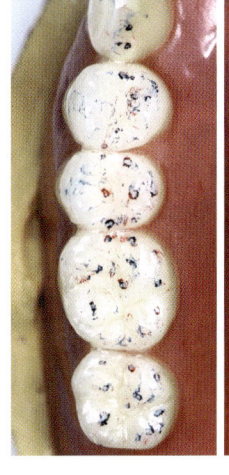

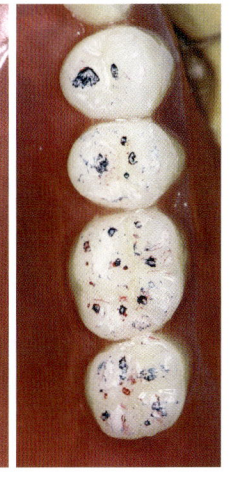

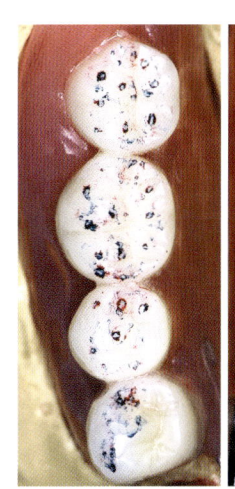

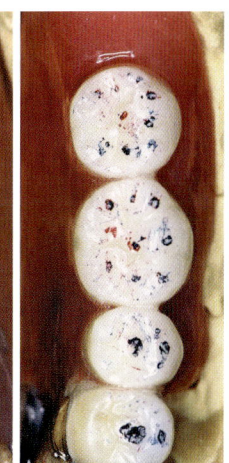

2. 臨床診断における態癖

1) なぜ「治らない」か，なぜ「治せない」か

2A-17
調整した義歯を使用してもらい，年末年始で仕事が10日間ほどなかった時の立位．

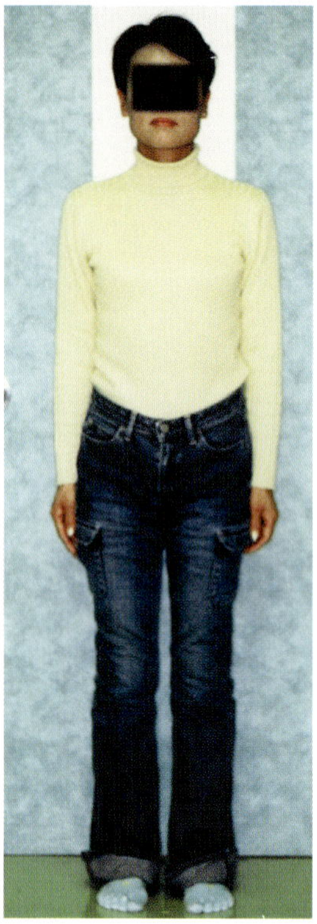

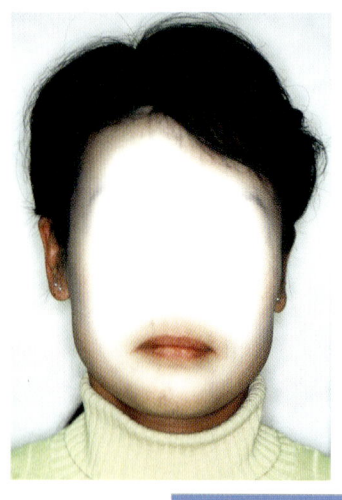

2A-18
リラックスポジションでの顎関節．顆頭安定位にはほど遠いが，患者自身が「この位置が一番楽で，良く咬める」という．

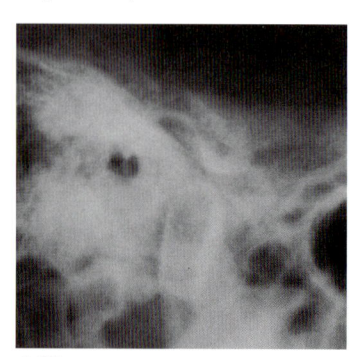

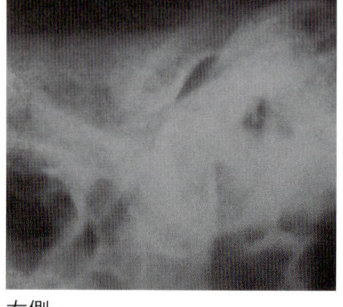

右側　　左側

2A-19
左咀嚼時のナソヘキサ記録．まだ咀嚼運動路は安定していない．とくに右の顎関節は解剖学的に下顎頭の後方部分に空隙があるので開口時には後方に偏位しやすい．

左咀嚼

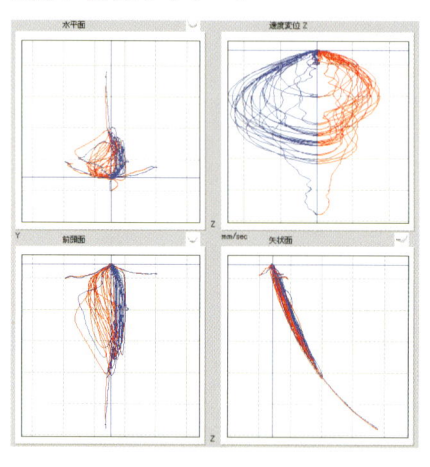

2A-20
矢状面を拡大すると開口のスタートポイントと閉口の収束ポイントがほぼ一致しているのでこの位置が生体にとって適している位置であることが確認できる．

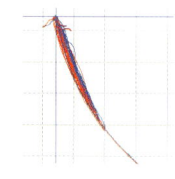

患者「この位置が楽」

ナソヘキサによる証明

ら降ろすという仕事で，写真（2A-14）のように身を乗り出して運転する．車にキズをつけないように搬送するのが絶対条件で，もしキズをつけたら即刻退職させられるという．絶対キズをつけないというプレッシャーから強い身体の癖になったと思われる．

このような職業が強いる姿勢を「職業態癖（職業癖）」と呼んでいる．過去の私たち歯科医が受けた教育には，このような職業上，一定の姿勢を続けることが，身体の歪み，ひいては下顎の偏位につながり，それが咬合再構築の際に多大な影響を及ぼしているという考え方はほとんど皆無であった．

偉大なる先人H．スタラードは90年前に枕癖に注目していたわけだが，その考察は主に身体への直接的な力の影響であった．筒井咬合療法研究会でも，初期の頃は，今でいう「狭義の態癖」

態癖──力のコントロール

2A-21
3週間後，頭位がこれまでとは反対に左傾斜していた．この3週間は，仕事で，いつもと反対に「輸出用の左ハンドルの新車」を扱っていたとのことだった．

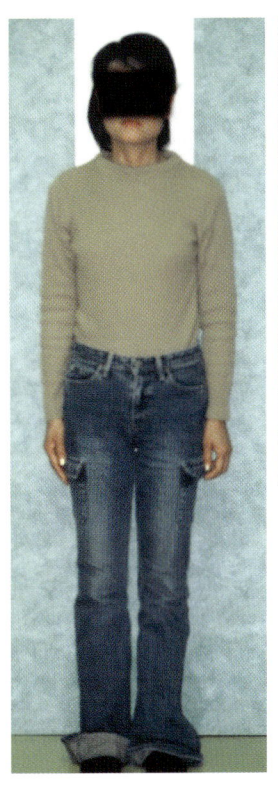

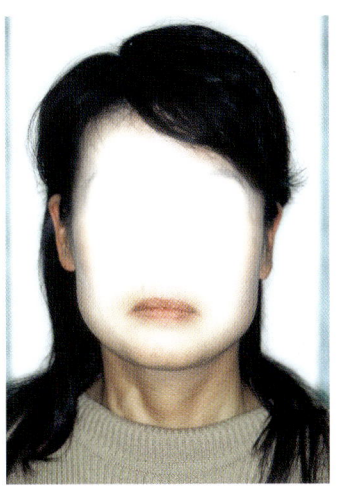

2A-22
さらに1週間後，顔面はまっすぐになっていた1週間前に転んで尾てい骨を打って医者から仕事を休むように指示があり休んでいたことが原因だろう．

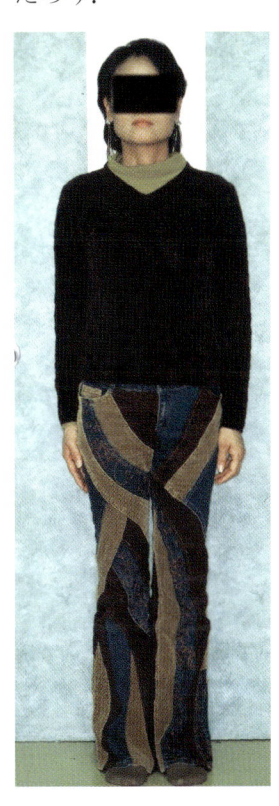

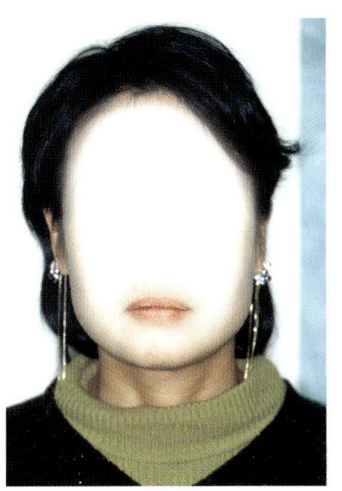

にだけ注目していたので，私自身も，何の外力も受けない身体，下顎が，体の一定方向への歪みだけによって，これほどの影響を受けることを想像できなかった．現在では，このような影響を及ぼす身体の姿勢を「広義の態癖」としている．

右側が強くあたる原因を患者自身が語らなければ，一生わからないまま患者に責任を負わせるか，施術の精度が低いと考え，自己嫌悪に陥っていたであろう．わかってしまえば簡単だが，歯科的な処置の視点でしか口腔内を観察しないわれわれにとっては，気づくことは容易ではない．

これは手先の技術論ではなく診断の問題なので「なぜ（咬合不調和が）治らないか，治せないか」のテーマにおいて，「診断」の重要性を再認識させられたケースである．

この症例では，患者自らが咬合不調和の原因を言ってくれたが，それは一朝一夕に偶然訪れた幸運ではなかった．日頃から咬合療法研究会で繰り返し指導を受けた患者の診かた，患者教育，スタッフ教育，そして患者との会話の積み重なる下地があってこそ訪れた結果であったろうと思われる．一見非能率的とも思われる時間の使い方でも，時に有効な結果が出ることがあるので，無駄な時間を極端に排除することは再考の余地があると再認識できた．

49

2) 中心位の呪縛

Keywords
セントリックバイト
リラックスポジション
ヒンジムーブメント
DCS
リモデリング

筒井 照子
●つつい てるこ

　筋のリラックスした状態が表現する下顎位を重視し，態癖や口腔周囲の習癖を改善することによって骨格のリモデリングを積極的に促し，また，一方では歯列と咬合を整えていくと，生体は治癒に向かい，個体の本来あるべき下顎位を表現してくる．下顎位は，このようにリラックスした状態をつくることによって現れてくる．私たちが提唱するこのような下顎位に関する考え方は，けっして思いつきから生まれたものではない．それは，ひとことで言えば，厳密な中心位咬合論の臨床的な失敗の経験から生まれた．

　咬合採得において，私たち（ここでは筒井昌秀と照子）は，すでに1980年頃には，決して下顎を後方に押して中心位を求めることはなかったが，フルマウス修復のほとんどの症例で，最終補綴物の装着後，リマウントを繰り返すのが常であった．セントリックバイトをフェイスボウによって咬合器にトランスファーする方法を用いていたが，咬合器上でつくられた最大咬頭嵌合位の咬合接触状態が，口腔内で再現されないという致命的な問題がしばしば起きた．多少であれば口腔内の調整で対処するが，調整量が多くなれば，再補綴になることもあった．ここでこの誤差が原因で，もっとも疑われたのは技工士の咬合器へのマウント操作であったが，セントリックバイトで咬合採得をしない保険の症例では，最大咬頭嵌合位が合うのに，フルマウスの治療（自費で行う）をした人で最大咬頭嵌合位での咬合接触が一致しない確率が高いことをたくさん経験した．これは技工士のエラーではなく咬合採得の考え方そのものがおかしいのではないかと疑った．昌秀は，開口1cmくらいはヒンジムーブメントをするのでセントリックバイトで咬合採得し，咬合器上でバイトを落とす操作で間違いはないと主張した．そこで確かめてみようとシュラー氏法規格エックス線写真で咬頭嵌合位とセントリックバイト採得時（前歯部で6～7mm咬合挙上される）の顎関節部を比較した．するとセントリックバイトの時には，下顎は前方に移動していることが多かった．咬合器上の作業のために信用しなければならないヒンジムーブメントは幻想だった．バイトを採る程度のわずかな開口で前方滑走が始まるケースが少なくないのである．これはナソヘキサグラフが描く下顎頭の動きの回転角と移動量を示すグラフではっきりと確認することができた（図2A-1）．大半の症例で，下顎頭は開口初期から回転とともに滑走を始める．おそらく過去の下顎運動の研究では，下顎を後方に誘導しながら開口運動を描記したためにヒンジムーブメントを示したものであろう．

態癖──力のコントロール

図2A-1

a　ICPからそのまま力をかけずに約4mm開口したとき，右顆頭は3.1mm，左顆頭は2.5mmの位置にある．回転角は最大18.6°のうち2.6°のところにある．開口初期より移動が始まっており，従来言われていたようにヒンジムーブメントはしていない．

b　同一被験者に800gの力をかけたとき，約4mm開口時に右顆頭0.7mm，左顆頭1.8mmでヒンジムーブメントに近くなる．
(『包括歯科臨床』p.111)

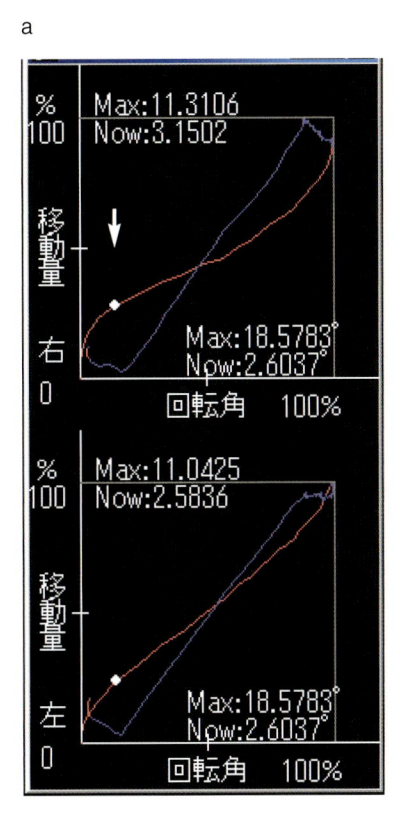

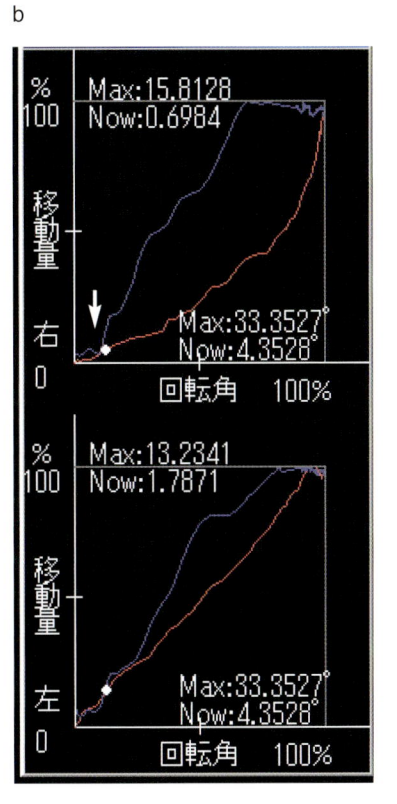

機能咬合論

いつしかフルマウスの咬合採得も含めバイトを採るのは照子の担当となった．立位（患者さんがふだん座っている姿勢）で静かに咬ませてバイトテイキングするだけの方法になって，最大咬頭嵌合位での誤差は少なくなった．生体と咬合器の咬合高径をできるだけ変えないことに配慮し，リラックスした立位でバイトを記録する．リラックスした筋肉位を重視したリラックスポジションの考え方が次第にかたちになっていった．

以前（1985年頃）からシロナソグラフによって，患者固有のチューイングを測定していた．田中良種先生の咬合のコースで落第生だった筆者は，丸山剛郎先生の機能咬合論に接して「人は限界運動では食べない」「チューイングは，外から内へ」「限界運動と機能運動では，筋肉の使い方が違う」という考えに触れ，機能運動という視点から咬合を理解するようになっていった．

バイオメカニズムとリモデリング

当時，昌秀は歯周組織の成熟を追いかけていたために，レジンプロビジョナルの装着期間が長く，プロビジョナルレストレーションの咬合面の磨耗が進んだ状態でファイナルレストレーションに移行することが少なくなかった．そのためだったのだろう．最終補綴後，時間が経過すると顎位が変化するという問題に悩まされた．フルマウスの症例では，最終補綴物装着から時間が経つと臼歯が「空いてくる」ことが多かった．今考えると，噛みきりにくい咬合面のために咬合高径が低下し，結果的にプロビジョナルレストレーションで咬合高径が低下して，下顎の後方偏位が進んでいたであろうと想像される．最終補綴物を装着すると，

2. 臨床診断における態癖

2) 中心位の呪縛

筋肉に余分な力がかからなくなって圧縮された咬合高径が元に戻り，圧迫されていた関節部でも，関節窩の中の下顎頭の位置が変化する．おそらくこのような理由で下顎が前方に移動して臼歯が空いてくるのであろう．同時に，前歯部が強くあたり出す．多くの症例では，右側の前歯（3 2 1⏌）があたる．そこで，3 2 1⏌の舌側を削合調整することになるのだが，筆者（照子）が，メタルが露出するまで前歯部舌側面を削合して，昌秀に叱責されることも多かった．G. McCoy が DCS（Dental Compression Syndrome）という考え方を紹介しているのを知って，自分の口腔内をリシェイピングしてもらったら臼歯が空いて，前歯があたり始め，肩こりがとれることが確認できた．

1994年に西原によって態癖によって歯列や顎骨が歪む事実を教えられ，生活習慣に潜む口腔外からの圧力に注目するようになった事情は，本書の巻頭で述べたが，歪んだ力から解放された骨や歯列にリモデリングが生じるという説明によって，噛みしめや態癖をやめてから顎位が変化しつづけるケースについての疑問が解消された．その変化は，下顎を後方へ押し込むような生活習慣や咬合高径を低下させる噛みしめによって偏位していた顎位が，正常なところに戻ってくることを意味した．

無論，疑問が解消したからと言って，ティッシュマネジメントの完成度を求めるためにレジンプロビジョナルレストレーションの期間を短くすることはできない．エラーがどこに生じるかを予め折り込みながら，精度追求をする以外になかったのである．

3) 全身のなかの下顎位

Keywords
顔面の歪み
フェイスボウトランスファー
下顎頭の変形

上顎の歪みに気づく

『包括歯科臨床』の第2章に咬合異常の症例をいくつか紹介しているが，その中に「咬合異常が強い精神的ストレスを引き起こした症例」とした症例（1997年初診時20歳）がある（図3A）．17歳で片側の小臼歯を抜歯して矯正治療の装置を外してから症状が出始めたと言うが，患者の不快症状の訴えは広汎で，とくに顔面の歪みがもたらす不快感を激しく訴えた．精神的ストレ

図3A-1

17歳で矯正治療の装置を外してから顔面の歪みを訴えるようになって来院した．上顎骨の左側への歪みが認められ，患者の顔面の歪みの訴えと一致する．態癖を改めると顔面の歪みの改善とともに不定愁訴も改善した．

（患者さん本人の了解を得て目を隠さず顔写真を用います）

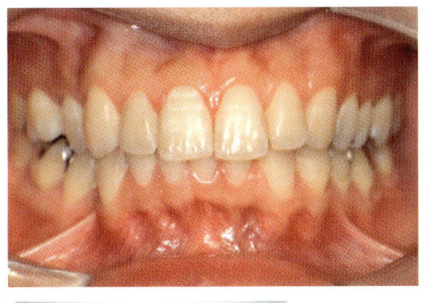

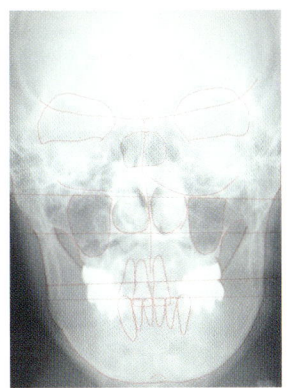

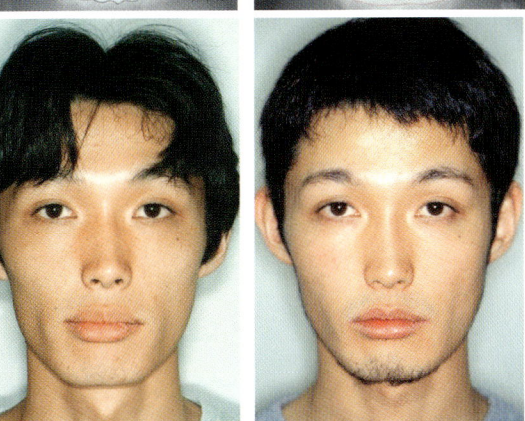

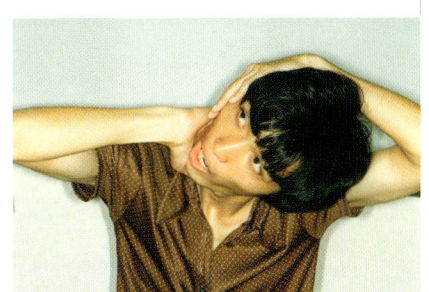

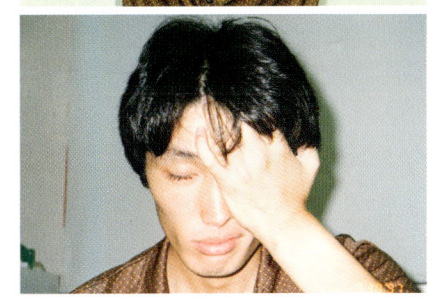

初診時，口腔内は |4，4| 抜歯で矯正しているため，上下歯列，とくに下顎の右側偏位が著しい．顔面の歪みを訴え，診療中も絶えずこのような所作を繰り返す．

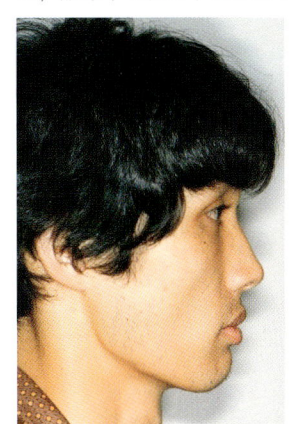

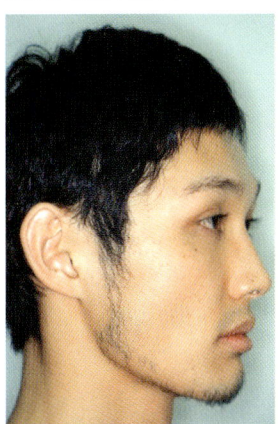

初診時と4年4ヵ月後．態癖の改善と歯牙移動により顔面正中がそろって，側貌では下顔面が長くなりやや鼻が高くなった．顔面・全身の不快症状は，解消した．

2. 臨床診断における態癖

3) 全身のなかの下顎位

スが顎機能障害を起こすというのが通説だが，ここでは反対に咬合異常が重い精神的ストレスを引き起こしたと考えるべきであろう．

初診時に顔面の特徴から類推したとおりの歪みを本人が絵に描いて訴えるので驚かされたが，患者の訴えに辛抱強く耳を傾けて態癖の改善を促し，スプリントを装着してリラックスさせ，患者の訴えの厳しさに悩み悩み動的矯正治療に移った．矯正治療終了時に不定愁訴は8割方解消したというが，まだ，すっきりしないという．初診より大きなインレーが入っていたので，最終的に咬合を整えることも説明しておいた．しかし，修復に入ろうとすると，来院の度に下顎位が変化する．エステニアを貼り替え，レジンを盛ることを繰り返して対応した．2年近くかけて次第に下顎が前に出て，自然に顔の歪みが改善した．不定愁訴の解消とともに鼻を中心にした上顎骨の左への歪みも取れ，顔が真っ直ぐになっていった．症状が改善したプロセスを振り返ると，明らかに態癖によって歪められた顎・顔面・頭蓋が不快感を生み，それによって強い精神的なストレスを受けていたことが推測できた．この症例は，上顎が態癖によって歪んでいることに気づかないで，歪んだ上顎歯列に合わせて抜歯をして下顎の矯正治療をしたため，顔面頭蓋に大きな歪みを内包させてしまったものであろう．

これは，今，振り返って考察できることであり，1995年の初診であれば筆者も同じ間違いをしていたに違いない．それまでは筆者自身も不定愁訴の訴えを理解できず，結果的に転医していった患者もいる．今も苦しんでおられるだろうと思うと居たたまれない．

下顎位とは，顆頭位であれ咬頭嵌合位であれ，上顎を基準に下顎の位置を論ずるのだが，上顎を基準として下顎の正しい位置を論ずる危険性を強く認識することになった．上顎に歪みがある場合には，下顎の位置は全身との関係で探さなければならないし，下顎を基準に上顎歯列を位置づけなければならないことがある．

骨組織は弱い持続的な力によって吸収・添加を繰り返して形を変えていく．それは上顎骨であれ下顎骨であれ同様だが，下顎は両側の関節にぶら下がっているために容易に位置変化を起こし，変形しにくい．

この患者の症状が落ち着いた2001年秋の段階では，上顎骨の変形について確証をもてなかったが，スタラードが外圧によって頭蓋骨の変形が起こっている事例を示していることを知り（2005年），意を強くした．

フェイスボウトランスファー

ここで，再び咬合採得のトラブルに戻るが，口腔内の咬合状態を咬合器に再現する際に大きな誤差を生むもうひとつの要因は，フェイスボウトランスファーだった．フェイスボウトランスファーでは，後方基準点をヒンジアキシスあるいは解剖学的に平均的な顆頭点に置くが，顎関節の位置は左右対称ではないし，前後同一平面上にあるわけでもない．これを前後左右均一の咬合器に移行するために，頭蓋や関節の歪みがすべて咬合平面の歪みに反映され，咬合器上で咬合平面を是正すると口腔内の咬合平面は反対に歪んでしまう．

顎関節の非対称性は，だれにでもあるが，歪みが大きな症例でフェイスボウトランスファーを用いると咬合平面を歪ませる結果となる．

態癖——力のコントロール

下顎頭は高頻度に変形・吸収している

　リモデリングによって下顎が前方に偏位してきたとき，それが適切な顎位であることをどうやって評価するべきだろうか．もしかしたら何らかの態癖によって下顎が後方に押し込まれているのかもしれない．

　コーンビーム CT 装置 MercuRay（日立メディコ社）で顎関節部の画像を撮影するようになり，さらにアーム型 X 線 CT 診断装置ファインキューブ（ヨシダ）の導入で操作性が飛躍的に向上したため，積極的に CT 撮像を始めた．すると，顎関節部に異常を訴えない人でも，高い確率で下顎頭の吸収像が認められることには驚いた（図 3B-2）．下顎頭は，これまで考えられていたよりもはるかに高頻度に吸収・変形をしていることが想像される．精度の高い X 線 CT が導入されると，顎関節症 IV 型（退行性病変）は高頻度に見出されるであろうと想像していたが，それは事実となった．従来のシュラー氏法規格エックス線撮影では，下顎頭の外側 1/3 を撮影しているに過ぎず（図 3B-1），下顎頭の形態を評価することには満足していなかったが止むを得なかった．しかし，X 線 CT 診断装置では吸収・変形を明瞭に知ることができる．

　このような事実を知ると，最早，下顎窩―下顎頭の関係を基準にした下顎の位置（顆頭位）に信頼性を置くことはできなくなる．まして，下顎頭の最後方位であるとか，前上方位であるとかを「中心位」として基準にすることが無意味であることは明らかであった．

図 3B-1

シュラー氏法規格エックス線写真では下顎頭の外側 1/3 だけを写すので，内側にある棘は写らない．（モンジーニ・プレッチ顎関節撮影台の資料を参考にした）

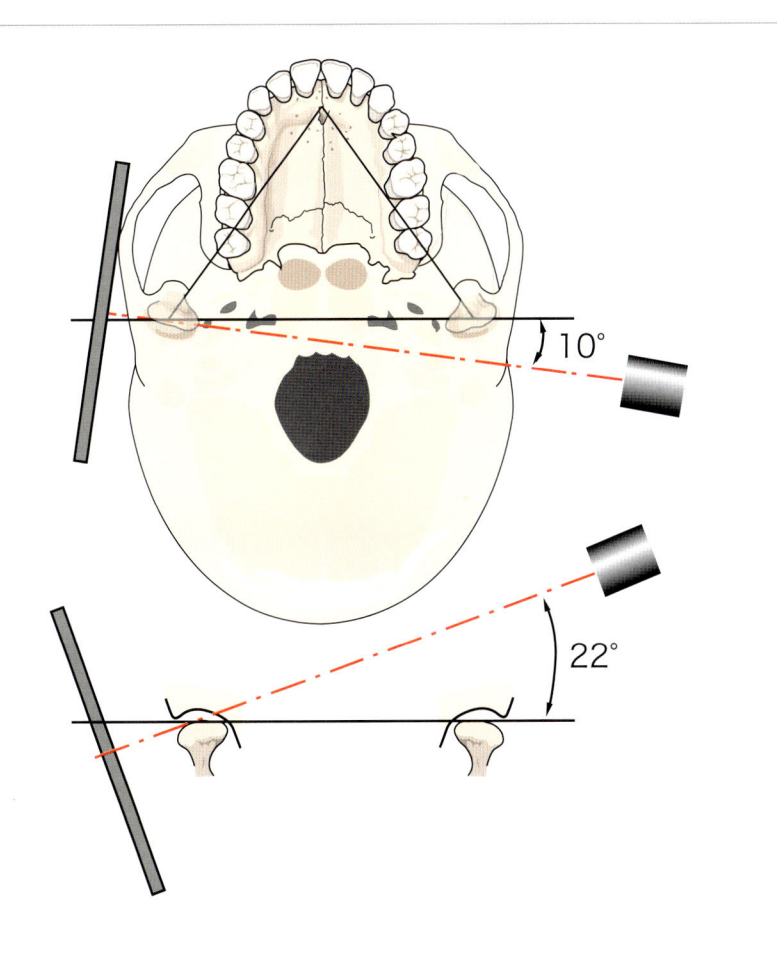

2. 臨床診断における態癖

3) 全身のなかの下顎位

図 3B-2

顎関節に異常を訴えない人の中にも，顎関節のCT画像を撮影すると高い確率で下顎頭の吸収・変形が認められる．顎関節に負荷がかかると下顎頭は，想像以上に短い時間で吸収・変形を起こしている．a～eの症例は，すべて患側の顎関節部に負荷をかける態癖を認めた．

a　CT撮像時67歳，女性
主訴：臼歯の知覚過敏のため食事ができない．顎関節症状はない．
MRIにて両側性非復位性関節円板前方転位を確認．

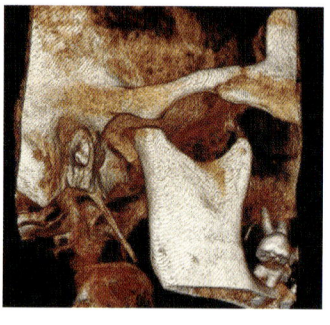

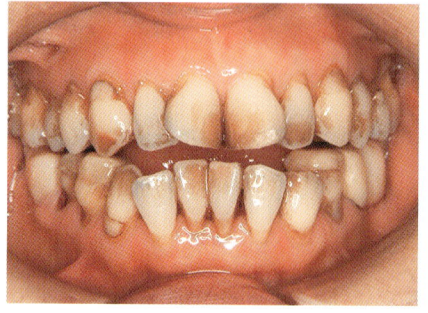

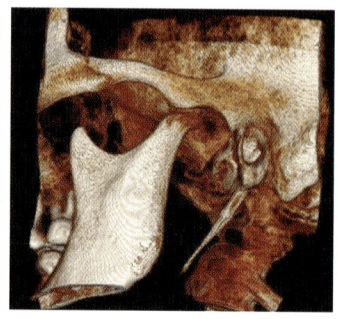

b　CT撮像時67歳，女性
初診時（59歳）は症状（陳旧性クローズドロック）を伴っていたが，今はない．
左側の非復位性関節円板前方転位の疑い．

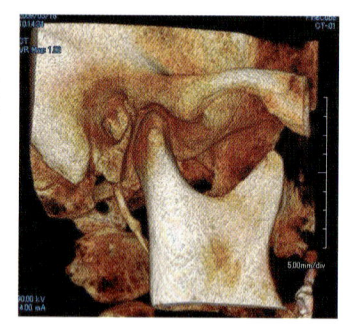

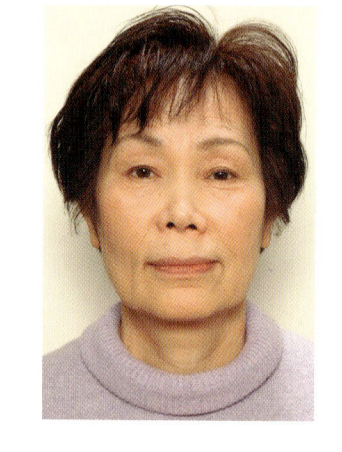

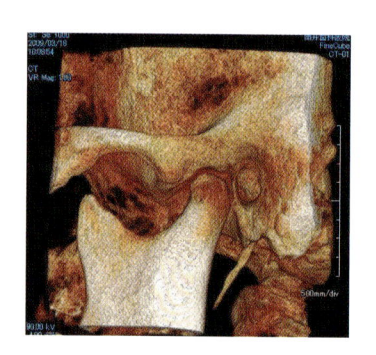

c　CT撮像時34歳，男性
初診時（17歳）は右顎関節部疼痛，開口障害．右側復位性関節円板前方転位の疑い．15年後の現在，臨床的には治癒している．

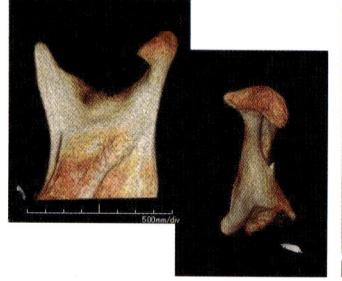

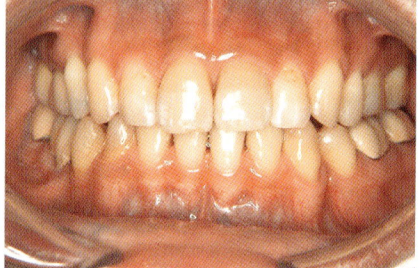

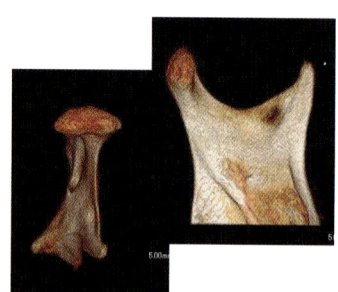

d　CT撮像時17歳，女性
主訴：前歯でものがかみ切れない．左顎部開口障害があったが気にしていない．

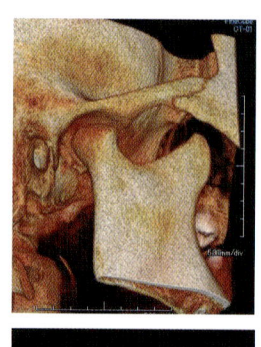

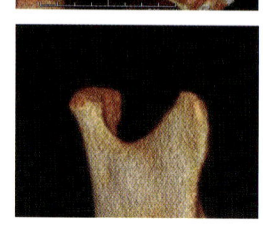

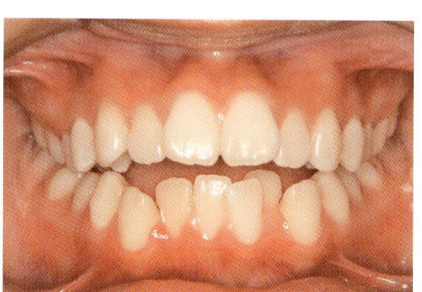

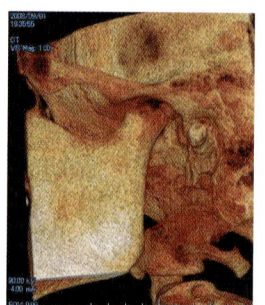

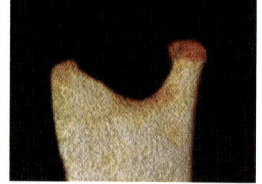

態癖──力のコントロール

e 初診時21歳，女性（症例6Aに同じ）
シュラー氏法のみで診断していたときは，下顎頭の吸収・変形は判然としなかった．境界が不鮮明なときには，撮影法が悪いと考えて，角度を変えて写すなど工夫していた．CT撮像（マーキュレイ：日立）によって下顎頭皮質骨の吸収が頻繁に生じていることを知り，そのためにシュラー氏法で境界不明瞭な画像になっているものが吸収像であると判断できるようになった．

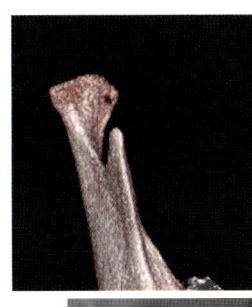

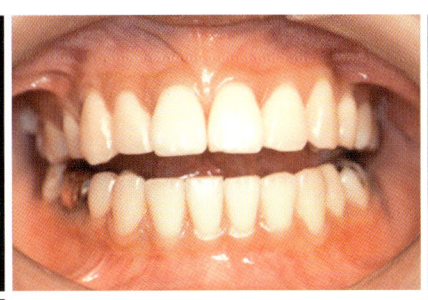

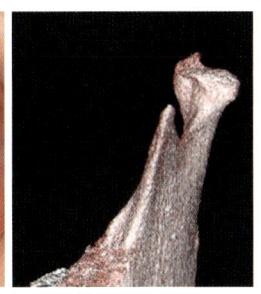

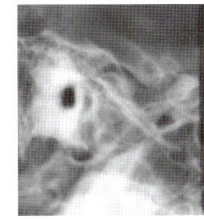

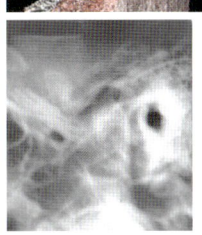

上のCT像から3年後，ファインキューブ（ヨシダ）の画像では左右下顎頭の形が丸味を帯びている．再矯正治療と並行して態癖をやめて関節に負担をかけないように配慮したことが奏効したと考えられる．

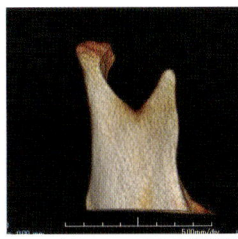

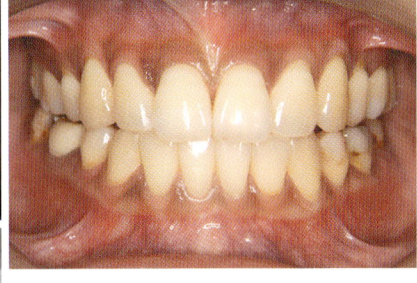

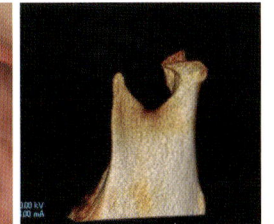

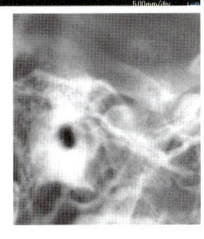

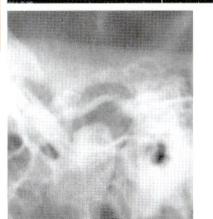

初診時（2001年）．MRI画像（ICP）．非復位性関節円板前方転位である．

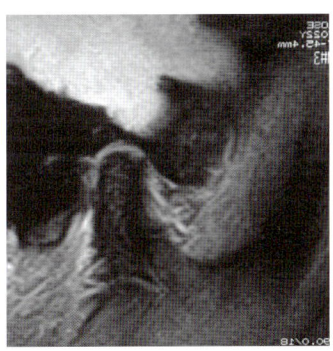

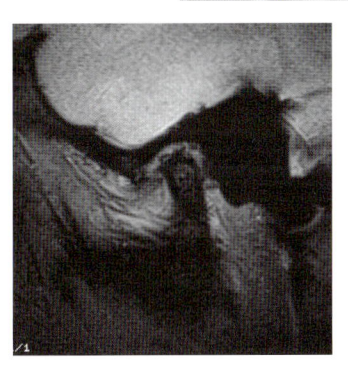

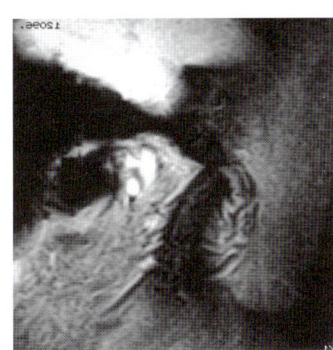

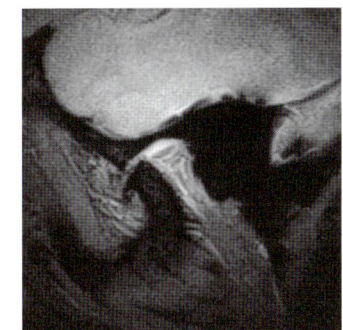

MRI（最大開口時）

4) 遺伝的個体差と生活習慣による個体差

Keywords
遺伝的個体差
FKO
下顎の後方偏位

なぜ，「治らないか？」という疑問を解くもう一つの鍵は，遺伝的な個体差と生活習慣による個体差の診断にある．感染症に代表される疾患モデルでは，遺伝的な素因はさほど重要ではない．これに対して形態を扱う場合には，問題になっている形態が遺伝的なものか，後天的なものかの判断が治療方針を根本的に左右する．

上顎の劣成長の多くは遺伝的で，わずかに口唇の巻き込みを考慮すればよい．このためIII級の症例は，多くの場合，遺伝的要素を考慮せざるを得ない．これに対して下顎の発育不全は生活習慣の影響を受けやすい．このためII級の症例では，生活習慣にとくに注意が必要である．

下顎の発育不全に対する処置は筆者の場合，基本的にはFKOの装着としているが，成長期の子どもの不正咬合において，まず重要なのは，その不正咬合が遺伝的な素因によるものか，あるいは何らかの後天的な要因によるものかの診断である．

ここで深い被蓋を伴う上顎前突の例を考えてみよう．まず遺伝的な素因の有無は，両親兄弟などの状態から大まかに推察することができる．口腔内を診査するだけでなく，まず両親の顔を見ることを優先する．写真でもよい

図4A

家族の写真を見ると，母親，父親，祖母，祖父はいずれもストレートタイプで，一人もII級傾向の家族はいない．この9歳の男児が，遺伝的にII級であることは，ほとんど考えられない．このため態癖の注意とFKOによって短期間に改善することが見込める．夜間FKOの装着6ヵ月程度で改善した．

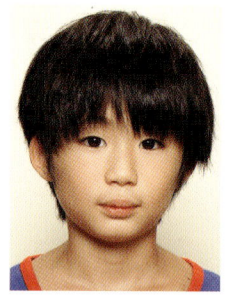

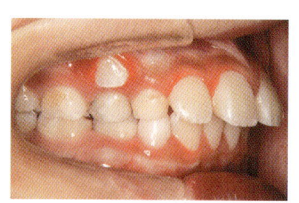

9歳．体操座りをして膝に顎を載せる癖，頬杖，左右の横向き寝の睡眠態癖があった．

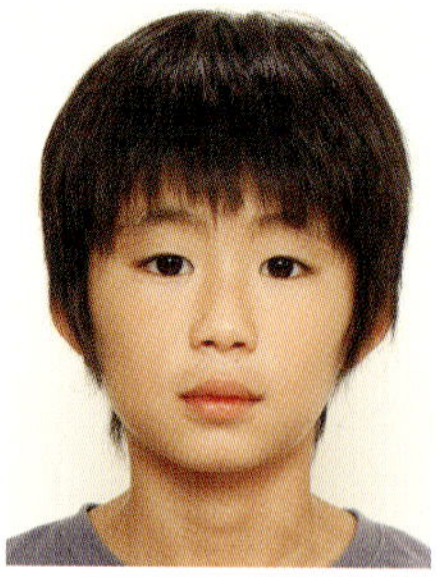

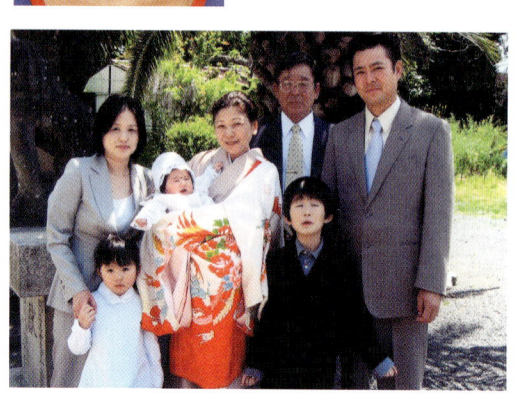

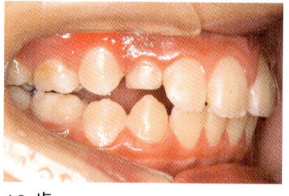

10歳

（ご家族の了解を得て目を隠さずに顔写真を用います）

態癖──力のコントロール

（図4A，図4B）．両親兄弟の顔貌からおおよそ，遺伝的素因を推し量ることができる．一方，後天的に上顎前突を引き起こす要因としては，吸指癖，おしゃぶり，下唇を咬み込む癖，口呼吸，下あごを押し込む態癖（頬杖，うつ伏せで本を読む癖，体育座り）など下顎を後方に押し込み，上顎を前方に出す癖がある．

後天的な要因によって上顎前突が引き起こされている場合には，あらゆる治療介入に優先して，その要因を排除するべきだが，小児の無意識の癖にはそれなりの理由があるので，たんに癖を止めることを強制するだけで，癖が解消することは少ない．また，下唇を咬み込む癖があれば，まずそれを止めさせることがどのような介入にも勝るのはわかっているが，後天的な要因は，多くの場合，二次的な問題を引き起こしているので，たんに下唇を咬み込む癖を止めて口腔周囲筋の機能訓練（筋機能療法）をするだけで，問題が解決することは少ない．筆者はむしろ，正常な機能を営みやすい形態的条件を整えた上で機能訓練を行うことが大切だと考えている．

■ 態癖によるⅡ級──親子の遺伝的骨格の考察による

ここに示す症例（図4C）は，ご両親が，出っ歯を気にして受診を勧めた13歳の男子だが，口腔内だけを診ると確かに上顎前突で，大臼歯もⅡ級関係である（図4C-1）．垂直的な被蓋も深いので，矯正学的には上顎の第一小臼歯を抜歯し，上顎歯列弓を小さくする方針が一般的に考えられるかもしれない．ここで，両親の写真を見てみる（図4C-2）．両親共にストレートタイプの顔貌（ANB 父3.0，母0.0）である（図4C-2）．下顎の劣成長や上顎の前突傾向はない．

この少年のセファロ分析では，SNA

図4B

同じように見えても，この9歳の女児の場合は，父親の顔貌からみて遺伝的素因が大きいと考えなければならない．Ⅱ級関係の改善には時間がかかる．

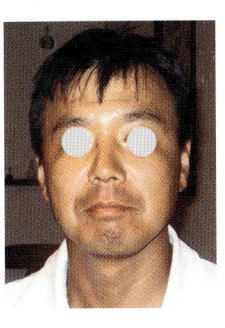

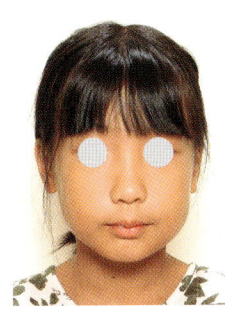

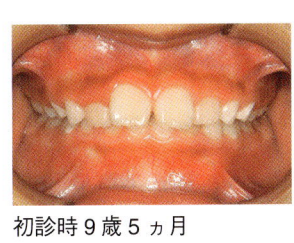

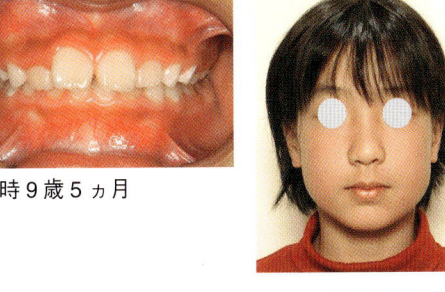

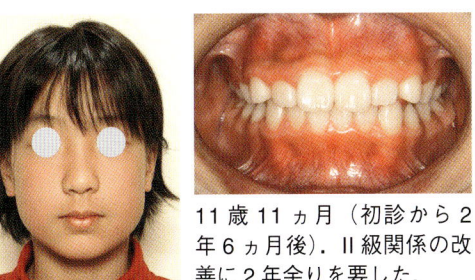

初診時9歳5ヵ月

11歳11ヵ月（初診から2年6ヵ月後）．Ⅱ級関係の改善に2年余りを要した．

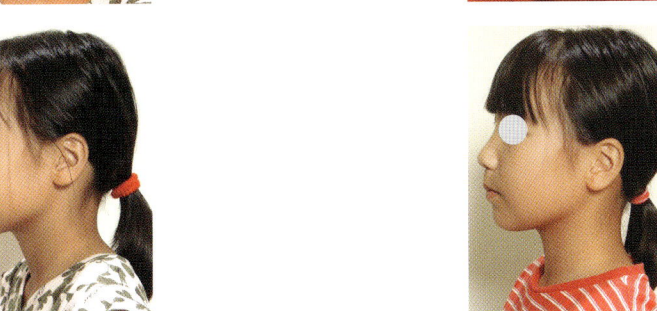

2. 臨床診断における態癖

4）遺伝的個体差と生活習慣による個体差

（脳頭蓋底に対して上顎歯槽基底部がなす角度）：77.0，SNB（同じく下顎歯槽基底部がなす角度）：74.0で，骨格的には正常の範囲内にあり，ほぼ父親に等しい．

この少年の上顎前突は，骨格的な問題ではなく，咬合高径が低くなって上顎前歯部の入るべき場所がなくなったために歯が前突し，そこに下口唇が入ったものと考えられた（図4C-3）．手

図 4C-1

（ご家族の了解を得て目を隠さずに顔写真を用います）

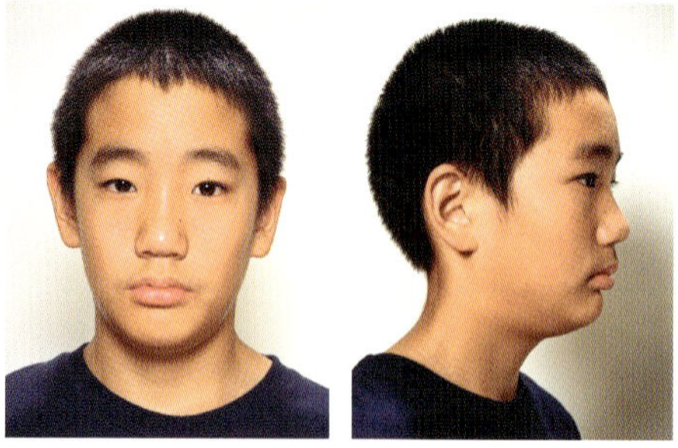

over jet　　11mm
over bite　　8mm

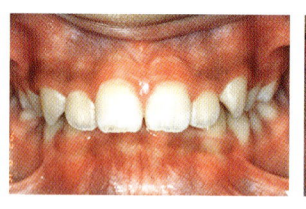

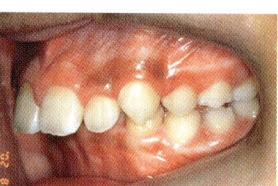

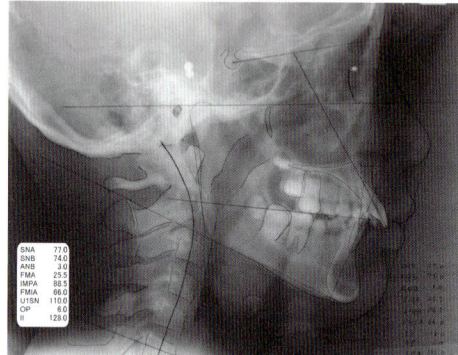

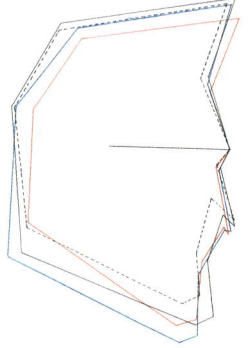

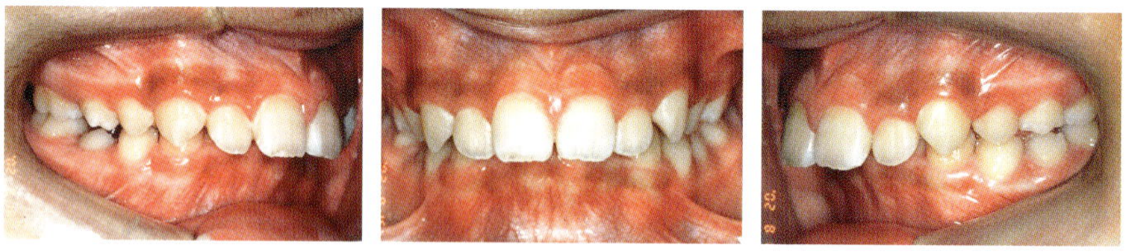

13歳8ヵ月

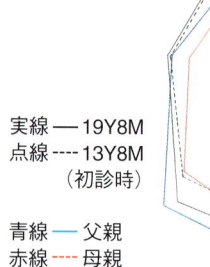

SNA	77.0
SNB	74.0
ANB	3.0
FMA	25.5
IMPA	88.5
U1SN	110.0
OP	8.0
I I	128.0

実線 —— 19Y8M
点線 ---- 13Y8M
　　　　（初診時）

青線 —— 父親
赤線 ---- 母親

家族のプロフィログラム．きわめて近似している．

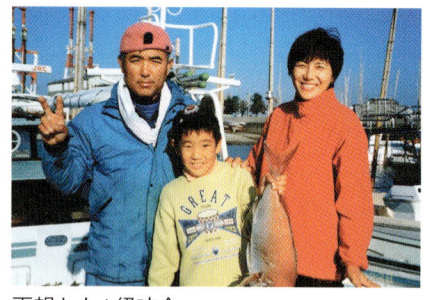

図 4C-2

両親とも I 級咬合
　父親　FMA：26.5
　　　　ANB：3.0

　母親　FMA：28.0
　　　　ANB：0.0

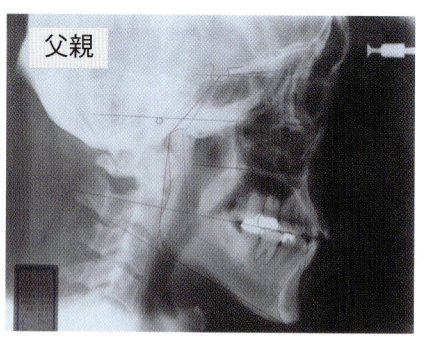

父親

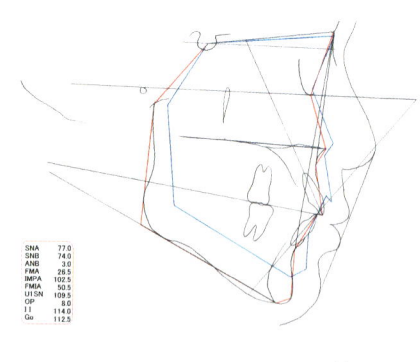

SNA	77.0
SNB	74.0
ANB	3.0
FMA	26.5
IMPA	102.5
FMIA	50.5
U1SN	109.5
OP	8.0
I I	114.0
Go	112.5

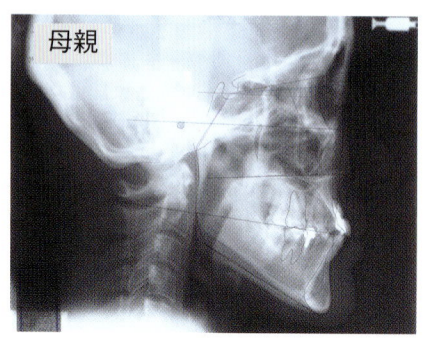

母親

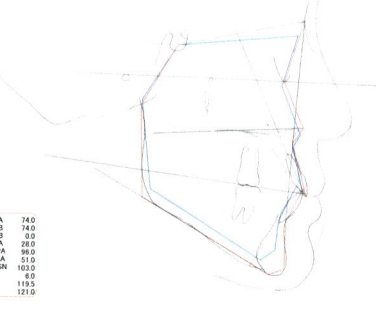

SNA	74.0
SNB	74.0
ANB	0.0
FMA	28.0
IMPA	96.0
FMIA	51.0
U1SN	103.0
OP	8.0
I I	119.5
Go	121.0

の甲の上に顎を載せて休む癖があって，左右両方の頬杖の癖があった．

そこで，この癖がもたらす危険性を十分に説明し，FKOにて，下顎を前方にホールドし，下顎の成長を促した（図4C-4）．

1年3ヵ月後（14歳11ヵ月），水平および垂直的被蓋ともにほぼ正常に復した（図4C-5，図4C-6）．下顎は前下方に成長した（図4C-5）．

図4C-3
下顎を後方へ押し込む態癖がいくつかあった．（後に自分の態癖を演じてもらった）

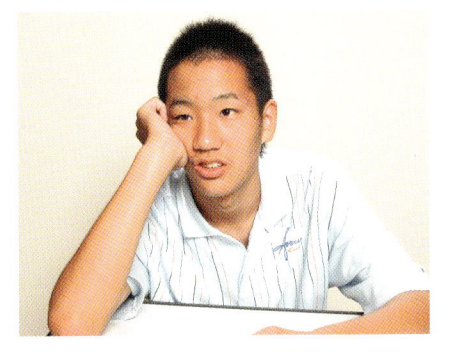

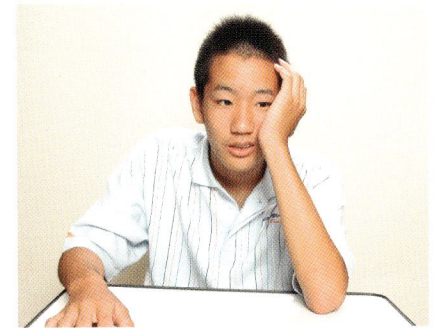

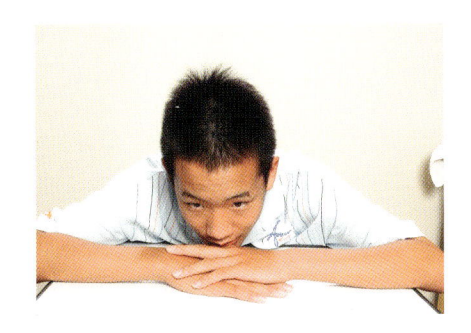

図4C-4
1年3ヵ月間，FKOを夜間のみ使用．筆者のFKOは上下に固くフィットして床を頬側に立ち上げてつくっており，噛んだときだけに効くものではない．装着時に常に下顎を前方に延ばした状態にする装置である．

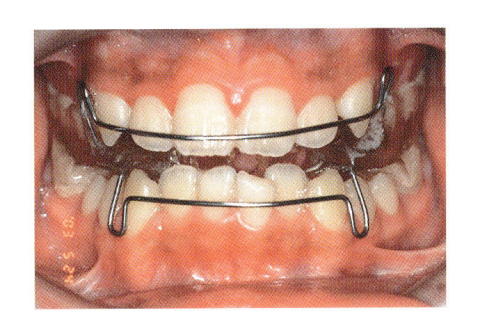

図4C-5
14歳11ヵ月．第1期矯正治療終了．ANB2.0，1年3ヵ月で下顎の成長が著しい．

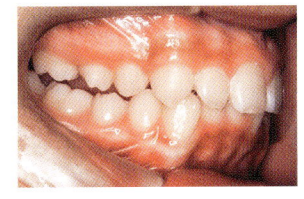

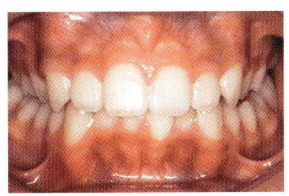

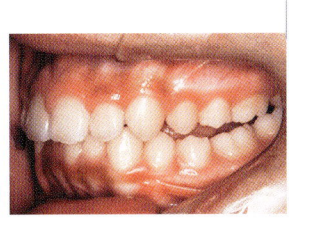

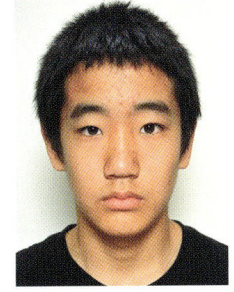

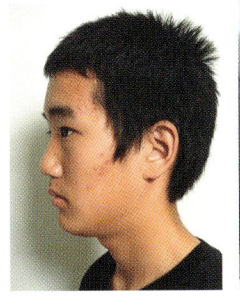

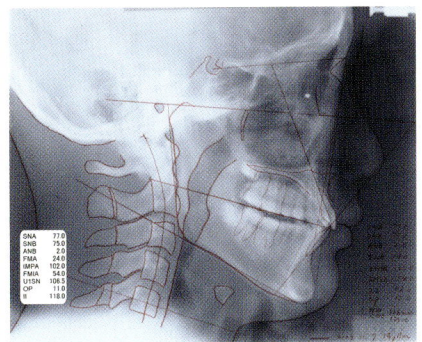

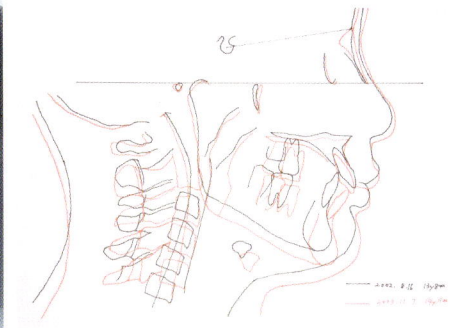

2. 臨床診断における態癖

4）遺伝的個体差と生活習慣による個体差

　その後，患者が本格矯正を求めたため，上下顎のレベリング（図4C-7）を行ったが，前下方に出た下顎位は，5年を経過するが安定している（図4C-9c）．

　態癖など，成長期の後天的要因によって歯性の反対咬合や過蓋咬合になることは少なくない．このような状態を放置して骨格の成長が進むと外科的な処置なしに回復が困難なほど骨格の異常が進むことがある．的確な診断があれば，態癖などによって後天的に生じた咬合異常は，わずかの介入で個体が本来もって生れた形に回復することができる．

図 4C-6

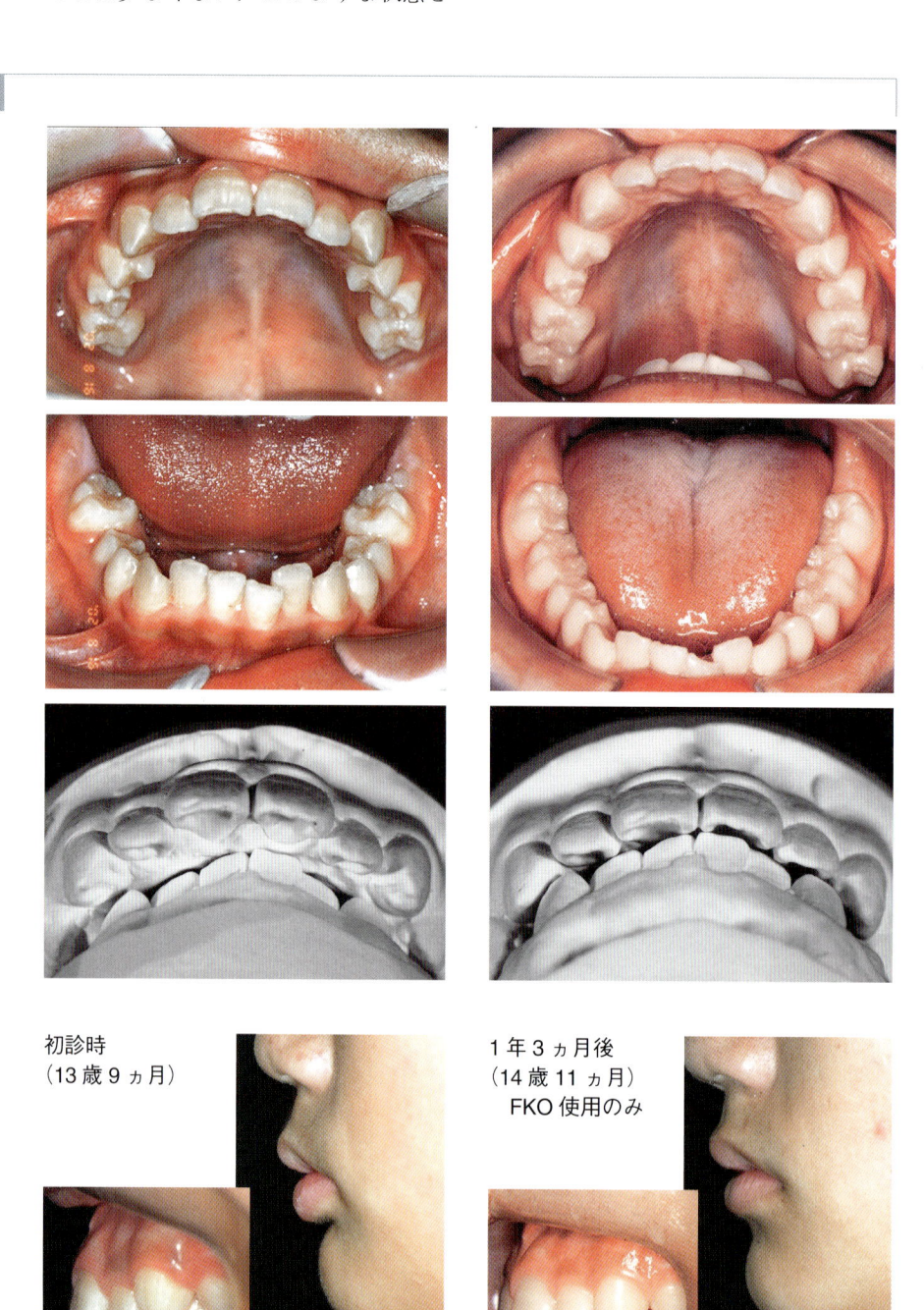

初診時
（13歳9ヵ月）

1年3ヵ月後
（14歳11ヵ月）
FKO使用のみ

態癖──力のコントロール

図 4C-7

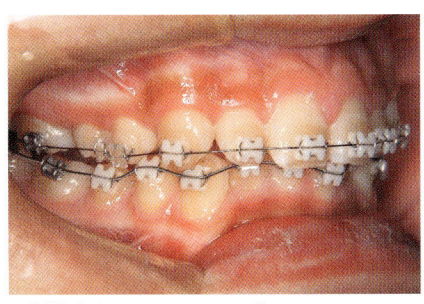

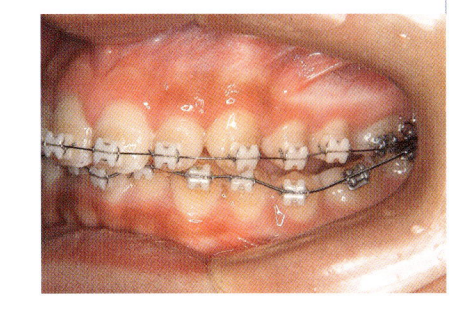

Ⅱ期治療としてレベリング
初診より1年5ヵ月

図 4C-8
15歳8ヵ月

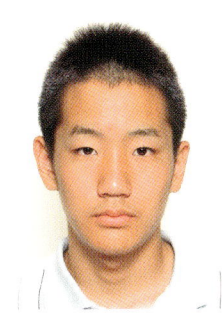

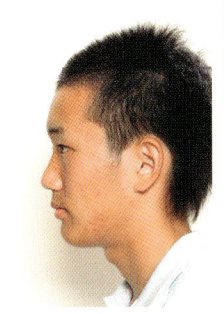

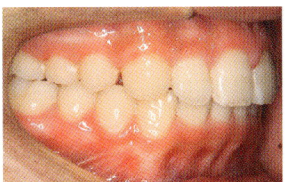

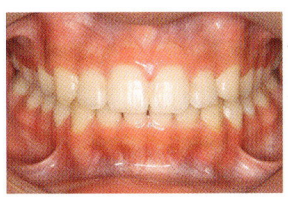

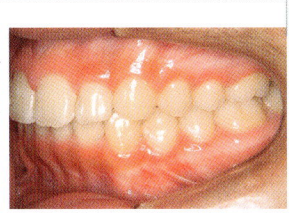

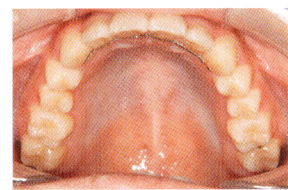

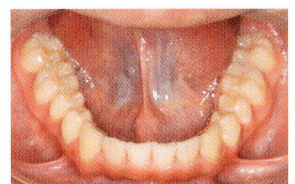

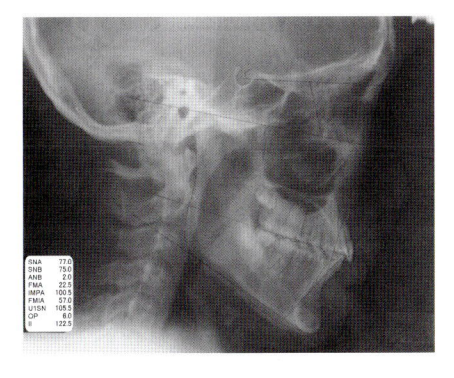

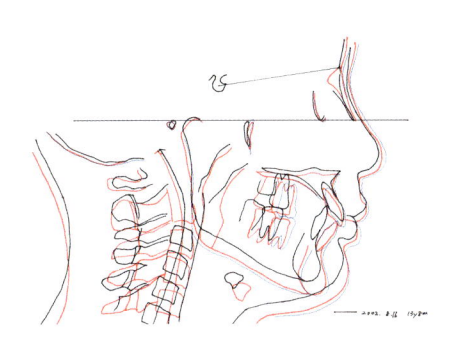

図 4C-9

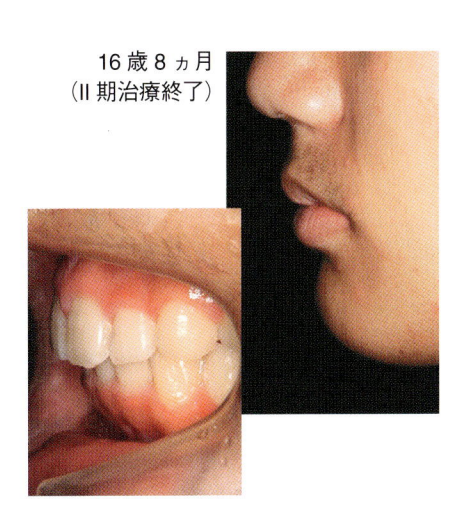

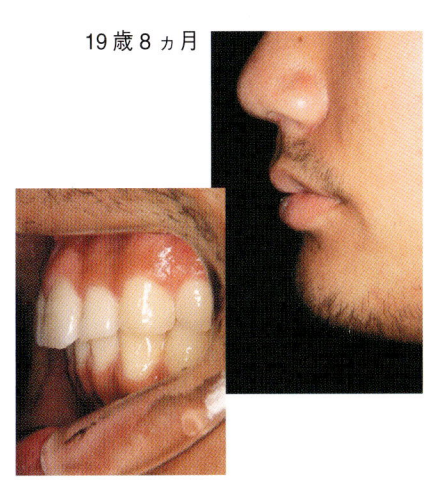

16歳8ヵ月
（Ⅱ期治療終了）

19歳8ヵ月

63

2. 臨床診断における態癖

4）遺伝的個体差と生活習慣による個体差

発達障害のある人の不正咬合が意味するもの

　発達障害のある人の口腔内は，一般的に良好な口腔衛生状態を保ちにくく，不正咬合が顕著である．先天障害もあり，日常の望ましい生活習慣を身につけることが難しいので，口腔内の悪条件は当然のことのように考えられることが多い．しかし，ニフェジピンの副作用による歯肉増殖症が，プラークコントロールによって解消可能であるように，後天的に障害が倍加されている場合には，先天性の障害と，後天的な環境因子による問題を，整理して分けてとらえる必要がある．後天的な病因を排除することができれば，生活の障害はかなりの程度，軽減できるはずである．

　発達障害のある人にとって態癖は，しばしばからだの姿勢の一部になっているので，健常者が態癖をやめるほど容易なことではないが，専門家の支援によって障害のある人のプラークコントロールが可能なように，力のコントロールは障害者の障害の程度を軽減することに大きな役割を果たすであろう．

　発達障害のある人の咬合や歯列弓の乱れが著しい事実は，態癖が，咬合や歯列に及ぼす影響の大きさを図らずも実証している．

21歳　女性　脳性まひ

低位舌で，舌はうすく長い．
頬粘膜の緊張はかなり強く，診察時に，ミラーの首が曲がることもあった．
背骨は大きく曲がり仰向けに寝ることはできない．このため，診療は右半身の下にクッションを敷いて，右側をやや高くした状態で行った．自宅で休む時も同じ姿勢だということだった．

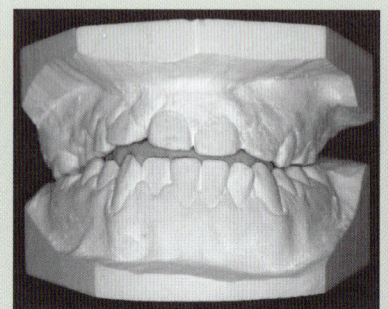

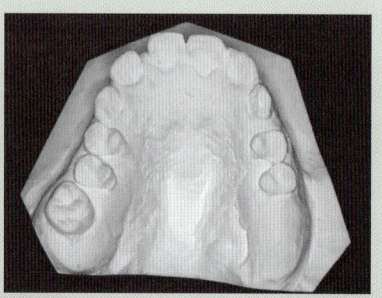

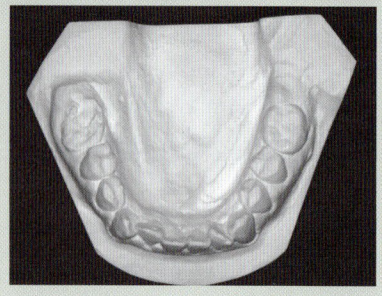

30代　男性　発達障害　てんかん

抗てんかん薬の副作用による歯肉増殖がある．日中，ほぼ常に口唇をタイトに締め，グラインディングおよびクレンチングを極めて頻繁に行う．生活歯の歯冠破折および無髄歯の歯根破折で抜歯となった．

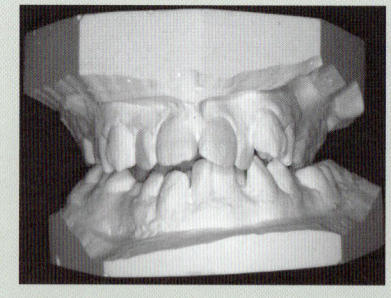

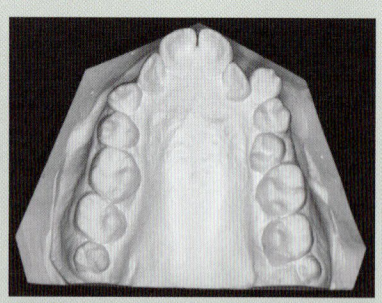

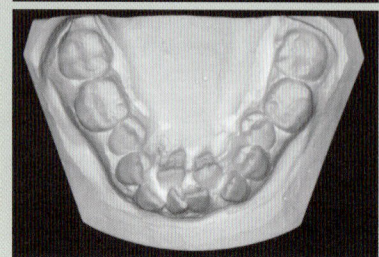

第3章
広義の態癖／狭義の態癖

態癖の見つけ方

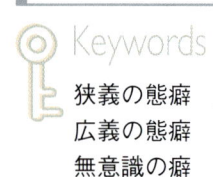

Keywords
狭義の態癖
広義の態癖
無意識の癖

筒井 照子
● つつい てるこ

狭義の態癖／広義の態癖

　口腔に影響を与える態癖を観察していると，口腔外から直接力を加える態癖だけでなく，からだの姿勢が間接的に影響している態癖があることが分かってきた．これは長期間，体をひずませる力が，肩から首の上に影響していると考えられるものである．前者を狭義の態癖，後者を広義の態癖と名づけた．

　狭義の態癖は，中下顔面に直接外から力を加える癖で，睡眠態癖，頬杖などが典型的だが，広義の態癖には，様々な職業癖のほか，肩からたすき掛けに荷物を背負うショルダーバッグ癖等，一見口腔内に影響があることを想像しない態癖がある．このほかの，口唇・舌の癖等，口腔周囲筋のアンバランスな緊張状態が歪みの原因になっていることは，従来からよく知られるところである．注意深く観察すると，無意識にエクボをつくる「エクボ癖」などが，従来気づかれなかったが，大きな影響を与えている例があった．

　広義の態癖は，アーチの変形・歯軸の傾斜・薄い歯肉を伴わずに咬筋の肥大・顔面の非対称・体の歪みがあるときに疑う．これに対して狭義の態癖は，アーチの変形・歯軸の傾斜・薄い歯肉などを診る．

態癖のもうひとつの側面

　しかし，ここで忘れてならないことは，態癖はたんに口腔に悪影響を与えるだけのものではないという態癖のもうひとつの側面である．態癖は，その人が安らかに眠るために見つけ出した姿勢であったり，ある不安を隠すための仕草だったり，幼児期のコンプレックスであったり，他人に指摘されることさえ不愉快な，その人の無意識の行為であることが多い．そのため，態癖を見つけ，指摘する作業は，患者との信頼関係がなければ態癖の改善に結びつかない．しかも顔かたちや口腔内のわずかな変化に気づくのは，その患者との長いつき合いがある場合である．さらに態癖を改善する作業は，患者の生活の無意識の部分をコントロールするために患者を動機づけ，無意識をさらけ出し，コントロールする作業である．そのため，初診・再診の患者に対して「態癖を発見し，力のコントロール」を始めて，成功するということはない．多くの場合，かかりつけの関係になって初めて態癖を発見することができるもので，とくに広義の態癖は長期的なメインテナンスの過程で見出されることが多い．

態癖——力のコントロール

	口腔周囲の癖	狭義の態癖	広義の態癖
	口腔周囲筋の アンバランスな緊張	中下顔面に直接外から 力が加わるもの	長期間，体を歪ませる力が 肩・首の上を歪ませている
態癖の例	①舌癖 ②口唇癖 ③エクボ癖 ④楽器癖（管楽器）	①睡眠態癖 ②頬杖 ③体操座り	①職業癖 ②ショルダー癖 ③趣味癖 ④家事癖 ⑤スポーツ癖 ⑥テレビ癖
見つけ方（特徴）	口腔周囲筋の 緊張および歯軸の傾斜など	アーチの変形 歯軸の傾斜 薄い歯肉を伴う	・咬筋の肥大 ・顔面の非対称 ・体の歪み ・アーチの変形 　歯軸の傾斜 　薄い歯肉を伴わない

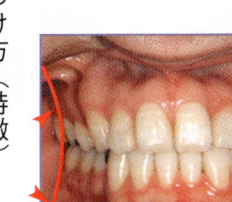

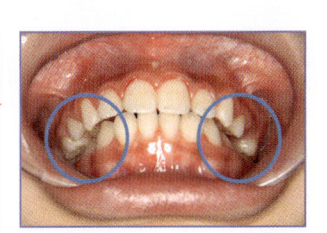

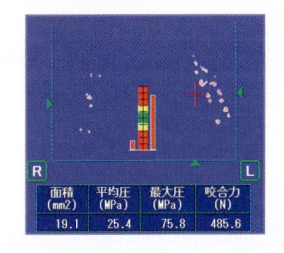

1) 口腔周囲の癖
前歯の傾き，口唇周囲の色と形に表れる

Keywords
- 口唇の巻き込み
- 口唇圧
- 舌癖
- かみしめ

小川 じゅん
●おがわ じゅん

口唇の巻き込みの特徴は前歯が一直線にそろい，歯列がU字形ではなくボックスフォームとなる．

図 1A-1

≪下唇の巻き込み≫
この患者さんはたえず下唇を巻き込んでいた．

≪上下口唇の荒れの差≫
上下唇を比較すると，下唇が荒れている．また口唇の周囲の色も黒ずんでいる．

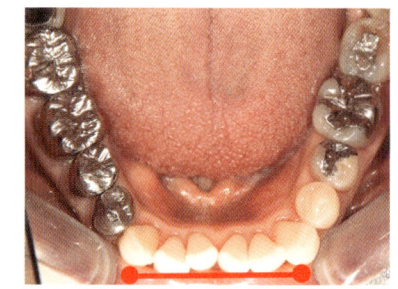

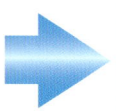

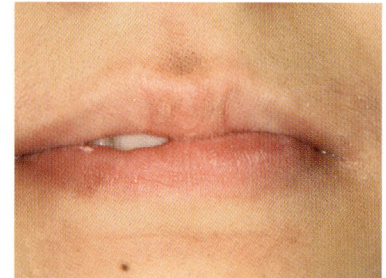

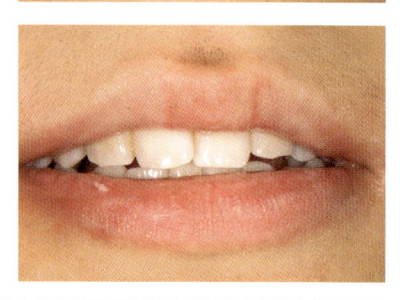

図 1A-2

上下の前歯が一直線にそろっている．この患者さんは問診中も頻繁に上下の口唇を巻き込んでいた．おそらくこの患者さんは口唇がもともと厚く，そのことを気にして口唇が見えないように，無意識に巻き込んでいたようである．このように心理的な影響により態癖を行うことが多い．

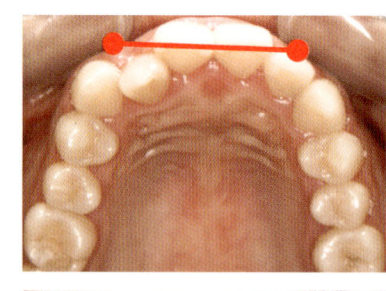

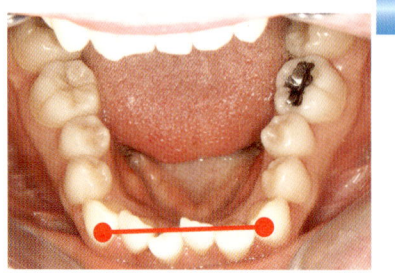

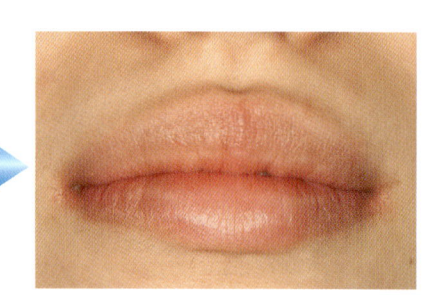

態癖——力のコントロール

図 1A-3

おそらくこの患者さんは睡眠態癖によって臼歯部が内側に倒れ，その影響で前歯が唇側に押し出され，その隙間に唇を挟むようになり，さらに前歯が突出したものと思われる．

上顎前歯の舌側に下唇をたえず挟み込んでいるため，前歯が前突し，下唇に歯型がついている．

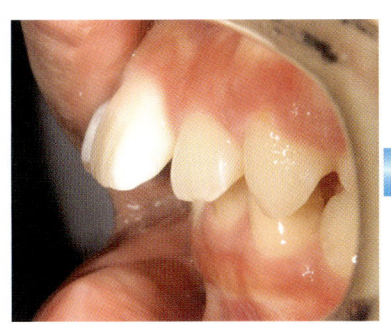

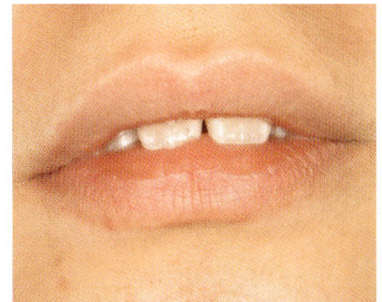

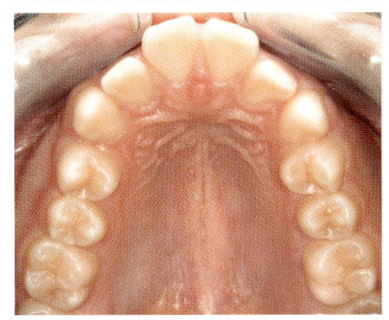

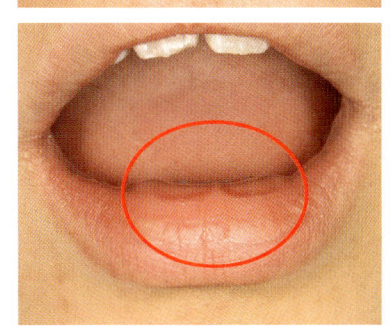

図 1A-4

口唇が薄く力が強いため特に上顎前歯が内側に倒れ，その結果，下顎を後退させてしまった．

このように口唇が薄い人は，口唇の力が強く，前歯を舌側に押しこんでしまう．

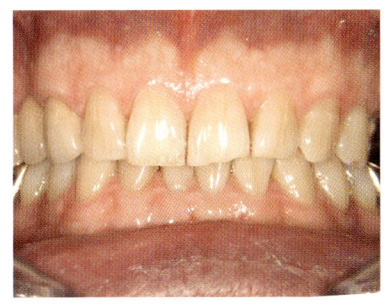

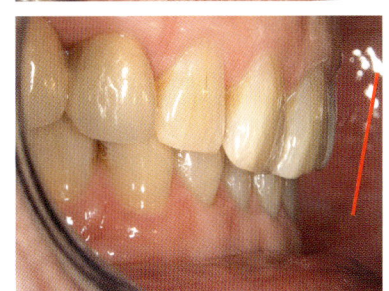

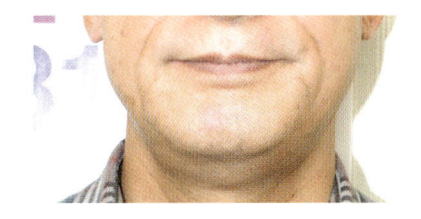

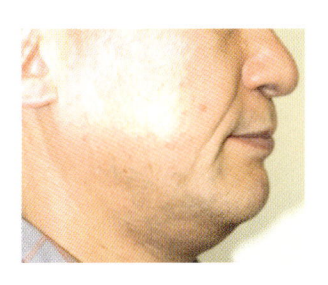

図 1A-5

舌癖は，多くの場合，舌のポジショニングが悪いことと関係し，舌低位，舌突出などにより起こる．大きな舌では，舌の側面に歯の痕が残っている．舌癖をやめるだけで開口が改善することがある．

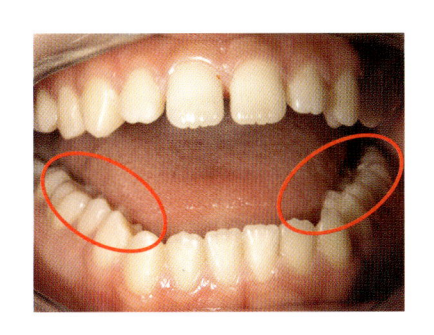

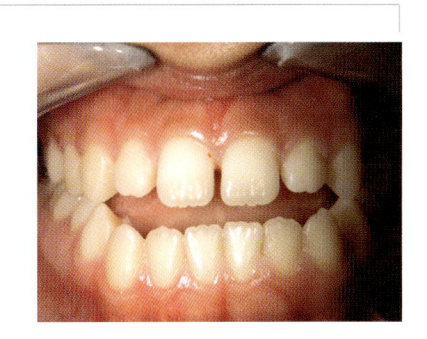

3. 広義の態癖／狭義の態癖

1）口腔周囲の癖

図 1A-6

この方は閉口するとオトガイに梅干し状のしわがたえず出る．これは口唇に強い力を入れ上顎前歯を締めつけているためにできるしわである．その結果，上顎前歯は口蓋側に倒れる．口唇圧を計測してみると1,200gあった（通常600〜800g）．

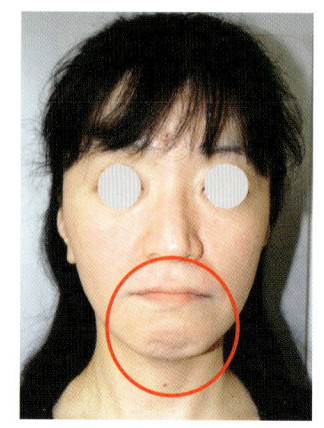

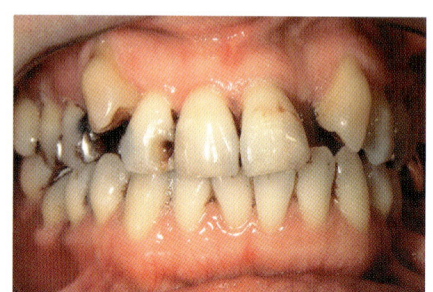

図 1A-7
口腔内に歯の跡がつくケース

矢印の先のように頬，口唇，舌に歯の跡が付いている場合，かみしめていることが疑われる．かみしめたまま唾液を嚥下すると，口腔内が引圧に引かれ歯の痕が残る．このような方にかみしめに関するの問診をすると，ほとんどの場合自覚があり認めることが多い．顔貌を見ると，咬筋が肥大しているので，顔貌からかみしめていることが想像される．

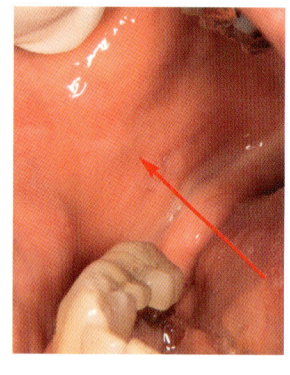

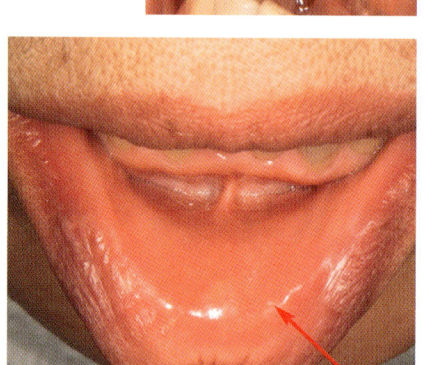

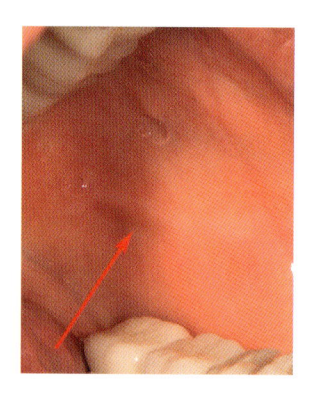

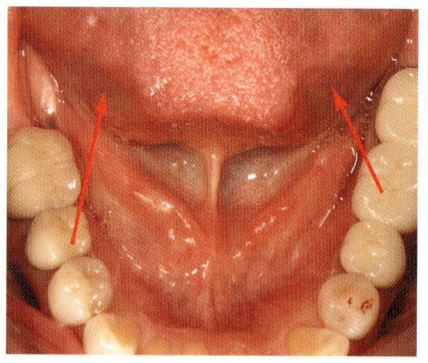

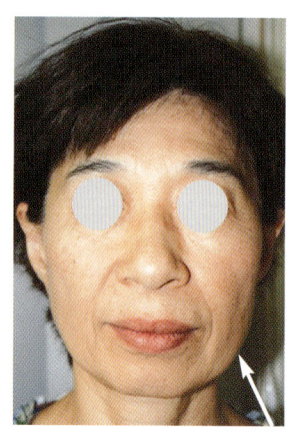

2) 狭義の態癖
態癖の圧力と歯列の特徴は一致する

Keywords
- 態癖の気づき
- うつ伏せ寝
- 頬杖
- V字型歯列
- 歯肉の厚み

　態癖指導に際して、まず患者にどのような態癖があるかを知らなければならない．患者が、何らかの癖を問題のある態癖であると意識していることは少ないので、問診から態癖を知ることは多くを期待できない．むしろ態癖についての患者の気づきを得るうえで、態癖を患者自身に発見してもらうことが望ましい．患者自身に態癖を発見してもらうために、診査する者は気づきのヒントを患者に提供すべきである．そのヒントは、多くの場合、歯列弓の形態に隠されている．歯列のかたち、歯軸の傾斜などから、患者が日常どのような態癖を行っているか、予想することができる．この予想から、患者さんの気づきを引き出すことできれば、患者さんの信頼が得られ、スムーズに指導が進められる．

　とくに頬杖は、比較的、癖の自覚があるので、実際にどのような頬杖を行っているのか患者さんにその場で、いつもの頬杖の姿勢を演じてもらう．その頬杖の当たり方と歯列の特徴が一致することを患者さんに示すと、問題の気づきが得られやすい．患者さん自身が気づきを得ることが、行動変容のもっとも重要な一歩になる．

図 2A-1
横向き寝の特徴は、枕の当たり方にもよるが、多くは犬歯から第一大臼歯にかけて一直線に中に入り、第二大臼歯は外からの力を受けにくいので頬側に残る．

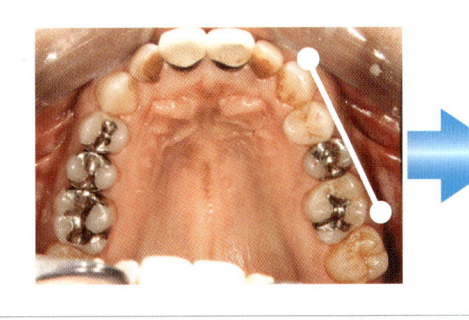

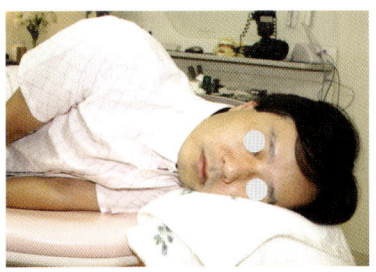

図 2A-2
枕の当たり方によって異なるが傾向として、うつ伏せ寝は横向き寝よりも前方歯すなわち中・側切歯から小臼歯にかけて一直線に入る．うつ伏せ寝は、この写真のように、ついうとうと寝てしまうことが癖になっていることが多い．意図した習慣ではないが、診査するものが上手にヒントを与えると心当たりに気づくということが多い．

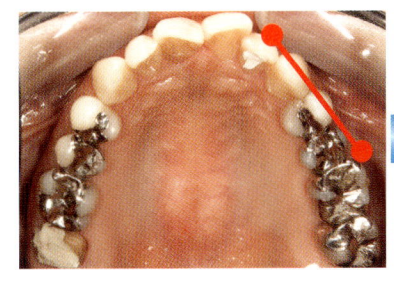

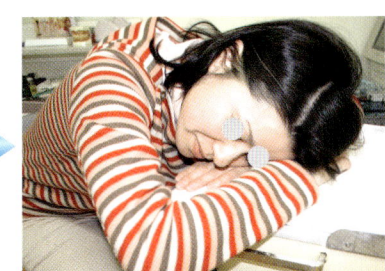

3. 広義の態癖／狭義の態癖

2) 狭義の態癖

図 2A-3
頰杖の特徴は横寝のように歯が一直線にそろうのではなく、第一小臼歯から第一大臼歯にかけて V 字型に陥凹することが多い．頰杖は，比較的，癖の自覚があるので，実際にどのような頰杖を行っているのか患者さんにやってもらう．そしてその頰杖と上下の歯列の特徴が一致することを患者さんに示すと，問題の気づきが得られやすい．

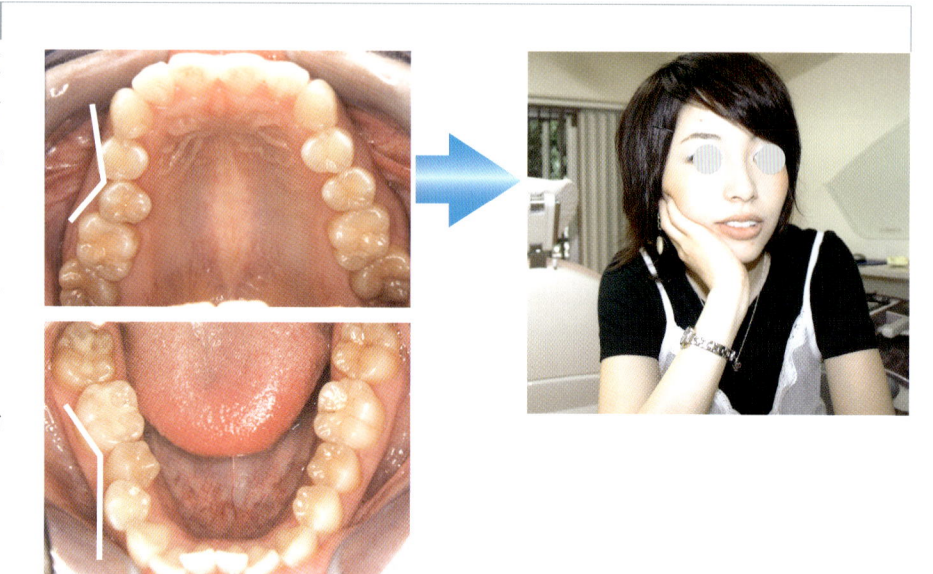

図 2A-4
歯肉の厚さを観察する．歯肉が左右を比較して相対的に薄い側は，口腔外から何らかの力を加える態癖が疑われる．咬合面からみたアーチのかたちから，両側共に口腔外からの圧力が推測されるので，左側は，かつての態癖の影響が残っているものと考えられる．

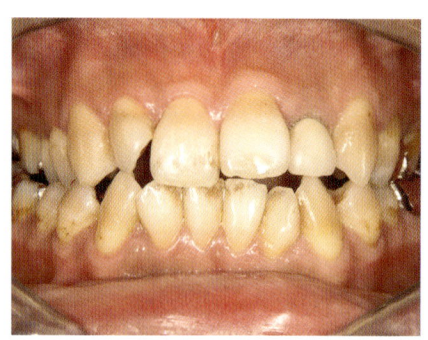

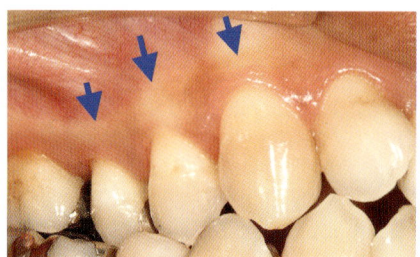

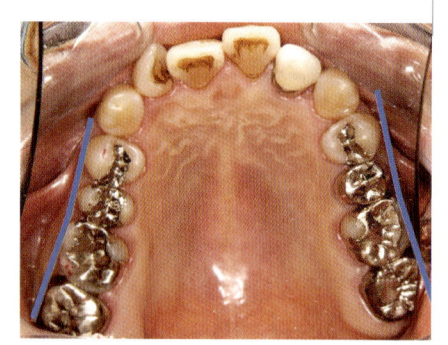

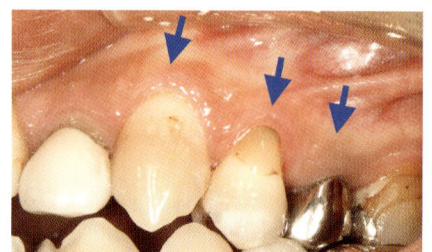

現在態癖を行っている側　　　現在は態癖を行っていない側

態癖——力のコントロール

態癖のサイン（船木大悟）

　本来の歯列と歯軸をイメージして，それと現在の歯軸の傾斜と較べると，態癖によって加わる力が見えてきます．頬杖や睡眠姿勢は，それをそっくり写し撮ったように歯軸の傾斜や歯列弓のかたちに表れます．

態癖のサイン

歯軸傾斜
歯肉ラインの不整・歯肉退縮
薄い歯肉・歯槽骨
歯列変形（V字歯列・Box歯列・非対称・狭窄等）
咬合平面の非対称
後方の干渉による前歯部の咬耗
顔貌の非対称
被蓋関係の異常（前突・反対咬合・開口等）
下顎偏位
腫脹した口唇・圧痕のある頬粘膜
舌低位による上顎の発育不全
気道の狭窄・鼻炎・口呼吸
歯-歯周組織の崩壊・咬合崩壊
側頭骨・顎骨等の変形
顎関節症状
全身のねじれ・頭の傾き
クレンチング（きゅうくつな咬合）
補綴物の破損・義歯による潰瘍

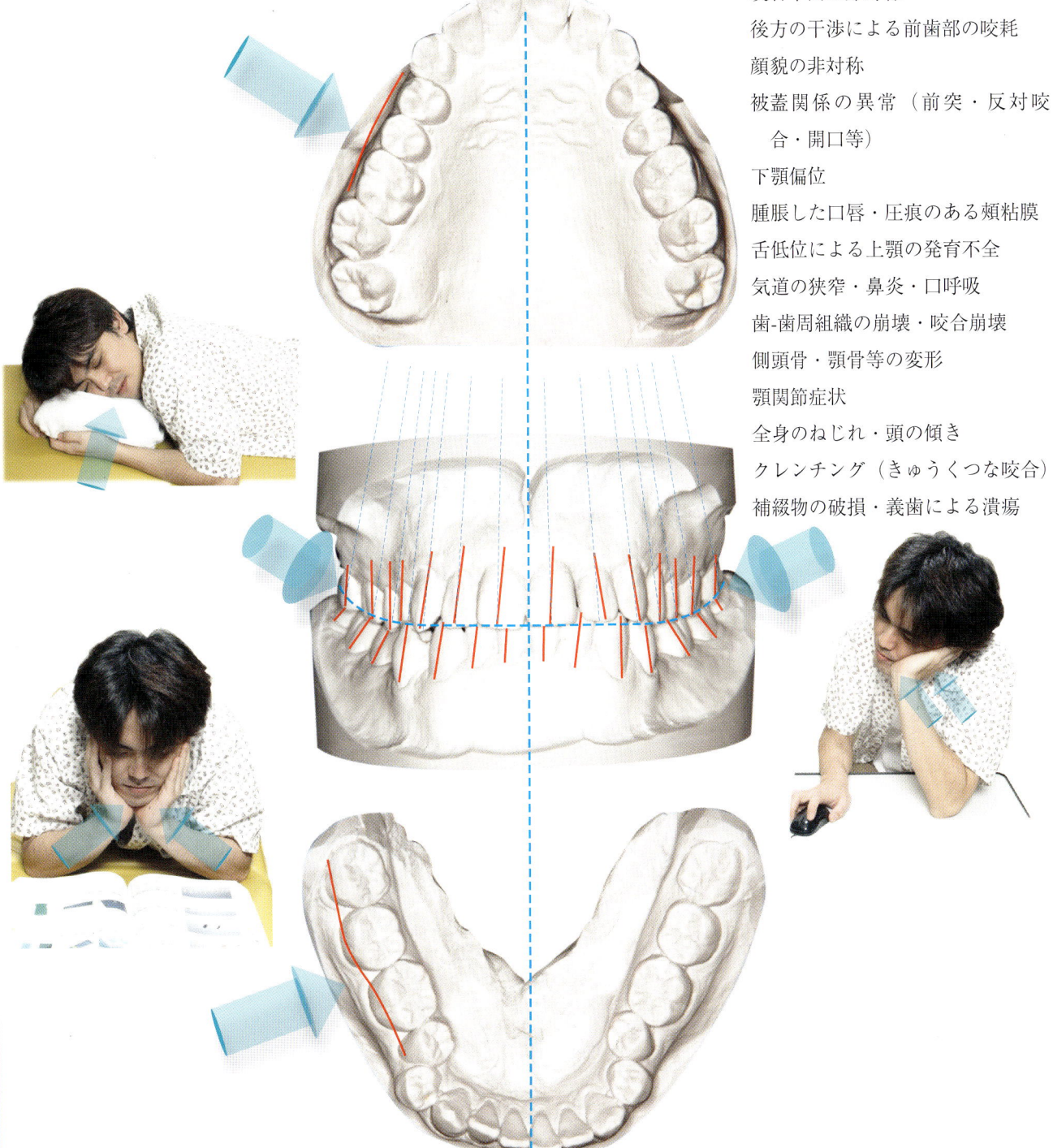

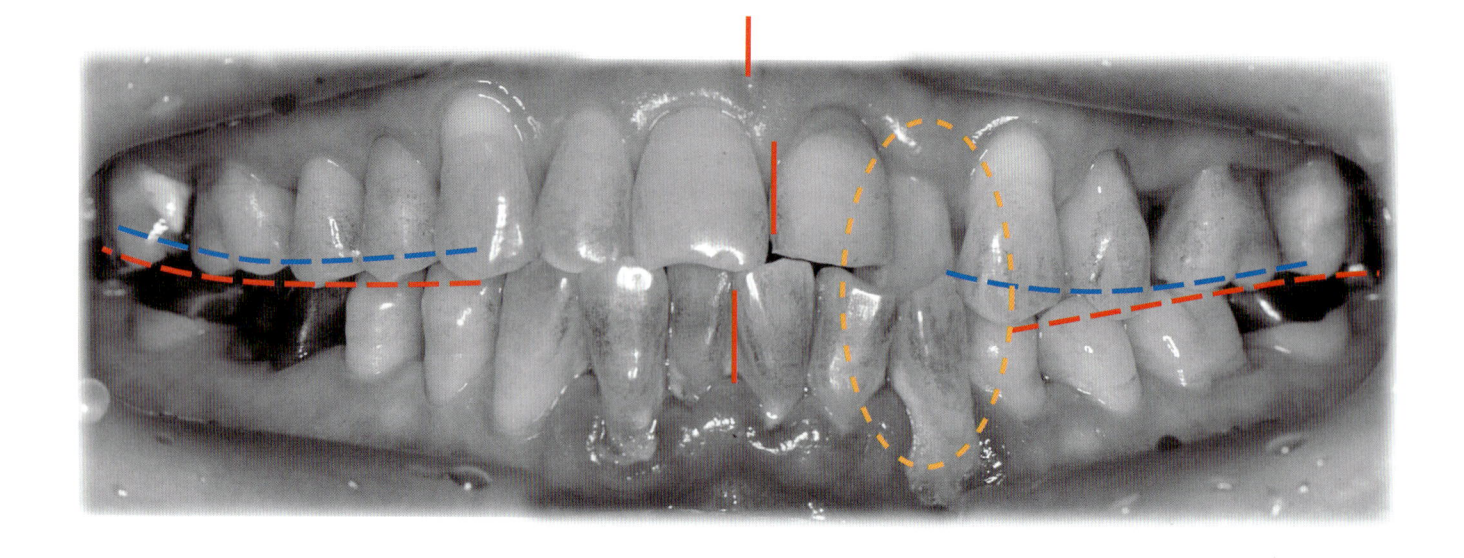

2）狭義の態癖

【症例】
きゅうくつな咬合を，態癖から解く

平野 健一郎
●ひらの けんいちろう

Keywords
きゅうくつな咬合
スピー彎曲
機能咬頭のはまり込み
食いしばり

スピー彎曲は生理的な咀嚼運動にとって合目的的なものであろうと考えられるが，強すぎるスピーの彎曲は下顎後退および咬合高径低下に適応して歯の圧下や舌側傾斜が生じた結果だと考えられる．従って片側にみられる強いスピー彎曲は同側への下顎の後退，偏位を示唆している．

3A-1

（1）強いスピー彎曲が意味すること
下顎の偏位，片側低位が生じている場合，偏位・低位側に強いスピー彎曲が観察されることが多い．
これには次のような原因が考えられる．
①態癖などの原因による外からの力によるもの
②関節空隙の減少（パラファンクションなどによる）による片側の咬合高径低下への適応

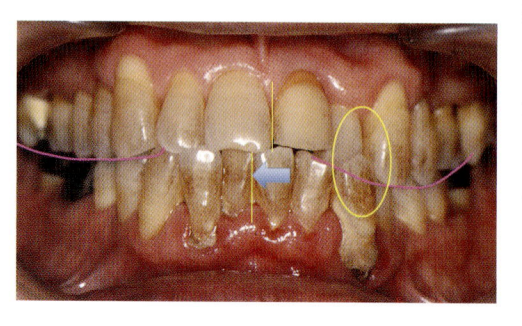

さらに，片側に強いスピー彎曲がみられる場合，同部を咀嚼側としていることが多い．

（2）|2，|3 の反対咬合が意味するもの
習慣的な左頬杖による口腔外圧によって上下側方歯群の舌側傾斜がもたらされたものと考えられるが，舌側傾斜によってディスクレパンシーが生じ，歯根形態および断面積の小さい前歯部で叢生が発現または増悪したものと考えられる．
このような片側的な前歯部の叢生・クリップバイトが観察される場合，しばしば同側に下顎偏位・低位がみられる．

態癖──力のコントロール

3A-2

小帯の位置と 1|1 正中のズレは，④を原因としたものであって，⑤の所見と一致する

① |2 舌側転位

|3—7 アーチの直線化によって生じたスペース不足が，歯根面積の小さい前歯部の病的歯牙移動をもたらした．

②左側アーチの直線化

長期間にわたって事務作業時に，頰杖をしてきたことを自覚している．

③右側アーチの直線化

外からの圧力（右下寝）によるものと推測される．

④異所萌出

乳歯の早期喪失などにより永久歯の萌出位置が偏位することがある．このような理由による左側中切歯の異所萌出が，左側のアーチの発育不全や，機能障害の誘因になったと考えられる．

⑤口蓋正中縫合の曲がり

左側中切歯の異所萌出による左側の発育不全を表すものと思われる．

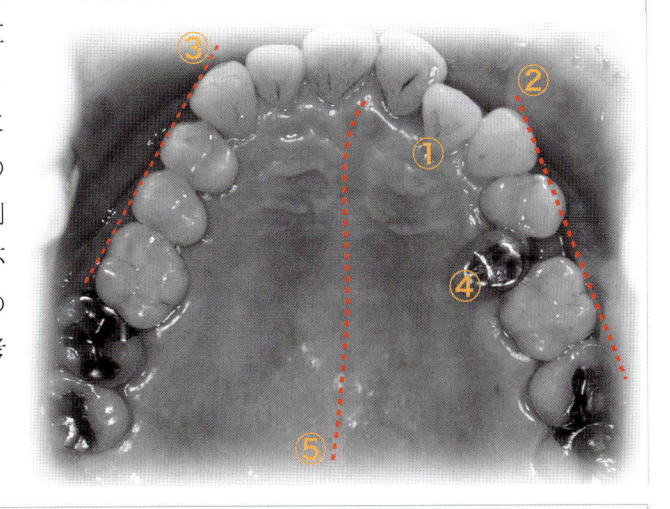

3A-3

①はまり込み

|7 口蓋咬頭の突出した形態に合わせて，それに嵌合させることを意図してメタルクラウンが作製されている．下顎の機能運動を重視するならば，口蓋側咬頭を立ち上げない歯冠形態に修正すべきだった．

②，③歯列弓の直線化と舌側傾斜

上顎と同じ理由で歯列弓の直線化が生じているものと考えられる．

④前歯部の叢生

歯列弓の直線化と舌側傾斜によってディスクレパンシーが生ずるが，その影響は前歯部に集中する．唇側転位した|3 は，歯槽堤の外側に位置することになり，加えて反対咬合になったため，咬合性外傷を受けて，重篤な歯周組織破壊がもたらされた．

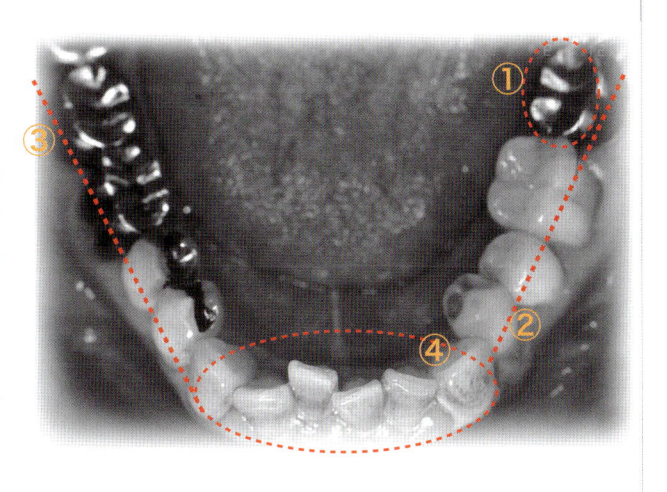

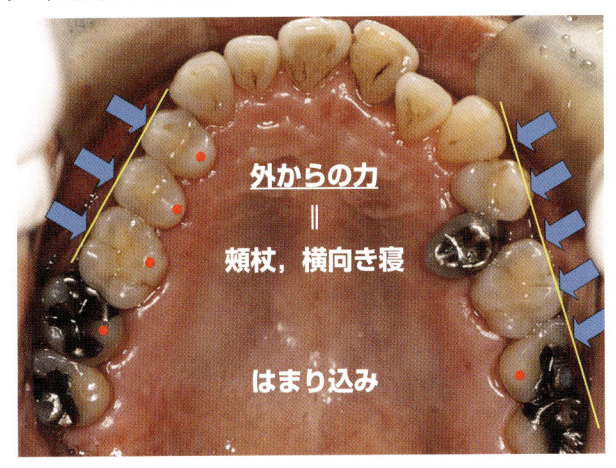

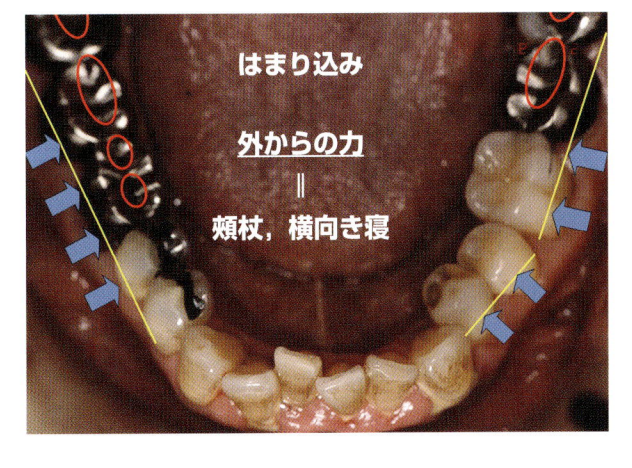

外からの力 = 頰杖，横向き寝
はまり込み

はまり込み
外からの力 = 頰杖，横向き寝

3. 広義の態癖／狭義の態癖

2）狭義の態癖

3A-4
顔貌から推測される下顎の左偏位・低位

①緊張感の強い顔貌
　習慣的な食いしばり（クレンチング）を想像させる
　・への字型の口唇
　・オトガイ部の緊張

②外眼角の位置の左右差
　右の外眼角に比べて左の外眼角が上がっている

③口角の位置の左右差
　左右の口角を結ぶと左上がり

④咬筋の大きさの左右差
　・左の咬筋の発達は左側片側咀嚼と左側での食いしばりを推測させる
　この所見は $\frac{|78}{78}$ のはまり込みとつながると思われる．

⑤鼻唇溝の深さの左右差
　左の鼻唇溝が深い

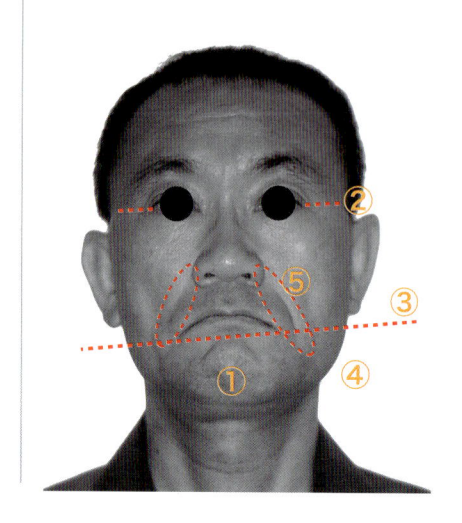

2A-5
本症例では顎関節症の3徴候は認められなかったが，包括的な観点からMRIによる確定診断を行ったところ，左側の顎関節症（IIIb）であった．このように無症状であっても顎関節に病態を抱えている症例は少なくない．

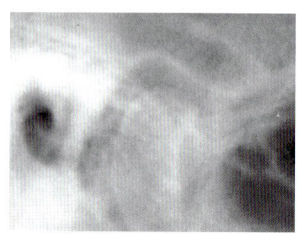

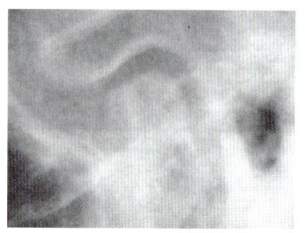

シュラー氏法規格X線写真により，右側顎関節は正常像を示すが，左側は下顎頭の前上部および後方に平坦化を認める．

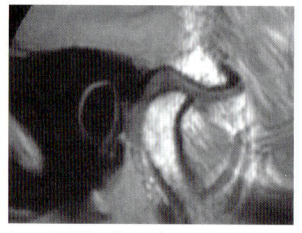

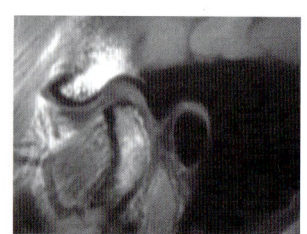

MRI画像（ICP）によると，右側には異常所見はないが左側では顎頭の後退がみられ関節円板が前方転位している．シュラー氏法X線写真における所見と一致する．

3A-6

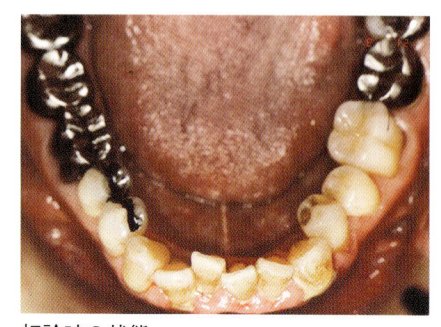

初診時の状態

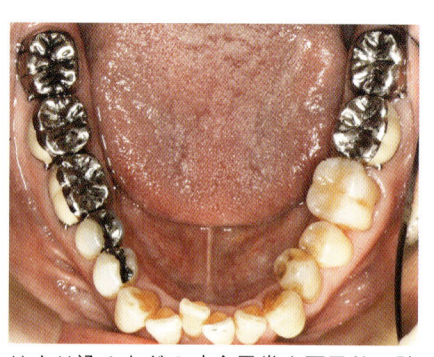

はまり込みなどの咬合異常を可及的に除き，楽に噛める形態の歯冠形態に改めた．これによって食いしばりがなくなった．頬杖を止め，右前への偏位修正を促す目的で，しばらくの間，右噛みをするように指示した．それらの結果が咬合力（オクルーザー），術後の顔貌に改善傾向として認められる．$\overline{87|678}$ は金属（パラジウム合金）によるプロビジョナルクラウン．

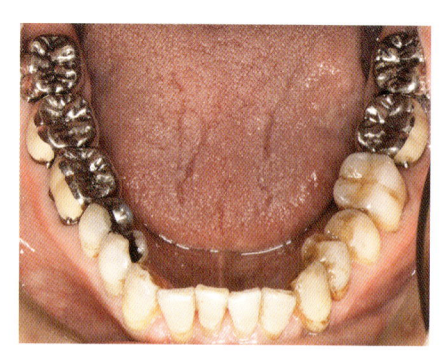

アライナーによる歯牙移動
態癖指導とともに適宜咬合調整を行ないながら，下顎偏位の修正を促している．

態癖——力のコントロール

3A-7
併行して炎症のコントロールを行った．

保存不能と判断し，可及的に自然挺出させた後に抜歯した．

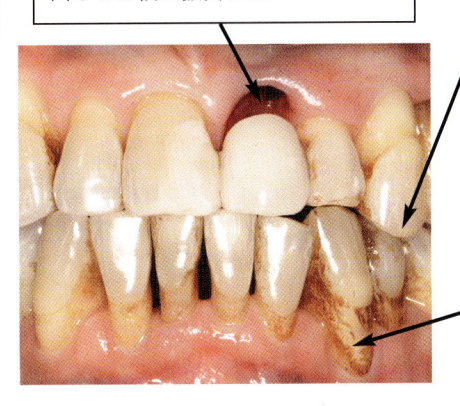

挺出しており，クレンチングの要因になるとも思われたので，歯冠長を短く，リシェイピングした．

炎症の消退により切歯部歯肉は退縮したが，外傷によって退縮が助長されていた犬歯部は改善した．

3A-8
①改善されている点　　　　　　望ましい値
・面積（mm²）　　 25.8 → 22.8　（10〜20）
・平均値（MPa）　 41.9 → 33.8　（40以下）
・咬合力（N）　 1082.5 → 771.1　（体重の10倍　1000N以下）
・咬合重心（黄矢印）中央寄りに変化している
②6̄7̄|の著しいはまり込みに相当する箇所に広い面積で，かつ強い力が発現しており，この部位で強力に食いしばっていることが推測される．
③|6̄7̄ リシェーピングと 6̄7̄| メタルプロビジョナルクラウンによってはまり込みを解消した．
④下顎の右側への偏位修正によって主にA点接触の状態を示している．

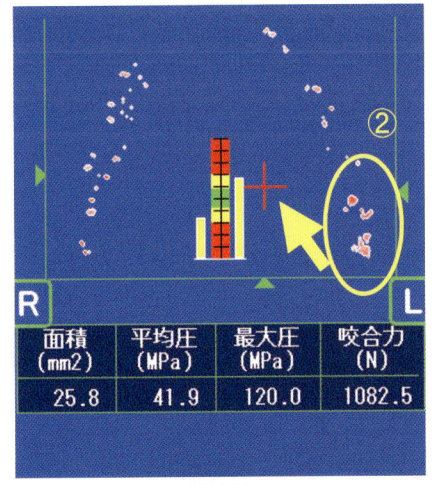

面積(mm2)	平均圧(MPa)	最大圧(MPa)	咬合力(N)
25.8	41.9	120.0	1082.5

初診時

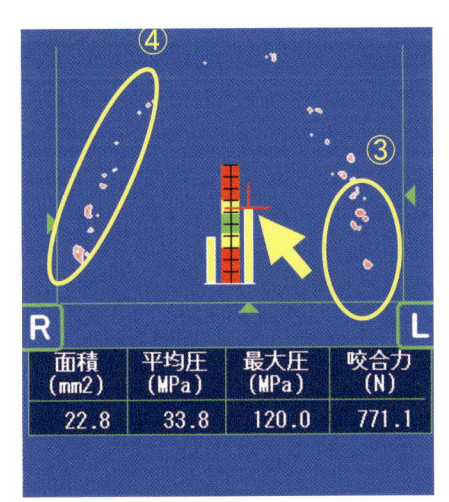

面積(mm2)	平均圧(MPa)	最大圧(MPa)	咬合力(N)
22.8	33.8	120.0	771.1

経過

3A-9
左咬筋の肥大は残っているものの緊張感からの解放がうかがわれる．

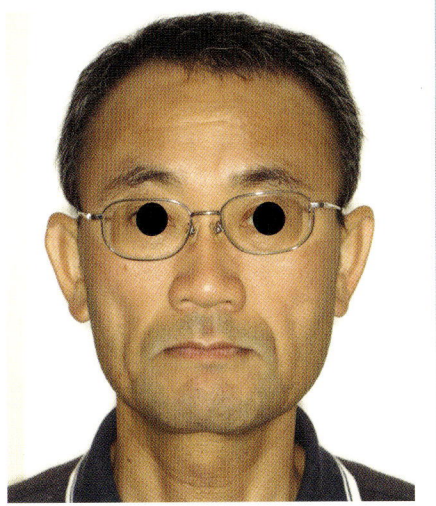

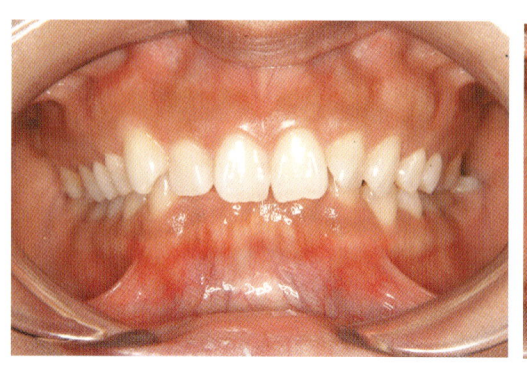

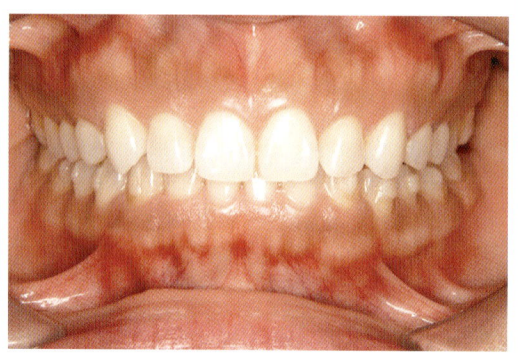

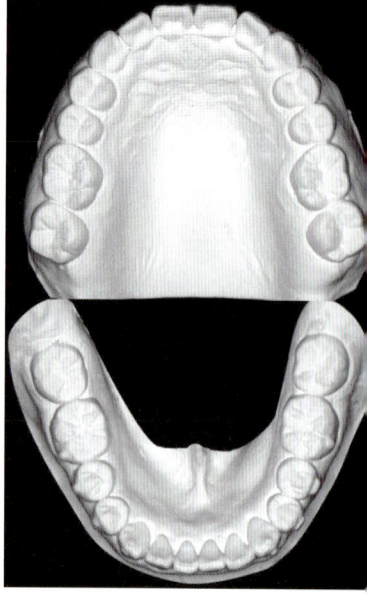

2) 狭義の態癖

【症例】
下顎後退と顕著な過蓋咬合を，態癖から解く

いわゆるⅡ級2類の症例は，誤って難症例とされることが多いが，下顎を復位させることによって，大規模な治療介入なしに顕著な咬合の改善が得られるので，臨床医にとってはとても楽な症例である．下顎を復位させるだけで，正常咬合となり，気道容積が拡大するため元気になり，審美的にも改善する．過蓋咬合の原因の診断なしに，後退した下顎の位置をそのままに，大規模で困難な矯正，補綴的介入をするとすれば，それは明らかに誤診・医療過誤である．

Keywords
- Ⅱ級2類
- 下顎後退
- 過蓋咬合
- 下顎の復位

筒井 照子
●つつい てるこ

3B-1
初診時．下顎が後退しており，Ⅱ級タイプ

（患者さん本人の了解を得て目を隠さず顔写真を用います．）

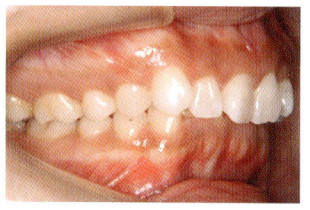

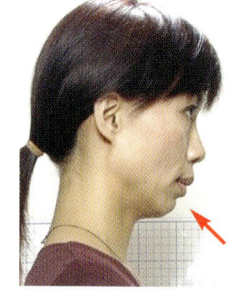

3B-2
態癖（睡眠態癖 sleeping posture・頬杖 learning habit）．この生活習慣のとおりに，下顎が後退し，上下の歯列は変形している．左から頬杖で左側のアーチは，上下顎ともに陥凹し，右側は睡眠態癖のためにフラット（直線的）になっている．うつ伏せの姿勢で下顎を枕に載せて本を読む習慣もあり，下顎を後退させ顎関節を傷めている．左右からの力で|2はアーチから押し出されている．

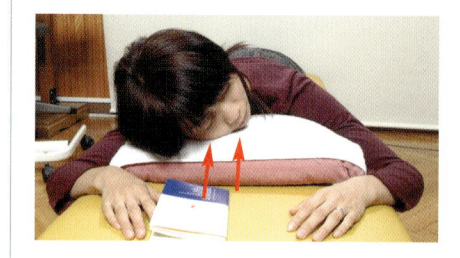

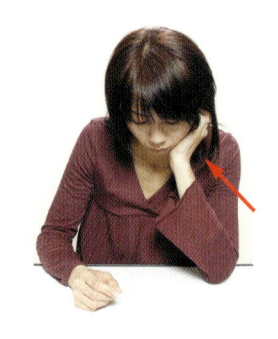

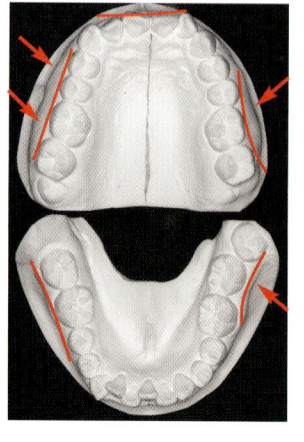

態癖——力のコントロール

3B-3
下顎は後方に押し込まれていると考えられる．

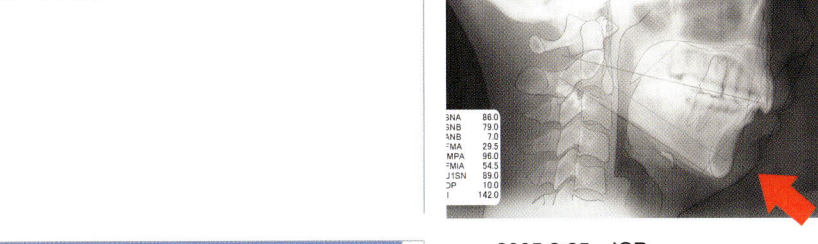

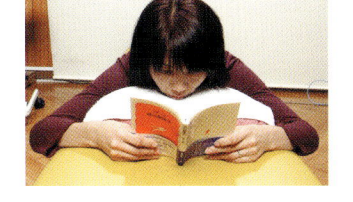

2005.3.25　ICP　　　2005.4.27　　　2007.7.31

3B-4
初診時（左）．左の咬筋が肥大しており，左のクレンチングを疑う．左口角が上がり，鼻唇溝も左が深く，左の顎間距離が短いことが疑われる．上目遣いをしており，下顎が後退している．下顎は右に偏位しているように見える．

顔面写真の経過
下顎面が長くなり，上目遣いがなくなった．顔面の歪み，咬筋の肥大も軽減されている．

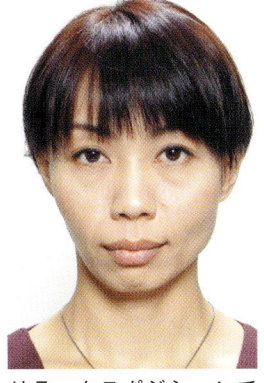

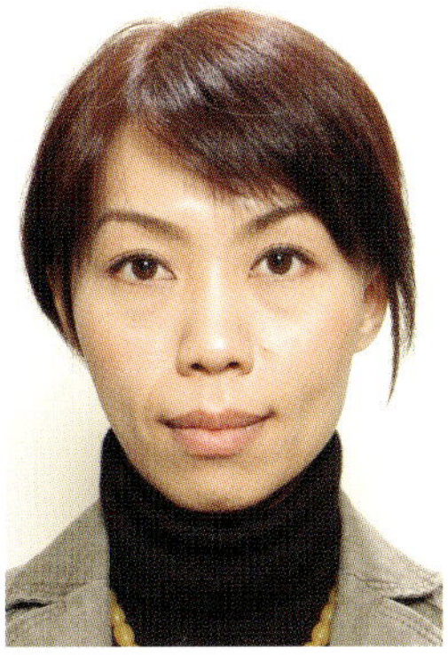

リラックスポジションで顎位が保持できるようフラップをつけた．リラックスポジショニング・スプリントを装着した．

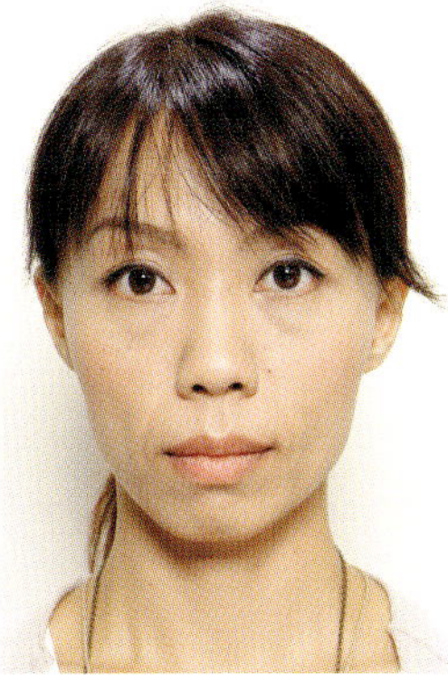

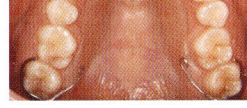

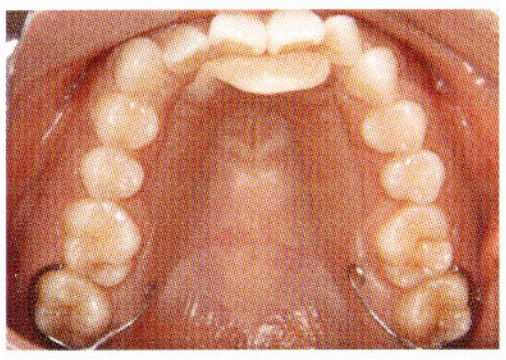

リラックスポジショニング・スプリント

3B-5
（左図）被蓋が深く，UISN89.0°でⅡ級2類タイプ．左右臼歯が舌側に傾いているが，左側の方がひどく顔面の左側の咬筋の肥大と符号する．左右ともに態癖を疑うが，左の方が強いであろう．

（右図）リラックスポジショニング・スプリントで下顎位が前方に出てきたのを確認したが，咬合が落ち着かないので，アライナー（インビザライン）を装着した．
目的は，上顎前歯の圧下，唇側傾斜，叢生の解消，臼歯部を拡大してアーチを整える．咬合が挙上され，前歯の圧下，叢生の解消，臼歯の歯軸など顕著な改善が得られた．

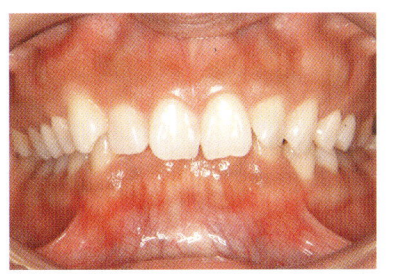

2005.3.25　ICP 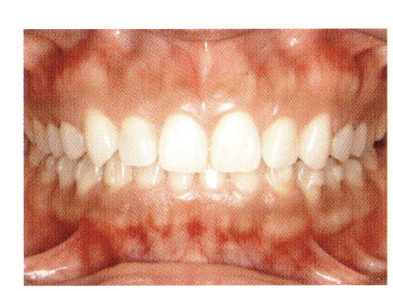　　　　　　2007.9.14　ICP

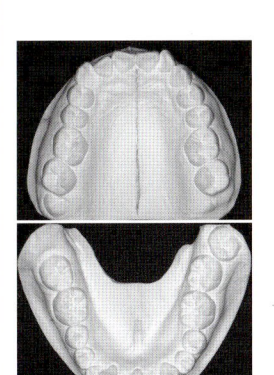

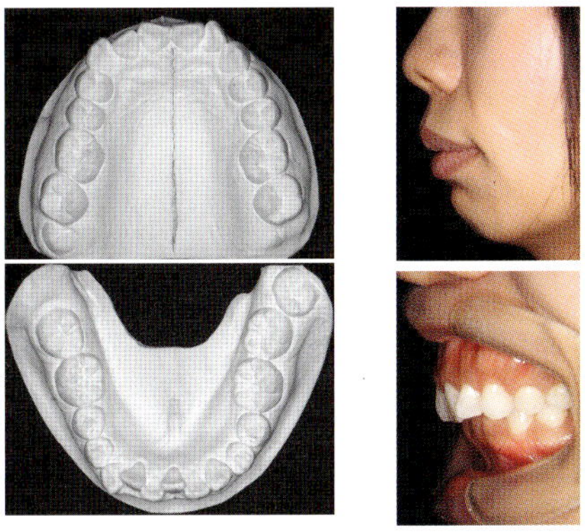

2005.3.25　初診 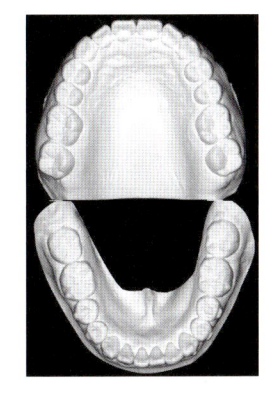　　　　　　2007.09.14

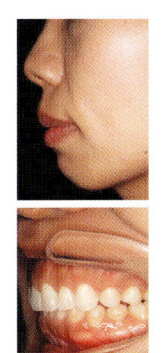

79

3. 広義の態癖／狭義の態癖

2）狭義の態癖

3B-6
臼歯が整直し，歯槽白線が明瞭化している．
インビザライン®にて整直したが，態癖をやめること，下顎位を患者さんに感覚的に覚えてもらって，リラックスポジションを維持することが前提である．

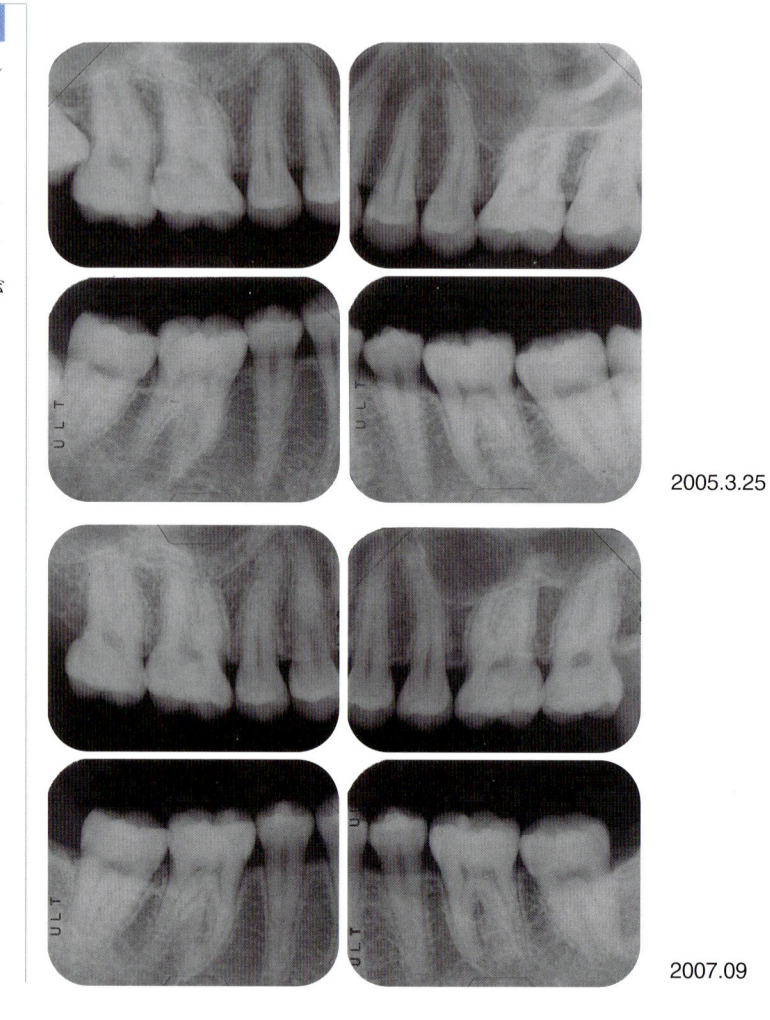

2005.3.25

2007.09

3B-7
セファロトレース（頸椎重ね合わせ）（治療前2005年3月25日，治療中2005年5月9日）
第6頸椎を基準として重ね合わせると，首が起き上がっているのがわかる．

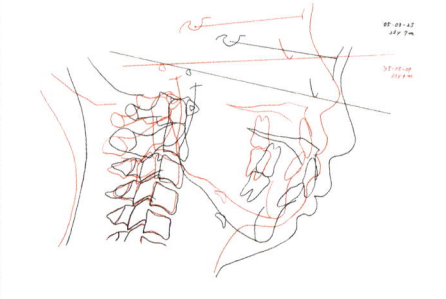

頸椎重ね合わせ

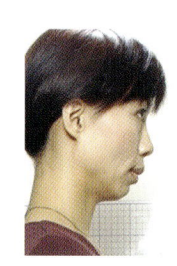

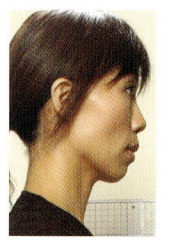

3B-8
下顎が後方に押し込まれているときの手の前後的な位置・背中・顔の傾斜など生体の反応を見てほしい．初診の姿勢を意図的にしていたら全身の筋肉はすぐ疲れてしまう．

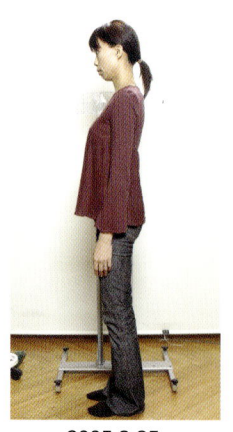

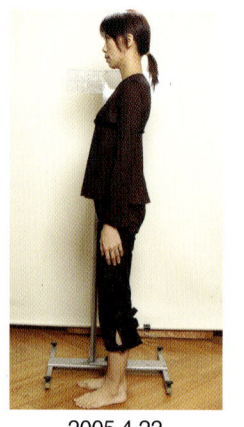

2005.3.25　　2005.4.22　　2006.9.8
　　　　　　リラックスポジション（RP）

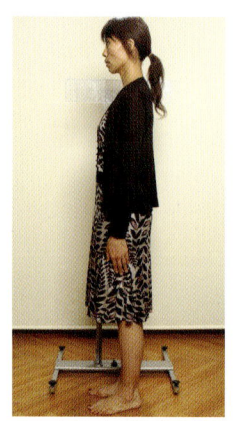

態癖――力のコントロール

3B-9
重心動揺計（グラビコーダー）による診査結果でも顕著な改善が得られた．

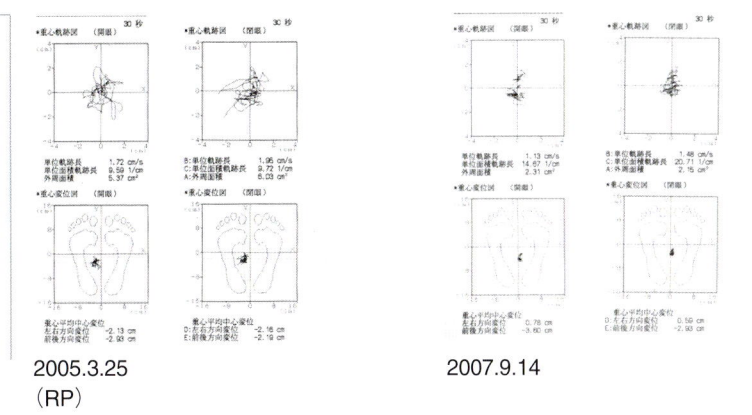

2005.3.25（RP）　　　2007.9.14

3B-10
右側はクリック音，左側はクレピテーションがある．左右ともに後方に押し込めらていた顆頭がいったん前方に出て，セットバックしている．右側の骨棘が少し丸くなっている．

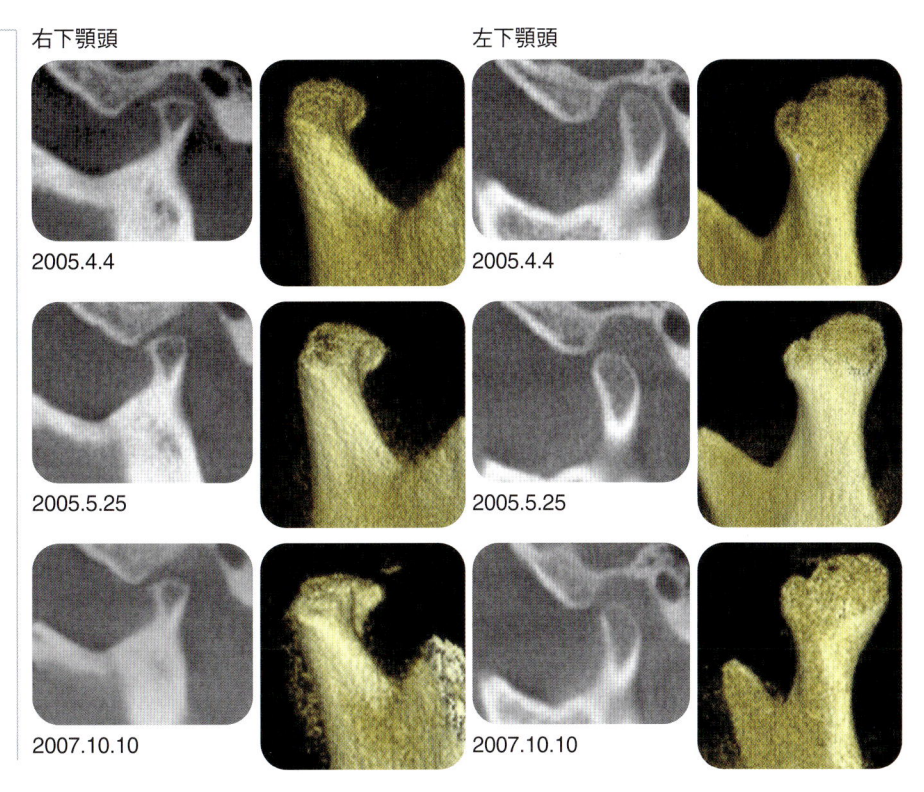

右下顎頭　　　左下顎頭

2005.4.4　　　2005.4.4

2005.5.25　　　2005.5.25

2007.10.10　　　2007.10.10

3B-11
治療前（2005年4月）と2年6ヵ月後の頭部CT画像（マーキュレイ）の比較
上段：MPR image
下段：Volume Rendering
初診時頸椎が偏位していたが，頭蓋に対してほぼ中央に戻るとともに気道も大きくなっている．

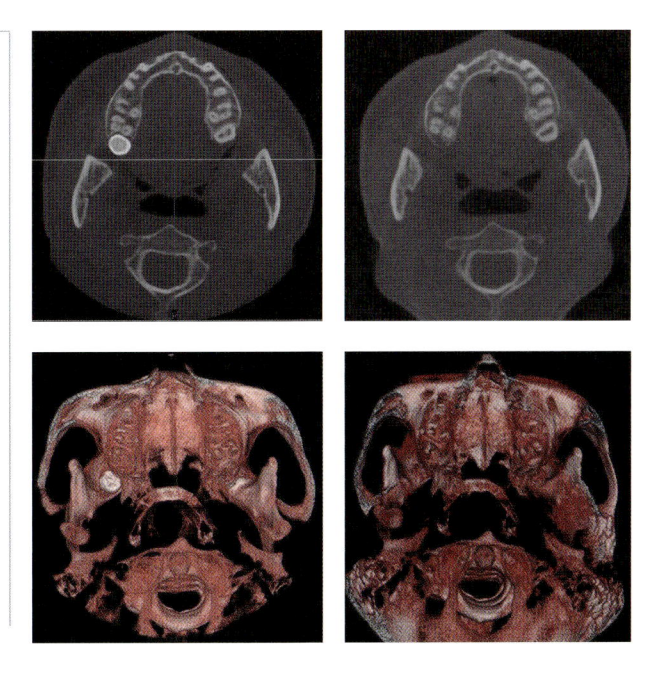

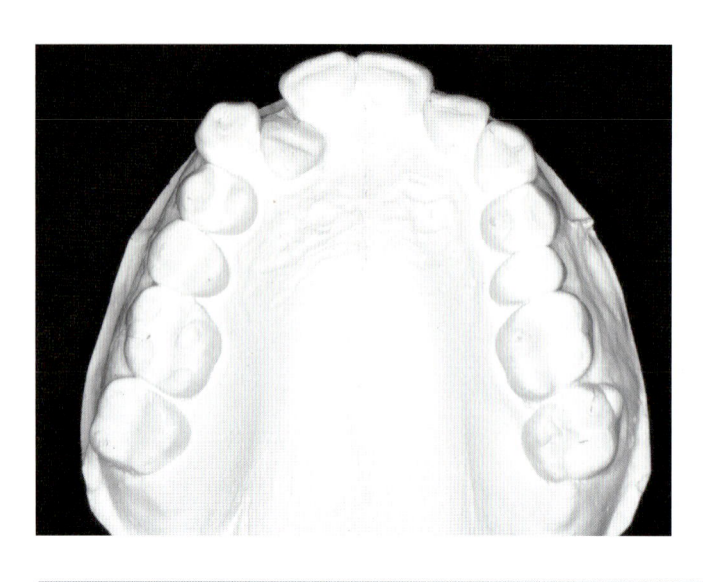

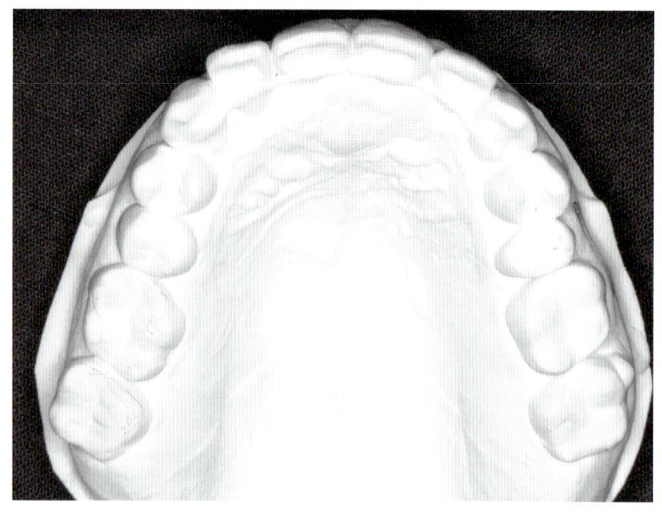

2）狭義の態癖

【症例】
態癖とそっくりの形態，狭義の態癖＋広義の態癖

Keywords
インレー脱離
頬杖
歯軸傾斜

筒井 照子
●つつい てるこ

3C-1

初　診：2007年7月
主　訴：5̅インレー脱離
現　症：関節雑音（左），左耳の下の痛み
　　　　2̲｜舌側転位，2/32｜2/2　56/6 クロスバイト，左側咬筋肥大，左側上顎臼歯の舌側への倒れ込み

（患者さん本人の了解を得て目を隠さず顔写真を用います．）

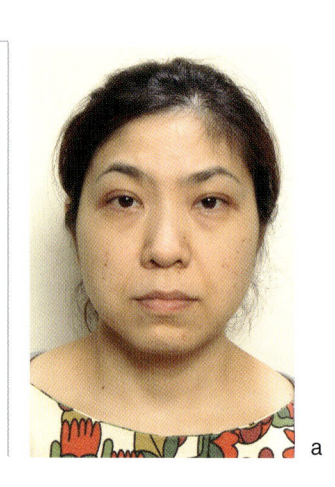

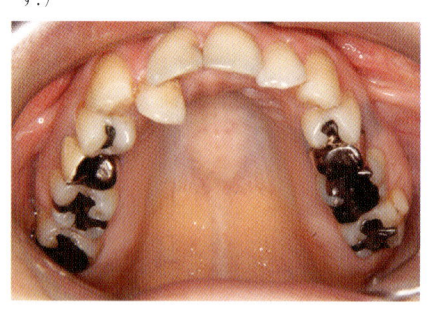

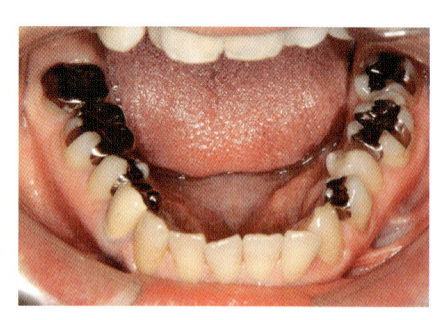

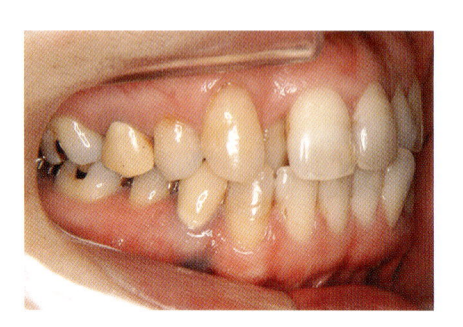

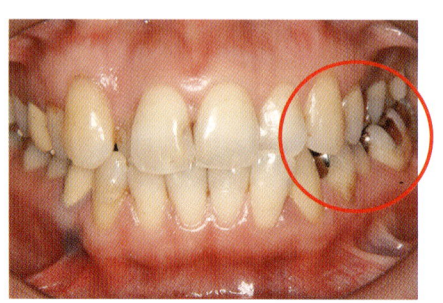

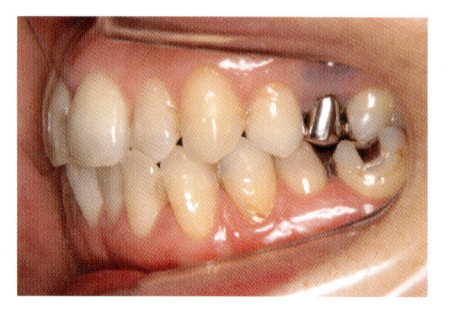

b　一見して，左側の歯軸が舌側に大きく倒れ込み，左側の歯列が狭くなっている（上段）．
c　叢生と 2/32｜2/2　56/6 のクロスバイトである（下段）．

態癖——力のコントロール

3C-2
インレーセット後，顎機能異常について患者に説明し，左顎関節に負荷をかける何らかの要因があることを指摘し，態癖を尋ねたところ，左の掌の付け根で頬骨弓を支えるような頬杖の癖があった．左側上顎臼歯が舌側へ大きく倒れ込み，左側の歯列が狭くなっている．

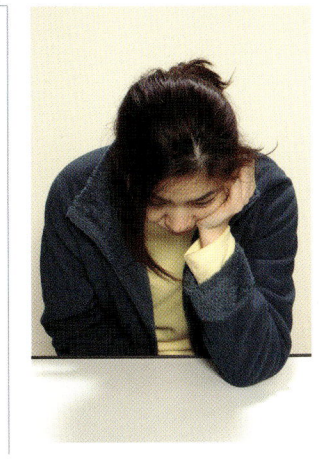

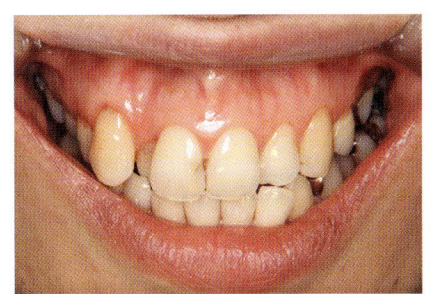

3C-3
セットアップモデルにて歯列弓の拡大により，非抜歯で処置できることを確認した．顎関節症状は頬杖をやめていただくことで時間経過とともに消退した．

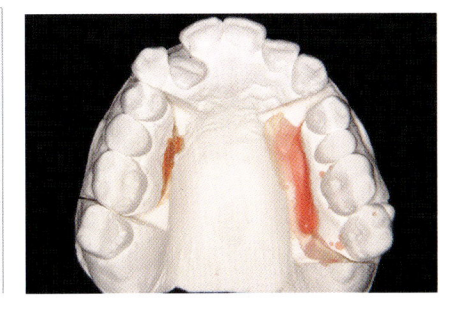

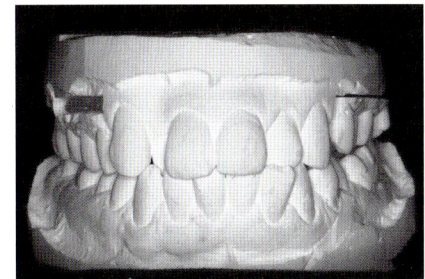

3C-4
筋肉をリラックスさせて下顎位を探し，片側を拡大した．あとのスペース不足は，ディスキング（隣接面エナメル質の削合）で対応した．

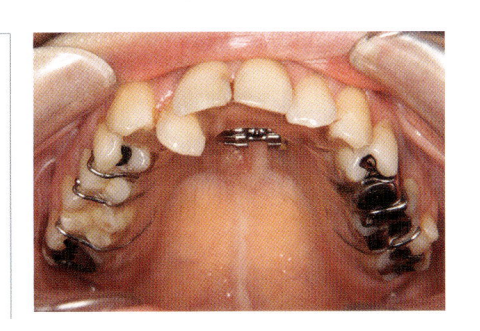

3C-5
2|のスペースをオープンコイルでつくり，|34を遠心に送る．7|7ホールディングアーチで拡大を確保．5|5の舌側転位（叢生）は，ここではあえて手をつけない．補綴により対応する．

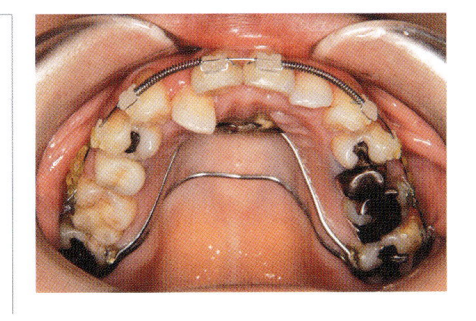

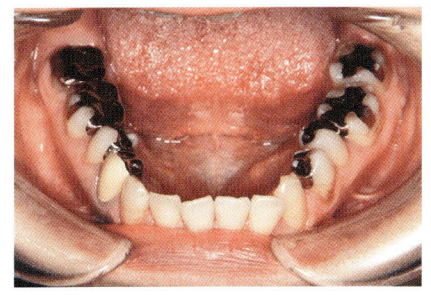

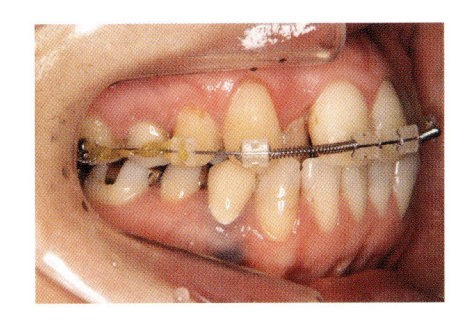

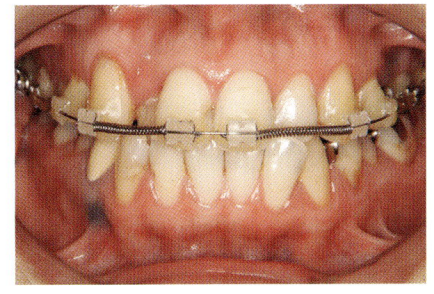

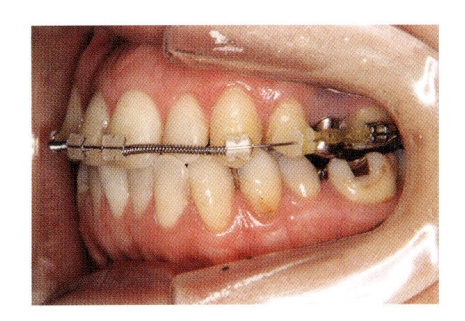

83

3．広義の態癖／狭義の態癖

2）狭義の態癖

3C-6
顎位も安定し，関節症状は改善している．どうしても左がみが改められない．

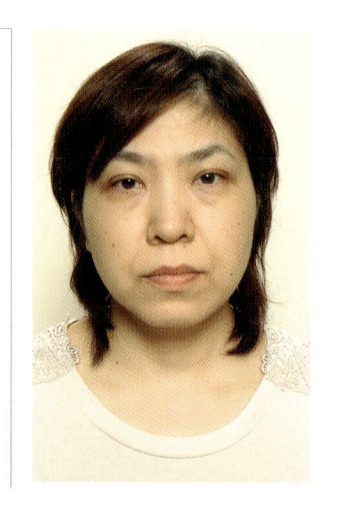

3C-7
現在，修復治療中である．非抜歯でスペースが足りないので 5|5 の舌側転位はあえて手を付けず，補綴的に対応した．下顎は患者の希望により手を付けていない．

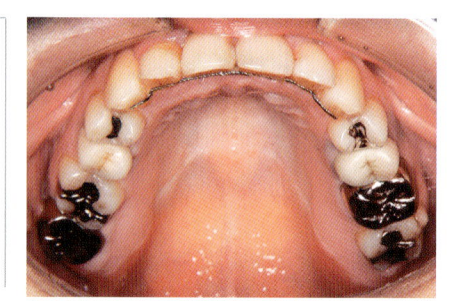

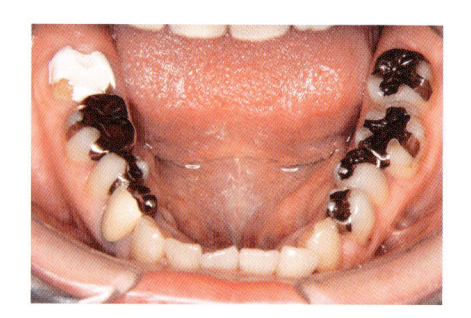

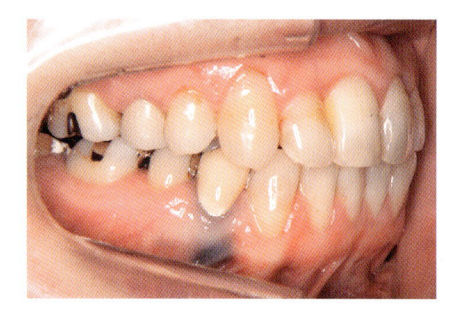

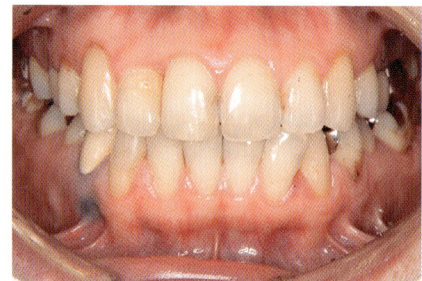

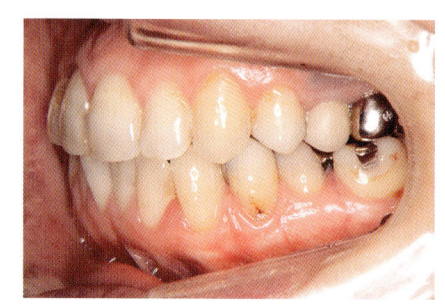

態癖——力のコントロール

片側の歯列狭窄が意味するもの（小川晴也）

　叢生を主訴として来院した小学男児であるが，右側の歯列に著しい狭窄が認められる．左右の非対称性は，口腔外から歯列に加わる外力があることを推測させる．問診により，テレビを見たり本を読んだりしているときの横臥した頬杖の態癖が原因と考えられた．またその結果として，噛みたい位置と実際に噛んでいる咬頭嵌合位が違っており，今後，不正咬合が悪化し，顎関節症をきたす可能性が十分に考えられた．

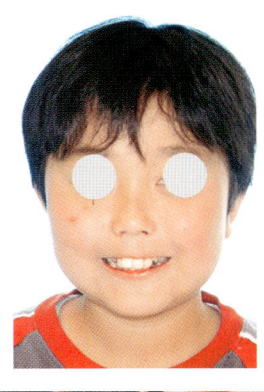

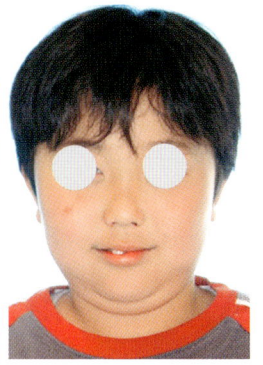

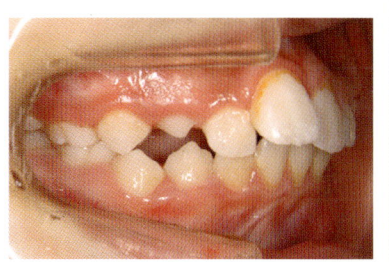

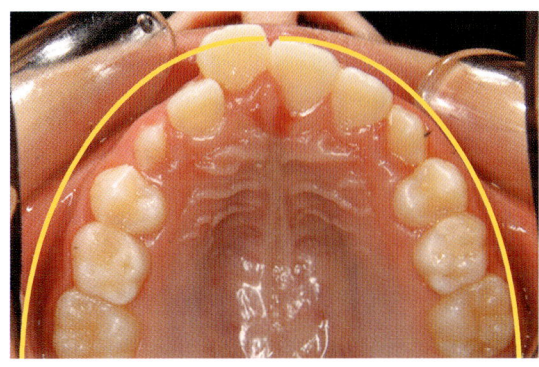

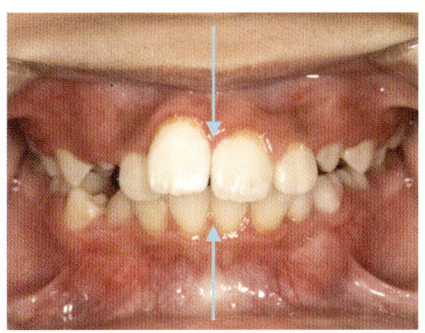

咬頭嵌合直前では正中は一致している．

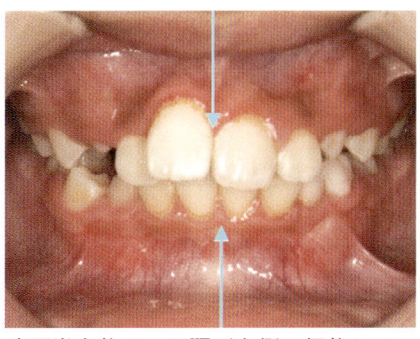

咬頭嵌合位では下顎が左側に偏位している．

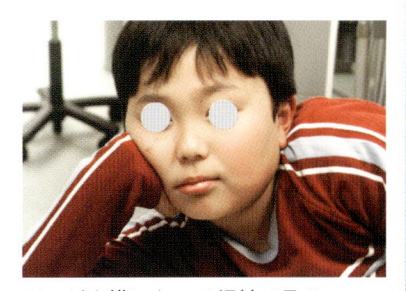

テレビを横になって頬杖で見る．

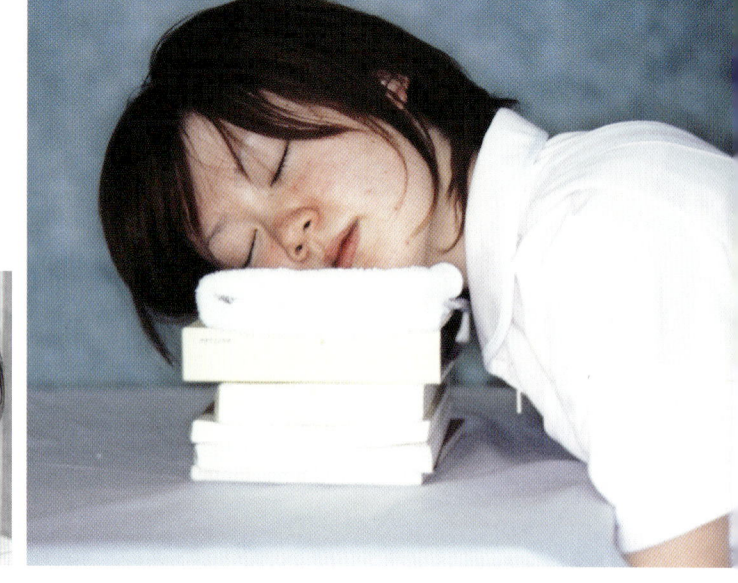

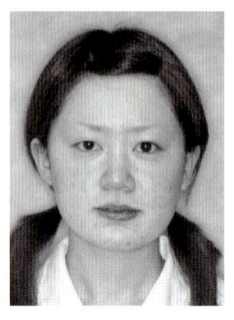

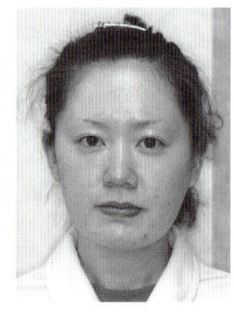

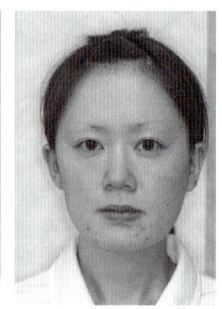

2）狭義の態癖

【症例】
バランスの回復→筋の過緊張改善→小顔になる

この症例は，患者が歯科医院勤務の歯科衛生士であるため，態癖とその改善の記憶が明瞭で，それに伴う顔の変化との因果関係が比較的はっきりしている．また顔写真を見せることについて理解が得られているので，矯正治療後の顔の変化を詳細に考察できる．さらに下顎位の変化が長期間にわたるという事実を確認することができるであろう．

Keywords
態癖
5大禁忌
下顎位
矯正による咬合再構成
全身症状の改善

西林　滋
●にしばやし しげる

介入の背景

力のコントロールで，患者さんの顔貌，機能および全身状態が改善しているのを見て，歯列不正とそれに伴う咬合不良および全身状態の改善を求めて治療を希望した．

初診時の所見

職　業：歯科衛生士
年　齢：初診時22歳
初　診：2004年1月
主　訴：歯列不正と咬合不良，肩こり，重度の冷え性，左側の耳鳴り，寝起きが悪い（寝起きに疲労感を感じる）

3D-1
治療前は，叢生のある下顎前歯部は左側に傾斜し，上顎右側歯列の舌側傾斜が著明で，右側では咬合は緊密で，左側の被蓋は浅く，間隙を認め，下顎の左側偏位が疑われる．

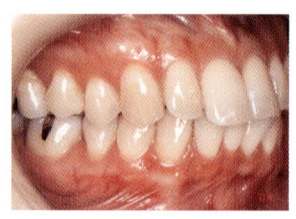

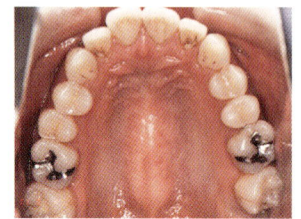

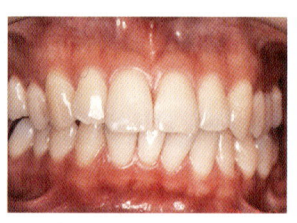

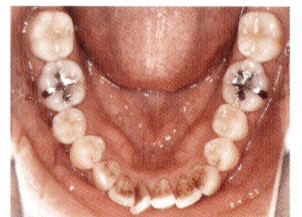

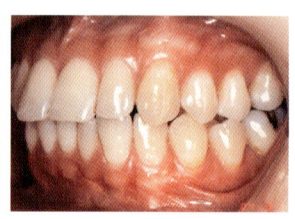

態癖——力のコントロール

3D-2
その理由を探ると，すぐに高校生，専門学校生の時代を通じて様々な態癖の記憶が明らかになった．とくに授業中，椅子に座ったまま，本とタオルを枕代わりにして睡眠をとることが大きな影響をもたらしたとおもわれる．（写真は，態癖を本人に再現してもらって撮影）

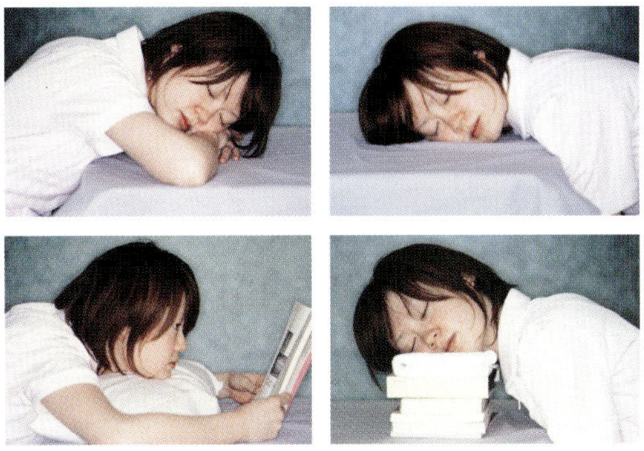

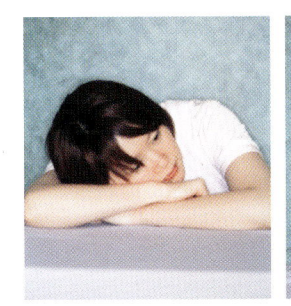

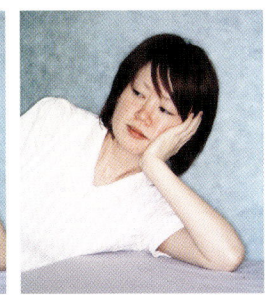

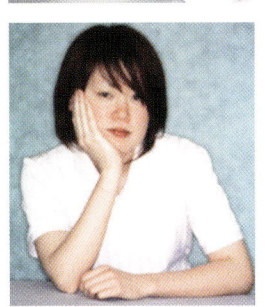

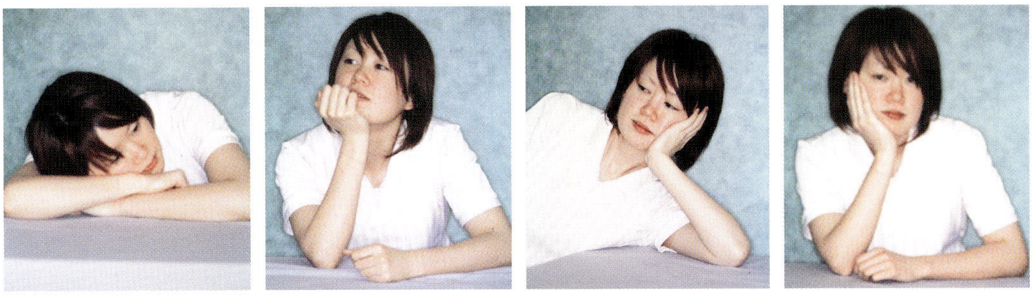

3D-3
治療前の顔貌は，咬筋の肥大が顕著で，とくに左側の咬筋の肥大を認める．下顔面が短くなっているように感じられ，右目が小さく，口角は右上がりで，鼻から人中，口唇にかけてわずかに右に彎曲している．1̲ が口唇から，はみ出している．やや右肩下がりだが，体幹に大きな歪みはない．

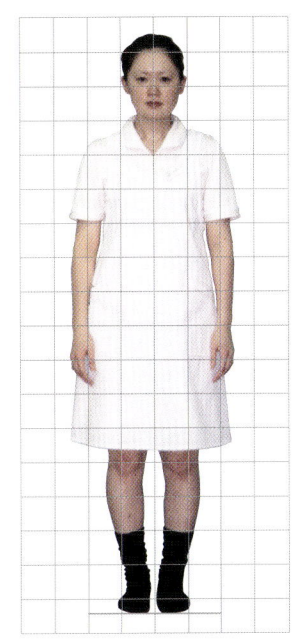

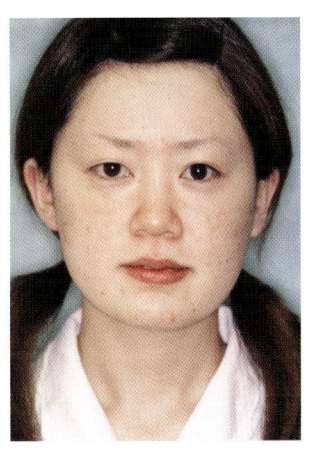

3D-4
全身をリラックスさせ，下顎を立位でタッピングさせると，下顎はやや右前に出る．シュラー法の顎関節Ｘ線撮影では，このリラックスした下顎の位置（RP：リラックスポジション）で，左側の下顎頭は，かなり前方に出て，関節窩のエミネンシアの空隙が大きくなったように観察される．

長年の態癖によって下顎が左側に偏位し，咬合面形態は，4̲挺出と小臼歯部の舌側傾斜により，右側がきゅうくつになったためか，舌が左側に寄って咬合不全を呈している．

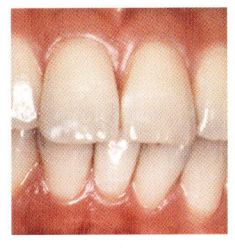

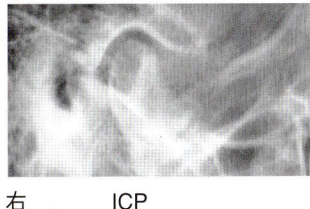

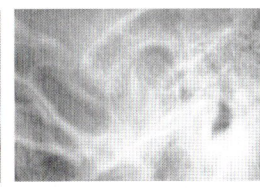

右　ICP　　　左

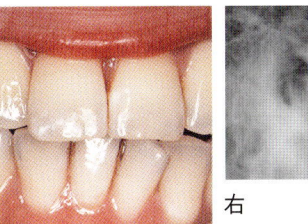

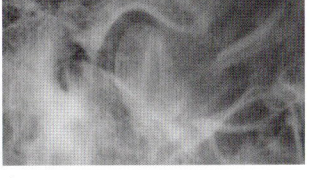

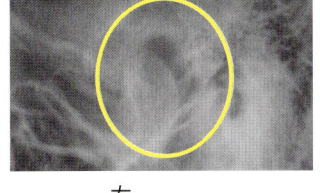

右　RP　　　左

87

3．広義の態癖／狭義の態癖

2) 狭義の態癖

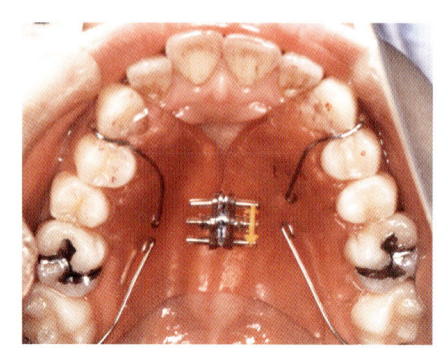

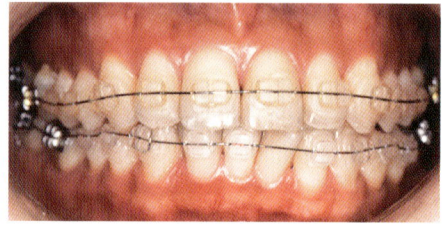

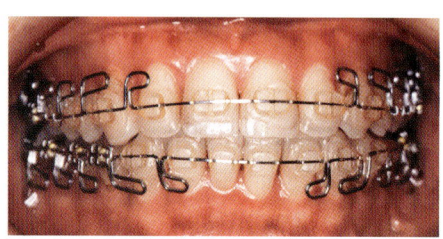

3D-5
態癖を改めるとともに，上顎をエキスパンジョンスクリューにて側方拡大，アラインメントとともに舌側傾斜と叢生の改善を試みた．

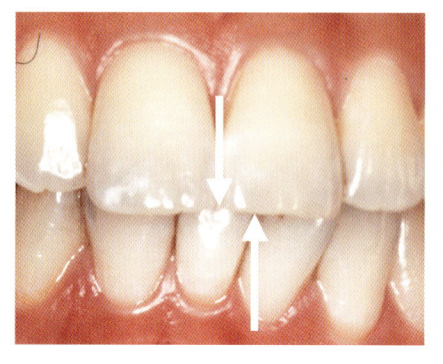

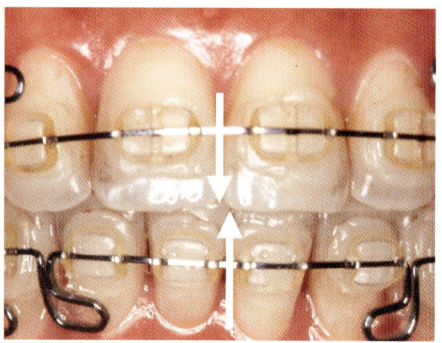

3D-6
右は矯正治療終了時の正中．正中の一致する下顎位では下顎が小刻みに震えたので，下顎がほんの少し左側に寄ったこの位置で終了した．

3D-7
矯正治療前と治療後の歯列の状態，歯列弓の形態に注目．
下顎前歯部の左側傾斜を伴う叢生は改善し，4|の挺出を改善したことにより1歯対2歯の咬合となった．

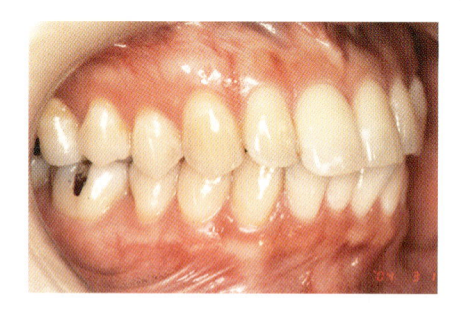

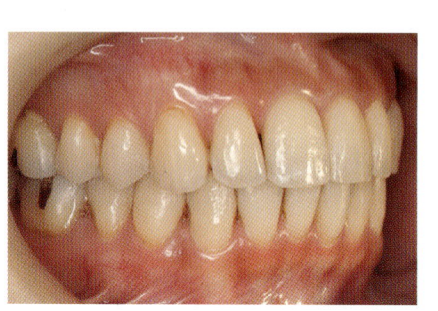

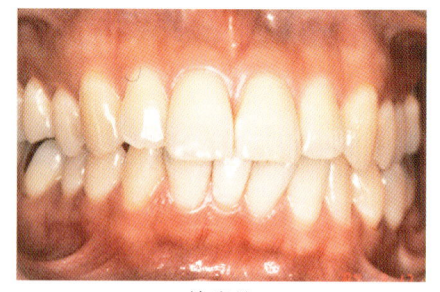

治療前

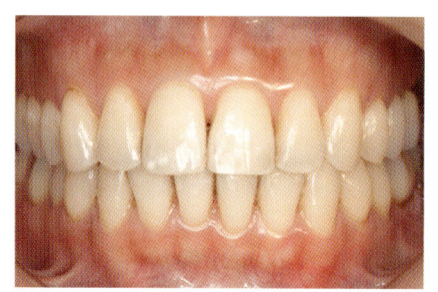

治療後

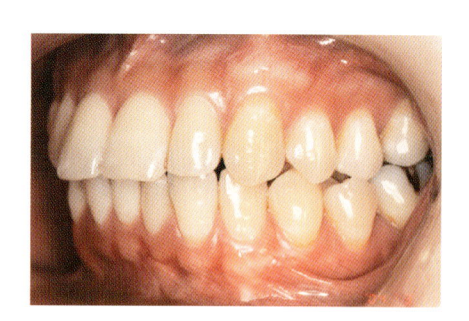

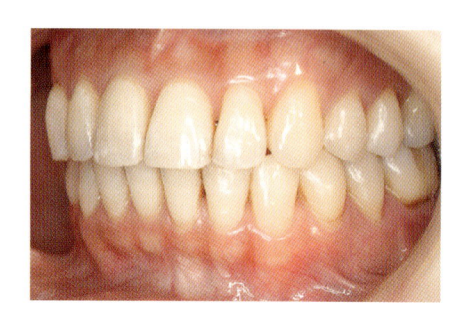

態癖──力のコントロール

3D-7 つづき
治療後（右）では，歯列弓が拡大し，中心裂溝の連なりが得られている．

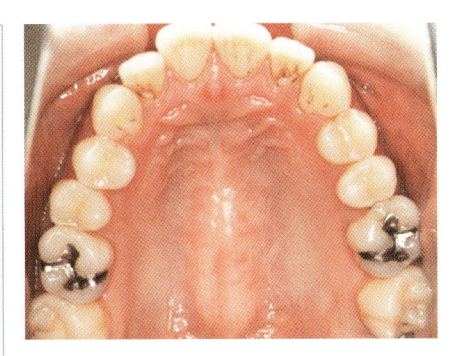

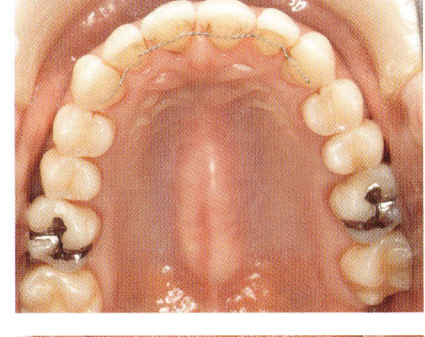

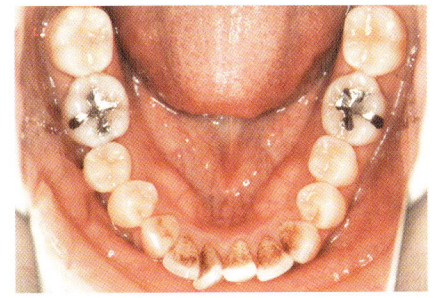

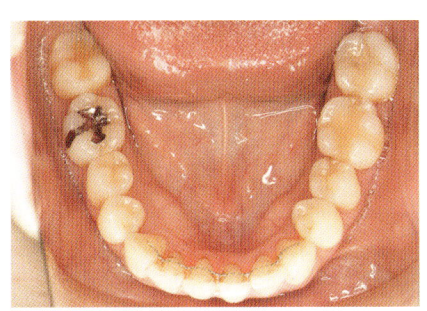

治療前　　　　　　　　　　　治療後

3D-8
矯正終了時．
右目が大きくなり，下顔面が長く，右に曲がっていたオトガイもほぼ正中の位置に戻った．

■ **変化のポイント**
1. 下顔面の長さが長くなった
2. 目が大きくなり，左右差も目立たなくなった
3. 咬筋の過緊張の緩和
4. 口唇から露出していた 1| の改善
   口唇の右上がりはまだ残り，右と比較すると左の咬筋がやや大きい

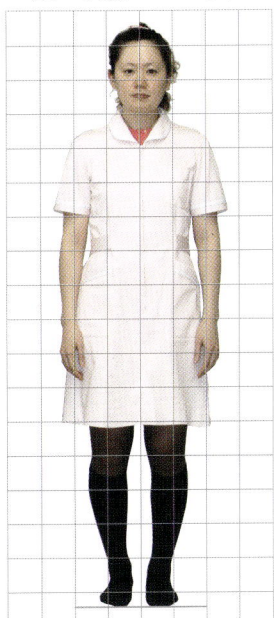

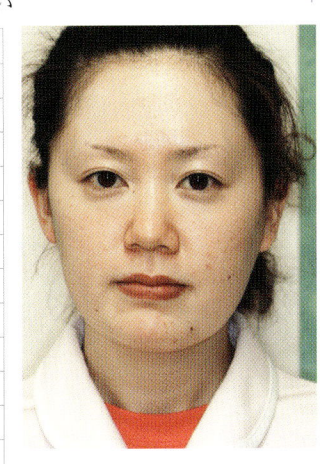

3D-9
矯正治療終了から約2年．

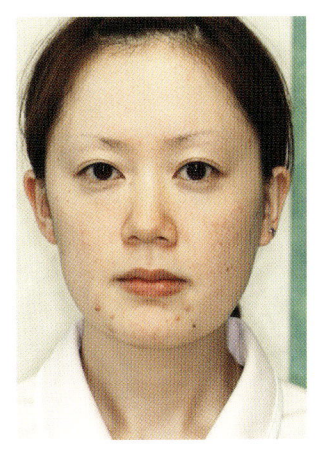

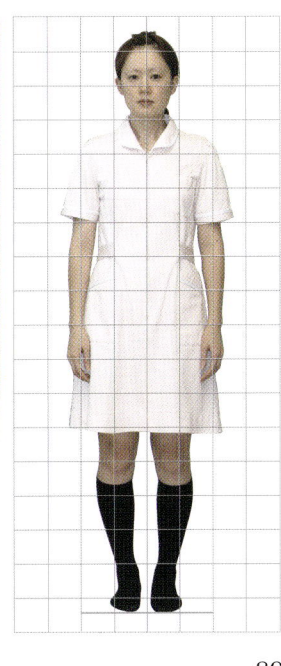

3. 広義の態癖／狭義の態癖

2）狭義の態癖

3D-10
矯正治療前および終了時と約2年後の顔貌比較

■ポイント

1. 咬筋をはじめ口腔周囲筋，顔面筋全体の過緊張がとれて，リラックスした表情になり，「小顔」になった（体重の変化は500g程度にすぎない）
2. 目がさらに大きくなった
3. 鼻の右曲がりがやや改善
4. 口唇の右上がりが改善
5. 鼻唇溝が浅くなった

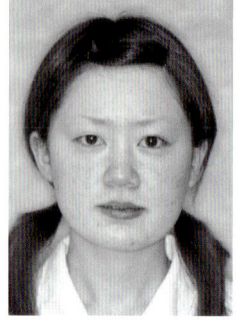

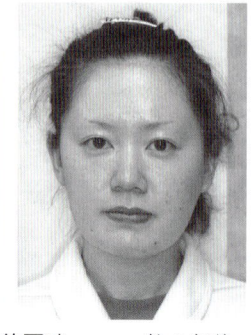

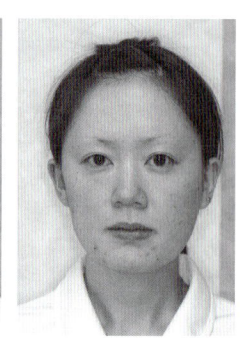

矯正前　矯正終了時　約2年後

矯正前と矯正終了時の正面顔貌の比較．黒目に映るストロボの点で顔の大きさを比較できるように揃えている．

3D-11
矯正治療終了から約2年後．矯正直後には1歯対2歯の関係になっていたが，下顎がさらに右側に戻り，咬み合わなくなった．リラックスポジションで早期接触が認められた右側側切歯部を調整した．

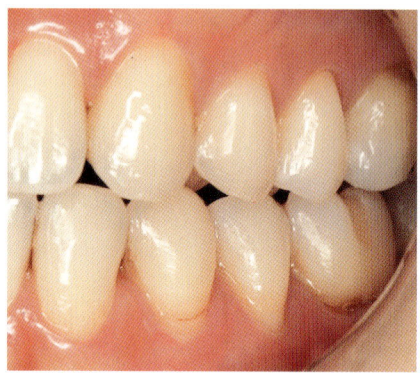

約2年後RP 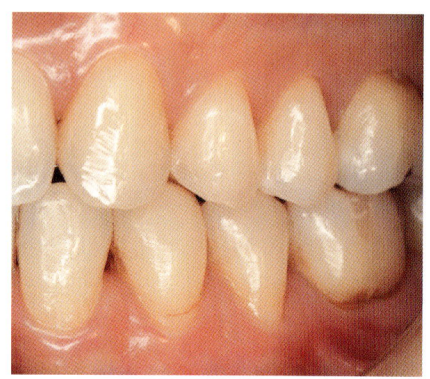　　　　咬合調整後

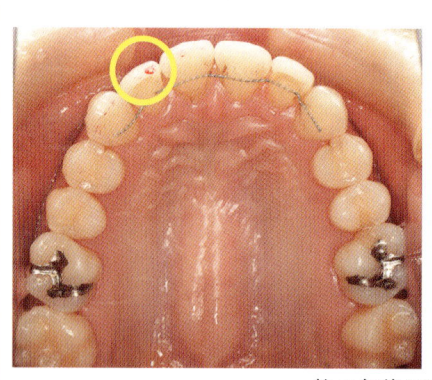

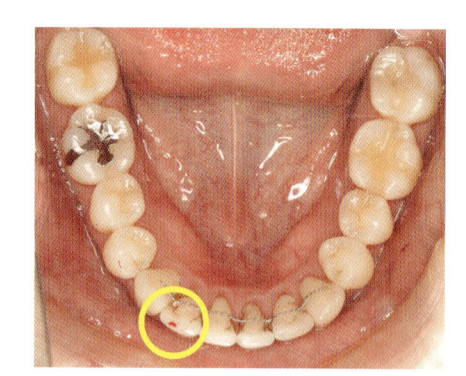

約2年後RPでの咬合接触

態癖──力のコントロール

3D-12
矯正治療終了時と約2年後の咬合調整後．
2年かかって自然に正中が一致してきたことがわかる．その間，態癖の注意と右側咀嚼を励行した結果，「自然治癒力」が発揮されたものといえよう．

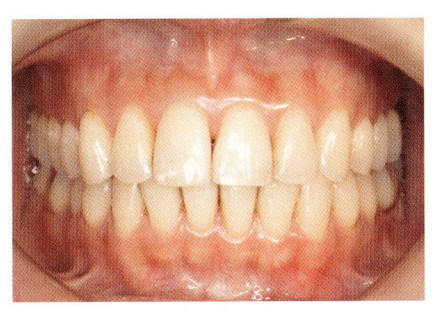

矯正終了時

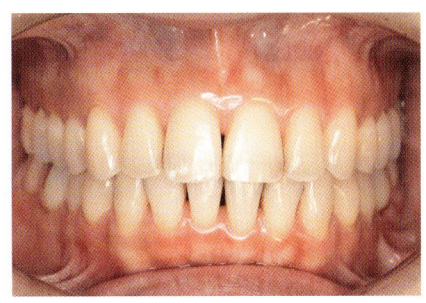

2年後の咬合調整

結　論

　態癖の改善と矯正治療によってリラックスした下顎の位置を回復したが，予定したところで上下歯列弓の相対的な位置関係が落ち着いたわけではなく，その後も，下顎は変化を続けた．

　矯正治療後2年の，歯列の相対的な位置関係を見ると，やや右前に変化し，現在でもほんの少し下顎の位置は変化しているように見える．左の咬筋にやや緊張が認められ，左の小鼻が下がっているが，この時点で新たな態癖が確認できた．

　22歳から26歳の4年間の年齢の変化は，女性の顔を大きく変えるので，印象の変化は割り引いてみるべきであるが，態癖の改善と矯正治療を伴う下顎の位置変化は顕著で，それに伴って顔貌の対称性が回復し，過緊張に伴う筋の肥大が解消し，下顔面は変化が目立つほどに細くなった．規格写真撮影による詳細な比較によってその変化が確認できた．

3) 広義の態癖

Keywords
- 職業癖
- 口唇巻き込み
- 過蓋咬合
- 保定期間

筒井 照子
● つつい てるこ

歯列や顔面に外圧を加えている場合は，その力の作用する部位と歯軸や歯列の偏位が対応している．このため，ある程度，注意深くかつやや距離をもって顔面や口腔内を診査する訓練を重ねると顔面や歯列，歯軸の偏位に気づくようになる．そして，そこに影響を与えている態癖があたかも目に見えるように浮かんでくる．このような口腔外から直接の圧力が加わっている態癖とは別に，全身の姿勢が口腔内に影響を与えていることがある．

全顎的な補綴治療のメインテナンスや矯正治療の保定の時期には，通常オクルーザーを使って咬合力のバランスを評価することにしているが，その中に咬合接触が安定せず，力のバランスが安定しない症例がある．このような症例は，予後が不確実であるが，このような場合には，全身の姿勢が関係していることが多い．本書の2章に示したいくつかの症例（ピアノ教師，犬をショルダーバックで抱いた散歩）は，その例であった．

これを私たちは，広義の態癖と名付けて診断に役立てている．

■ 矯正保定期間中に職業姿勢によってもたらされた過蓋咬合

図 3A-1
Ⅱ級2類の慎重に判断した抜歯矯正の症例である．

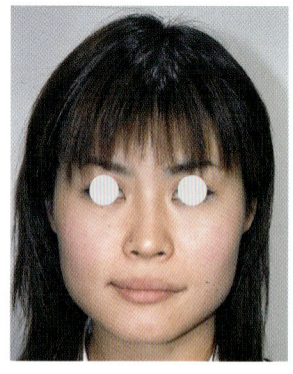

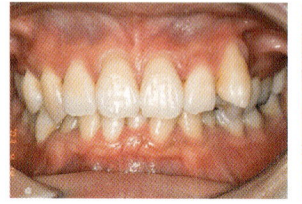

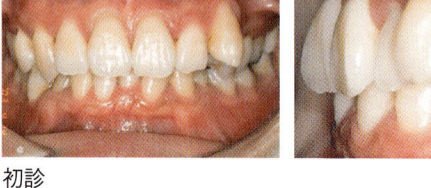

初診

3年6ヵ月後．矯正治療終了時

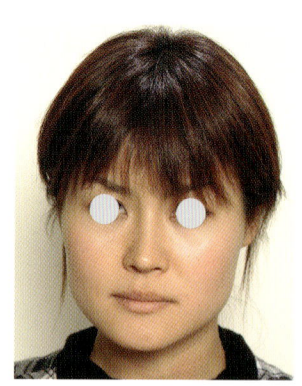

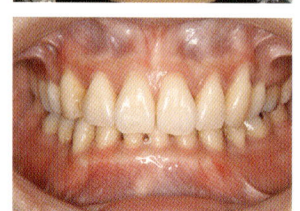

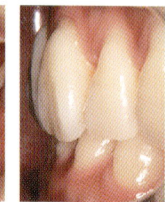

治療終了から約2年2ヵ月後の保定期間中，被蓋が深くなった．

態癖——力のコントロール

図3A-2
口唇の巻き込みがあるので、しつこく注意しながら夜間はASBP（左）日中はアムステルダムミニスプリント（右）を装着し、咬合低下を防いだ．

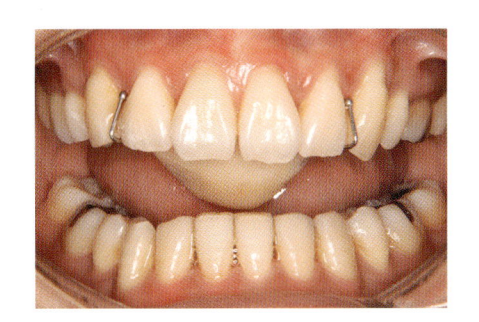

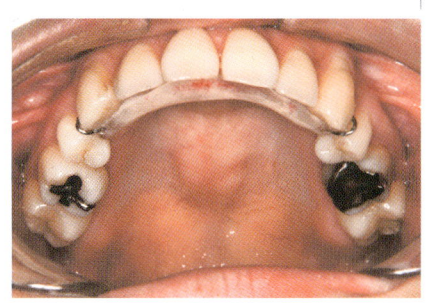

図3A-3

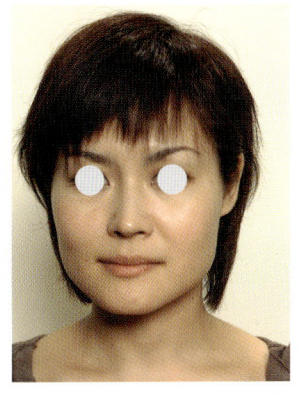

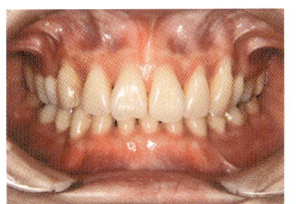

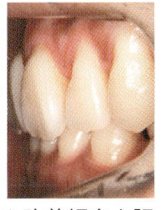

矯正治療終了から3年後．やや改善傾向を認めるが、依然として被蓋は深い．

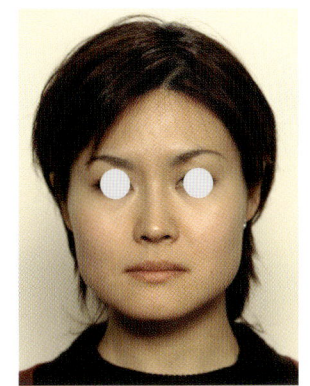

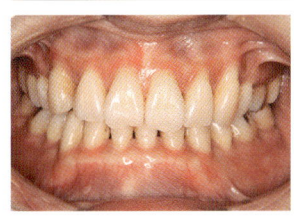

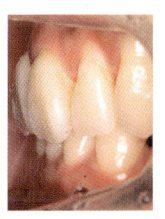

左から5ヵ月後（矯正治療終了から3年5ヵ月後）の定期診査で、過蓋咬合の傾向は改善していた．患者は、ネールアーティストを職業にしていたが、暫く前に仕事を辞めたとのことだった．ネールアーティストの仕事は、長時間うつむいて作業をするので、下顎の後退を招くことが想像される．

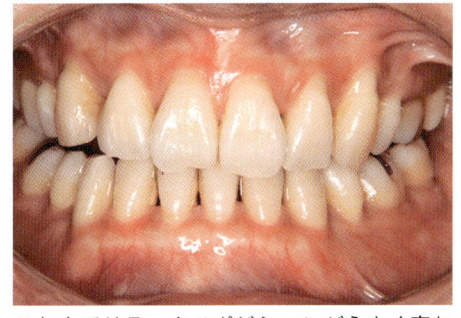

これまでリラックスポジションがうまく表れなかったが（リラックスすると下顎は一般に右前に出る）、このときはきれいにリラックスポジションが得られた．まだ、口唇巻き込みの習慣も残っており、安心はできない．

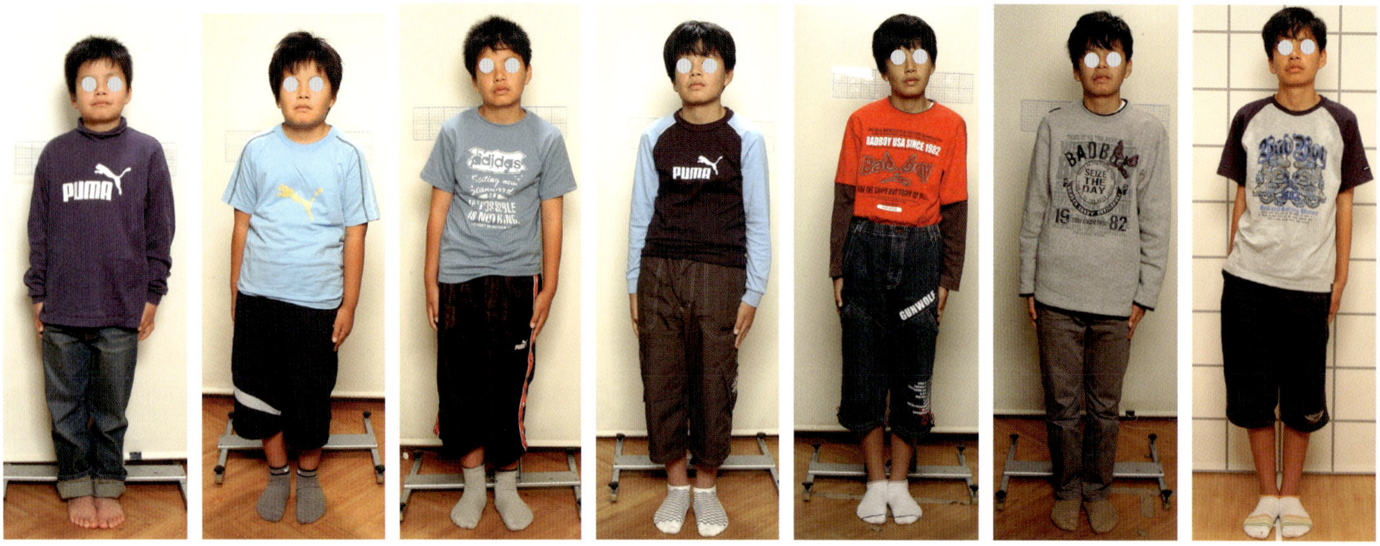

3）広義の態癖

【症例】
全身の筋肉を緊張させている男子の一例

10歳4ヵ月～14歳6ヵ月
父親が子どもの歯並び・咬み合わせと姿勢の悪いことを心配し，整体士の紹介で受診された．
ありとあらゆる態癖があるが，それはたんなる癖というより，そうしなければ耐えられないという種類の姿勢であった．Ⅱ級1類の症例で，MFT（筋機能療法）とともにFKOとASBPを用いて咬合の改善を図るが，この姿勢をそのままにして口腔内だけを治せばいいというものではない．身体のバランスが崩れているので，全身の筋肉を緊張させて立っている，顎や口腔周囲だけをリラックスさせることはできない．
10歳からわずか4年余りの間に30cm以上身長が伸び，大人のからだに成長しているが，この間，左前に身体を捻って傾いた姿勢は，良くなったり悪くなったりを繰り返した．

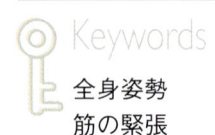

Keywords
全身姿勢
筋の緊張

筒井 照子
●つつい てるこ

3E-1
10歳4ヵ月

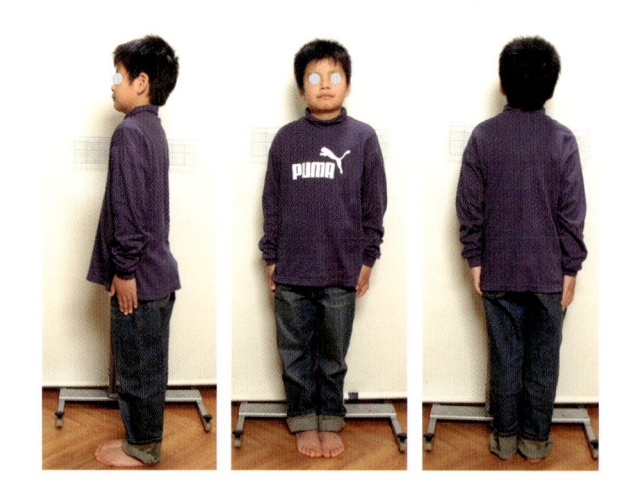

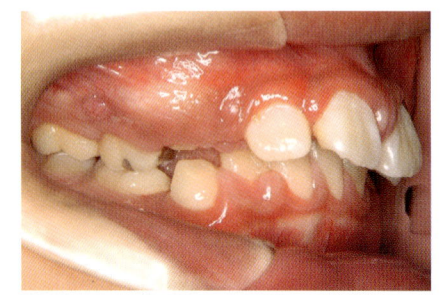

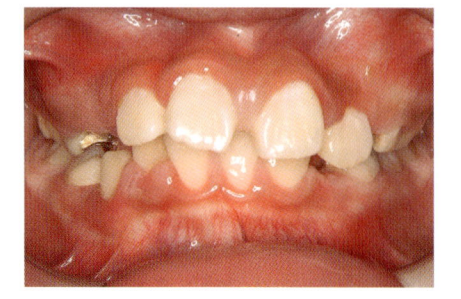

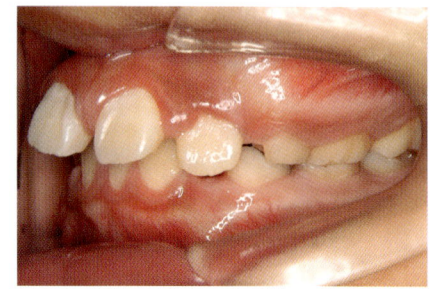

態癖──力のコントロール

3E-2
11歳7ヵ月

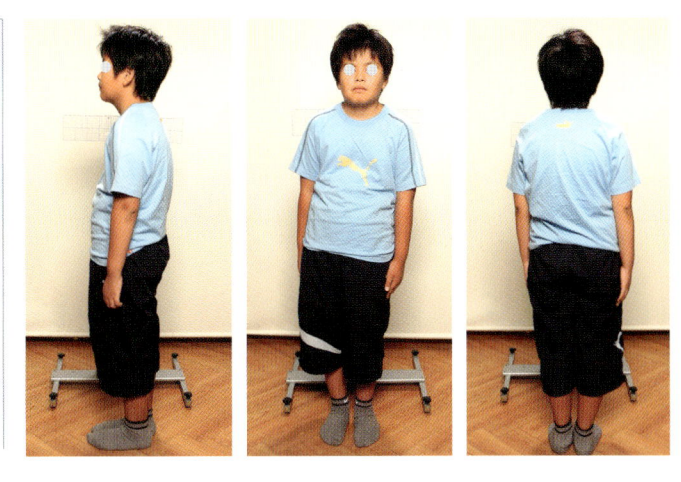

3E-3
態癖
下口唇を咬み込む癖

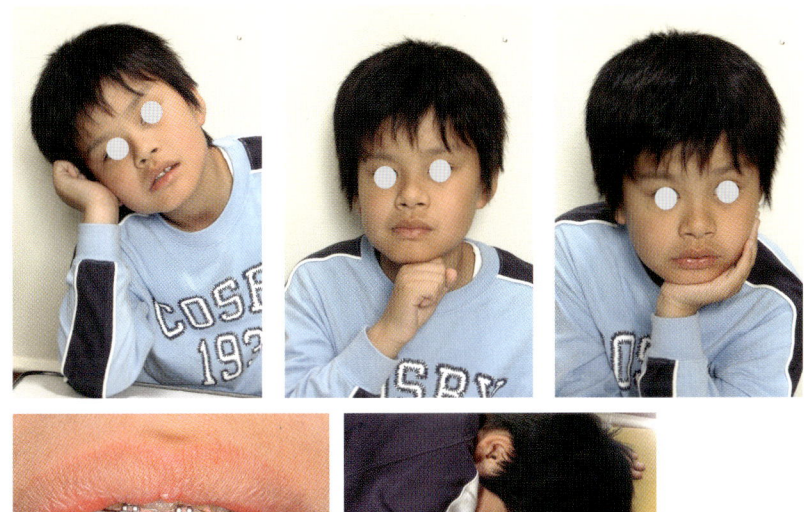

3E-4
12歳10ヵ月

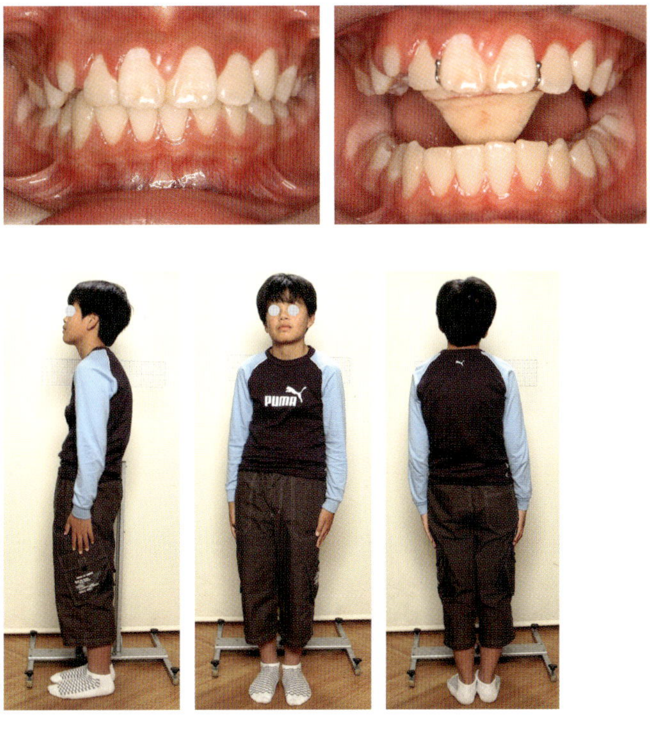

3. 広義の態癖／狭義の態癖

3) 広義の態癖

3E-5
13歳9ヵ月

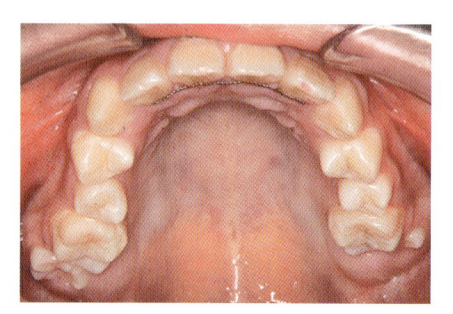

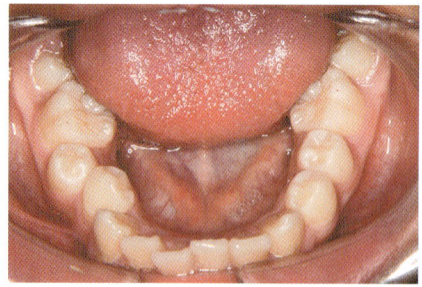

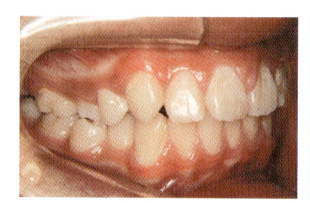

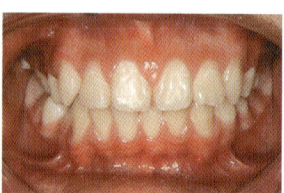

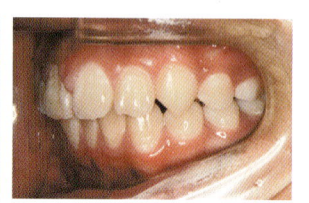

右側のアーチの陥凹，立位の姿勢など，すべて右側の態癖と符合する．

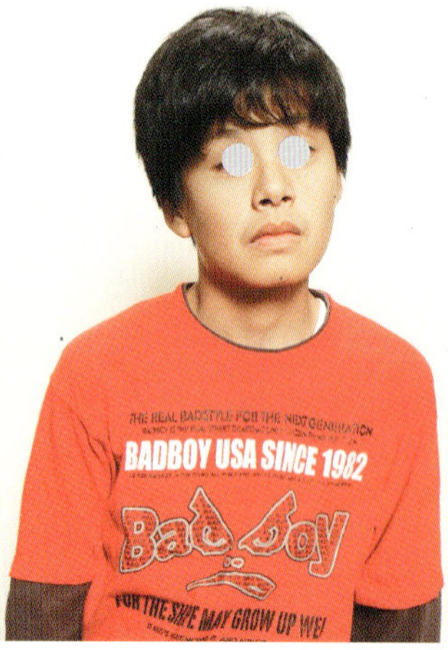

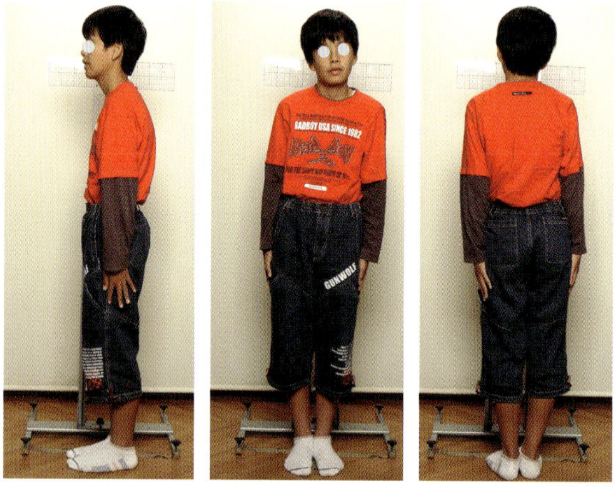

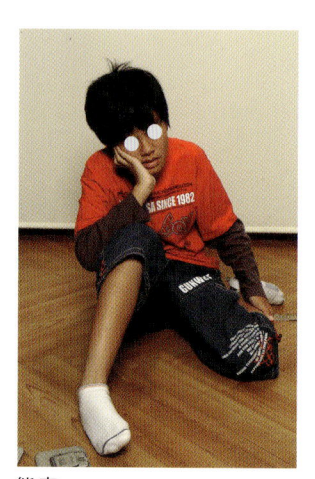

態癖
TVをみる姿勢

3E-6
14歳1ヵ月と14歳6ヵ月

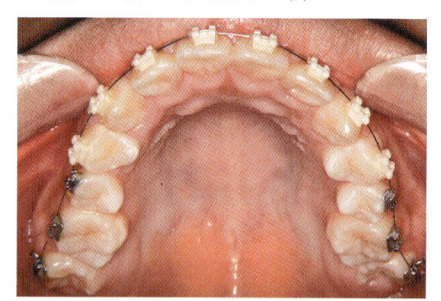

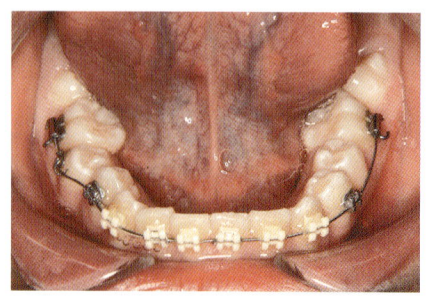

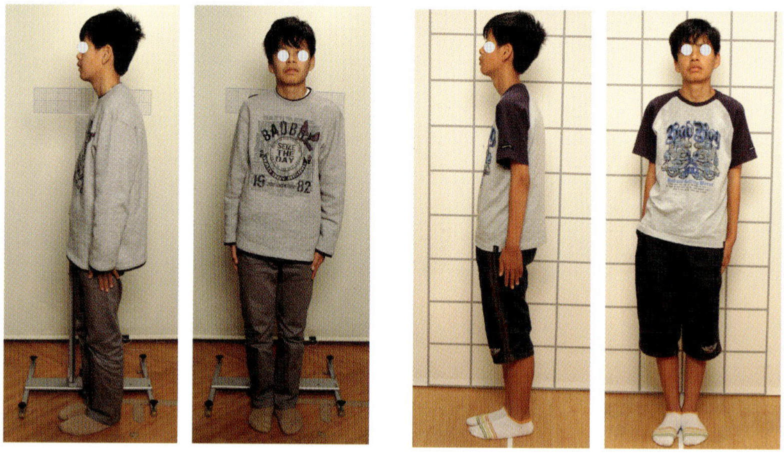

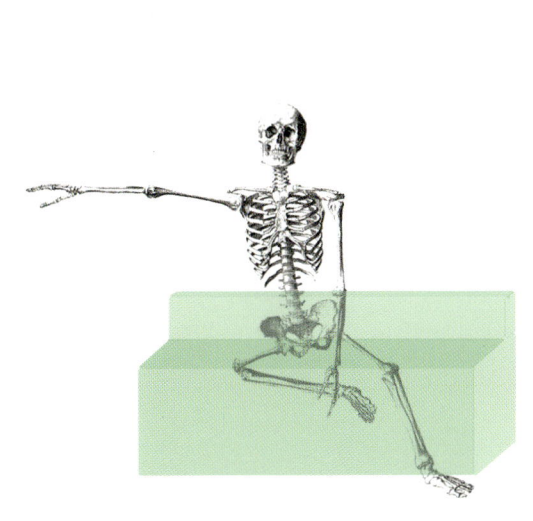

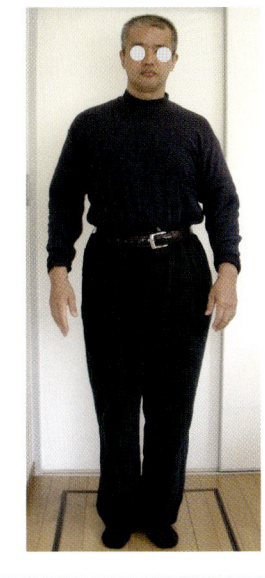

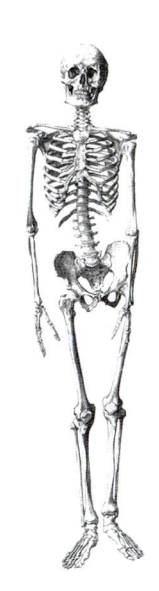

3) 広義の態癖

【症例】
フルマウスリコンストラクションにおける患者の全身姿勢

　フルマウスリコンストラクションを求められた症例であるが，プロビジョナルレストレーションにおいて下顎位の安定が得られなかった．初診時から咬合平面の乱れとともに，腰を大きく左に突き出した姿勢が特徴的だったが，これは職業上（祈祷）の長時間の横座り姿勢を，そのまま体幹の歪みに写したものであることが分かった．この職業的態癖（職業癖）が咬合の不安定化をもたらしていると考えられた．長時間同じ姿勢を長期にわたり継続すると，体幹の歪みはもちろん，歯列の変形や咬合異常，下顎の偏位を生じる．この症例では，全身の体幹が，長時間維持される姿勢と同じ形にねじれていた．

　目に見えない力＝態癖を早期に見つけ出しコントロールしていくことが，治癒への近道であり，その治癒の道筋のなかで初めて確実な補綴処置とその予知性が得られることを経験した．

Keywords
フルマウスリコンストラクション
職業癖
横座り
体幹の歪み

初診時の所見

初診時　47歳，男性
主　訴　前歯の変色，歯のないところにインプラント
全身所見　直立時に腰が左，体幹が右，左肩が下がり，頭部が左に偏る．左目が右目に比べ，上瞼がフラットで小さい．オトガイは頭部の左傾斜以上に右へ偏位している．
口腔内所見　う蝕，根尖病変が多数あり，プラークコントロールは極めて悪いが深いポケット等は認められない．
特記事項　顎・頭・頸・肩・腕について問診したが，とくになし

田中 裕子
●たなか ゆうこ

3F-1
初診時パノラマエックス線写真

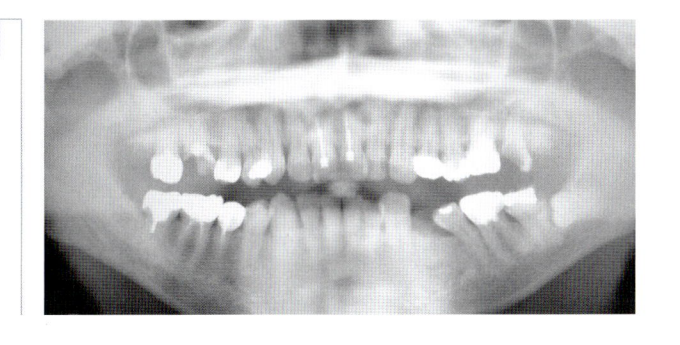

3．広義の態癖／狭義の態癖

3）広義の態癖

| | 正面観 | 口腔内写真 |

3F-2

2005年8月　初診時

残根となった|4 および歯冠崩壊した 6|の放置のために咬合平面の著しい乱れを認める．プラークコントロールは悪いが，深い歯周ポケットはない．顔面の歪み（下顔面の右側へのずれ），腰の左側へのずれが著しい．2005年11月より2007年1月まで動的矯正治療

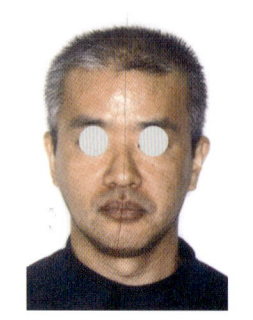

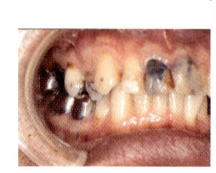

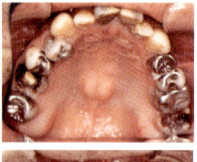

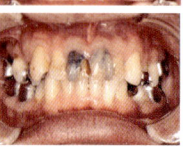

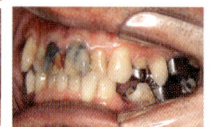

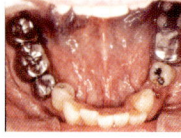

3F-3

2006年5月　矯正中

上顎リテーナー移行前

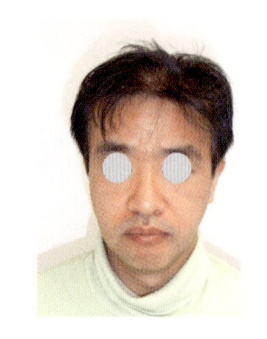

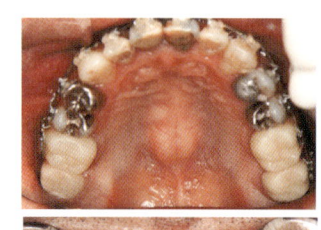

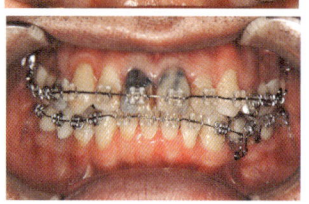

3F-4

2007年8月

矯正治療後，プロビジョナルレストレーションに移行したが，長期間の使用により顎位が不安定になっている．プラークコントロールは依然として良くないが，歯肉の炎症が改善しない原因のひとつは，プロビジョナルレストレーションの形態，マージン部の不適合によるものと思われる．

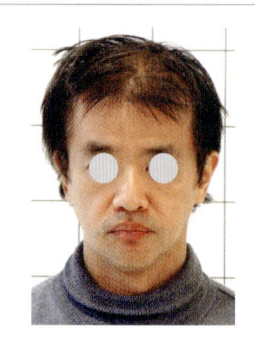

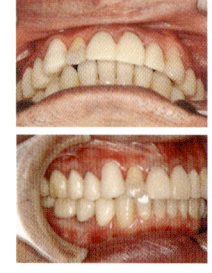

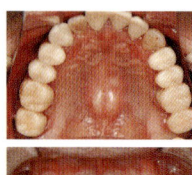

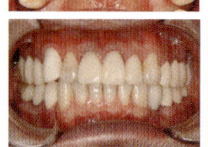

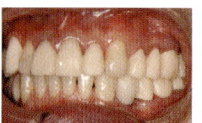

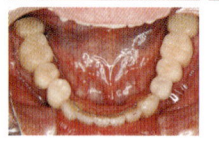

顎位の安定を得るのに苦労したが，この患者は，特殊な神社の神職で一日10時間以上もの間，顔は右に向け右手を横もしくは斜め前に挙上し，高さ40cmくらいあるクッションの効いたソファーの上の安定の悪い状態で，横座りしたようなつまり右足は屈曲させ，左足は斜め前方に伸ばした格好で，お参りに来る人の頭上に右手を載せてパワーを入れる祈祷姿勢をとる．したがって，どうしても下顎が右に偏位しやすく，初診時の体幹の曲がり方は，その姿勢に強く影響されたものであった．

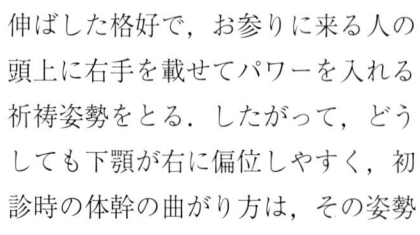

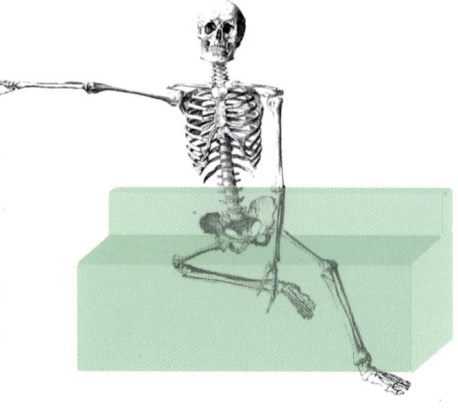

| 態癖──力のコントロール |

| 右咀嚼平面前頭図（左図），左咀嚼水平面前頭図（右図） | 姿　勢 | オクルーザー |

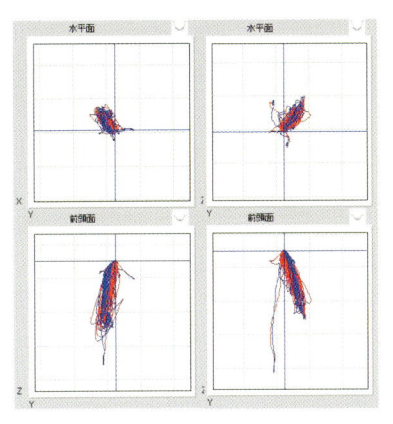

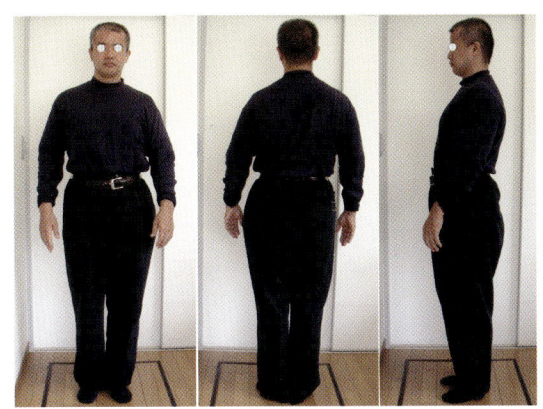

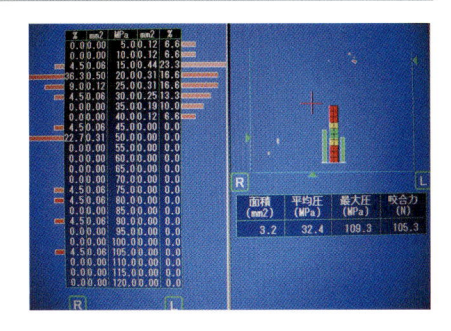

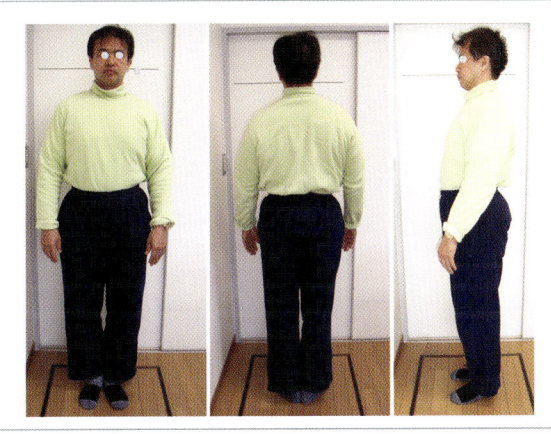

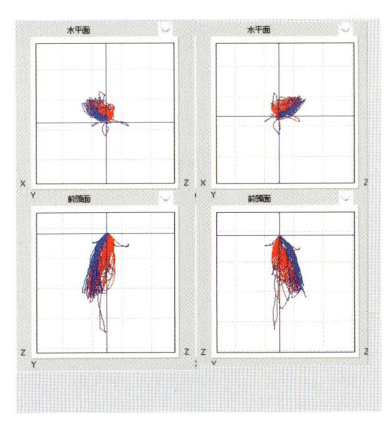

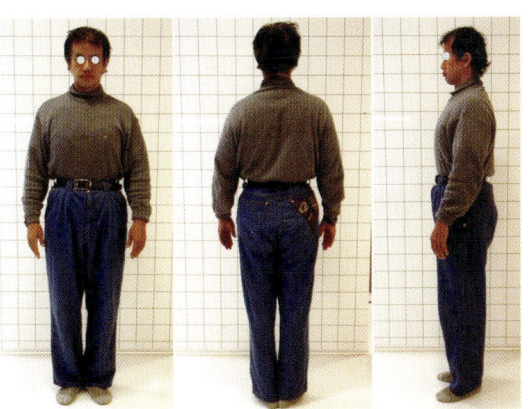

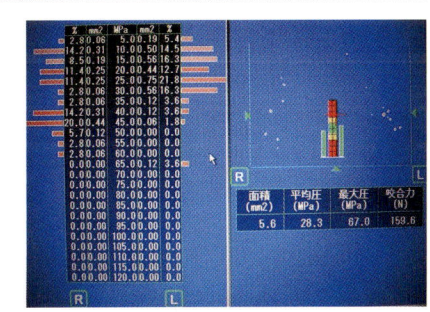

99

3. 広義の態癖／狭義の態癖

3）広義の態癖

| | 正面観 | 口腔内写真 |

3F-5

2007年11月
下顎がやや左前に出たところで顎位はほぼ安定した．体幹の歪みは，かなり改善されたが，職業的な姿勢に加えて偏った肉体改造（筋肉トレーニング）をしているため，安心はできなかった．

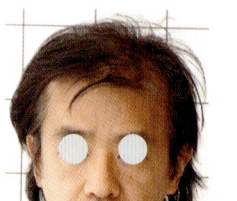

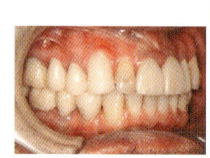

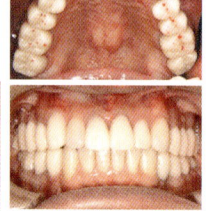

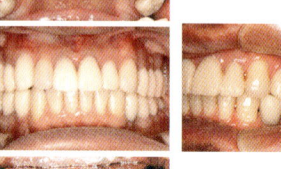

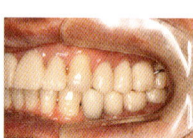

3F-6

2008年2月　2回目のプロビジョナルレストレーション装着
下顎位の安定した位置で，プロビジョナルレストレーションを再製し，交換した．チューイングの左右差がなくなった．

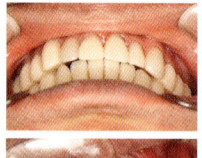

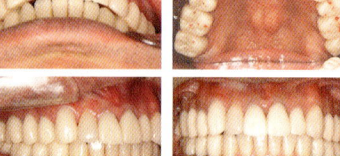

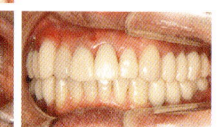

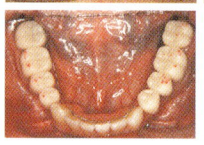

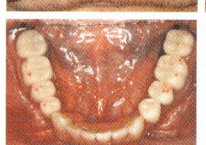

3F-7

2008年7月　最終補綴物装着
計測の問題はあるだろうが，接触面積が狭く，咬合力は極端に小さい．

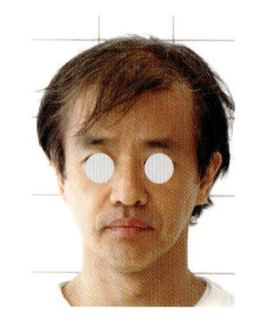

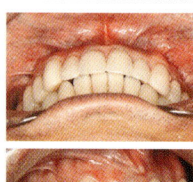

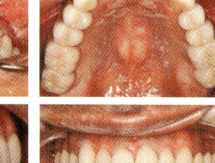

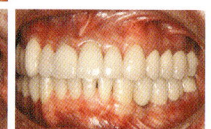

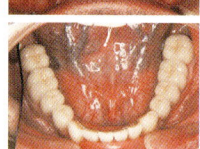

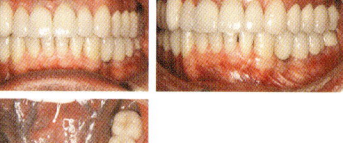

3F-8

2009年1月　最終補綴物装着から8ヵ月後
2回目のプロビジョナルレストレーション装着時と比較すると体幹は明らかに左に傾いている．左右のチューイングサイクルの形態の違い，最大開口が右から左に変化している．職業的な姿勢と偏った肉体改造をしている患者の力のコントロールでは，絶え間ない注意が必要になると思われる．

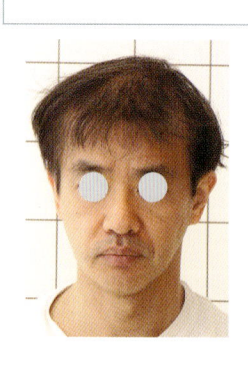

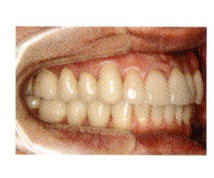

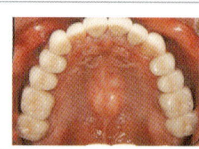

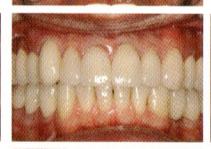

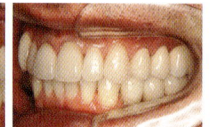

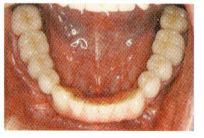

| 態癖——力のコントロール |

| 右咀嚼平面前頭図（左図）， | 姿　　勢 | オクルーザー |
| 左咀嚼水平面前頭図（右図） | | |

101

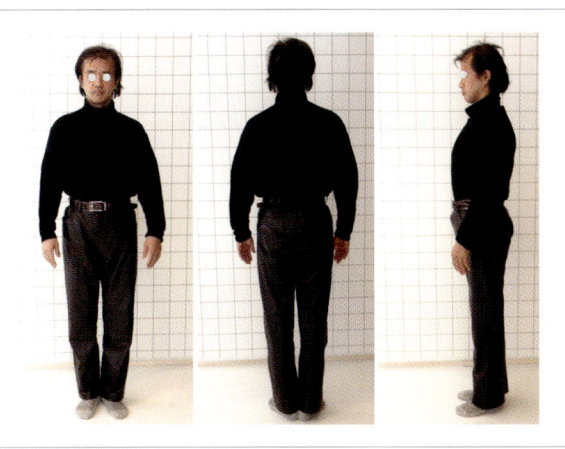

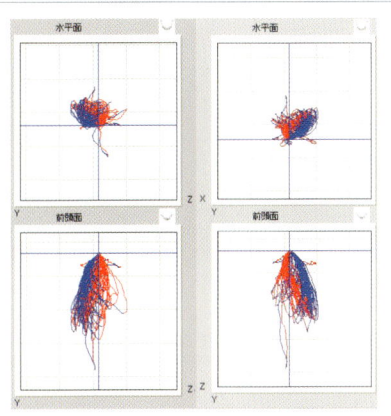

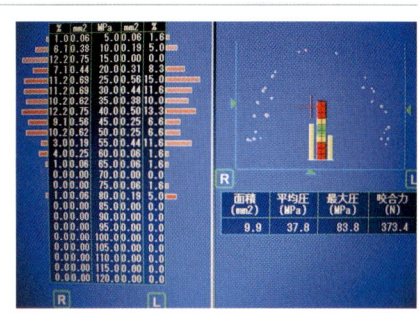

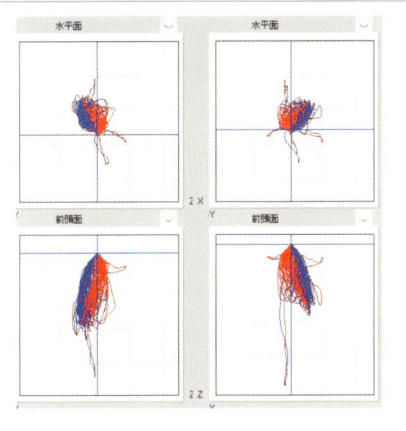

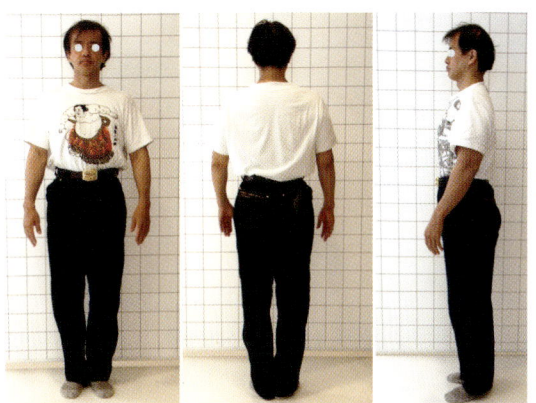

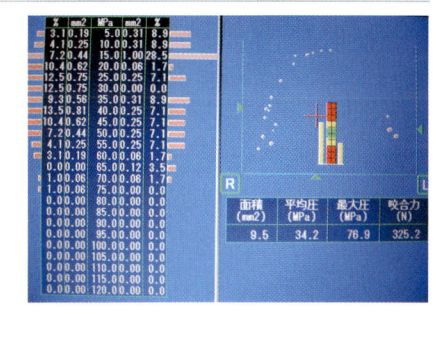

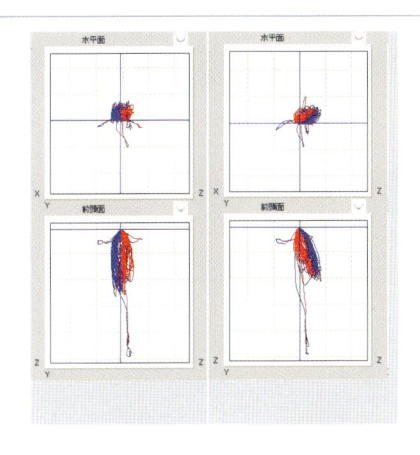

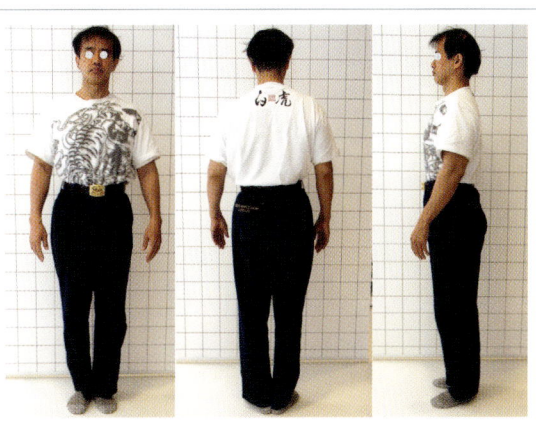

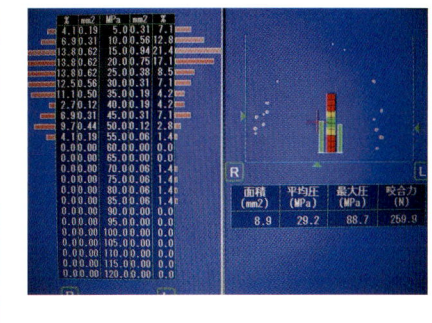

3. 広義の態癖／狭義の態癖

3) 広義の態癖

3F-9
最終補綴物装着から8ヵ月後のパノラマエックス線写真およびデンタルエックス線写真

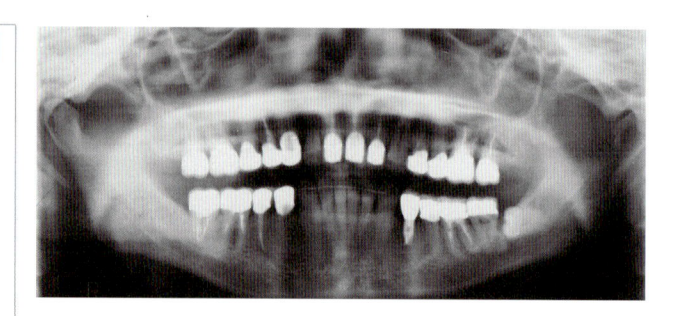

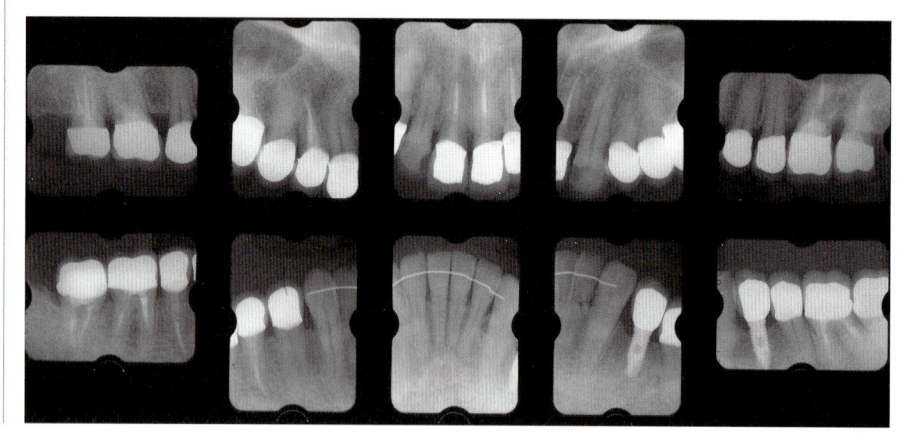

3F-10
神職であるため，毎日この姿勢で10時間以上過ごしていた．

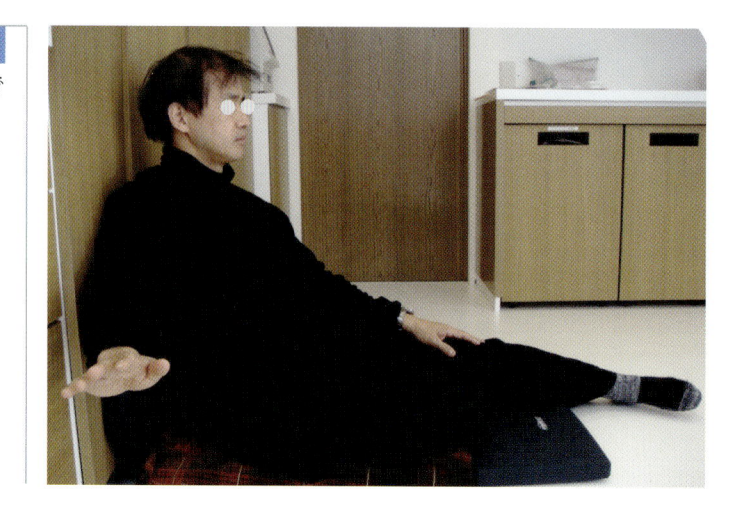

態癖――力のコントロール

態癖は想像を超える（筒井照子）

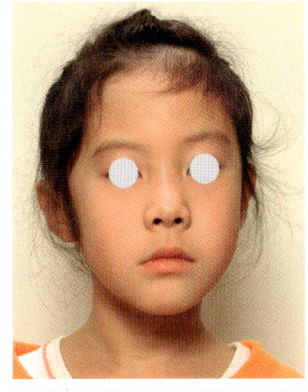

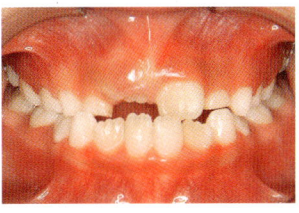

初診時6歳の女の子．う蝕治療を希望して来院したが，顔が左に寄っていることがわかる．

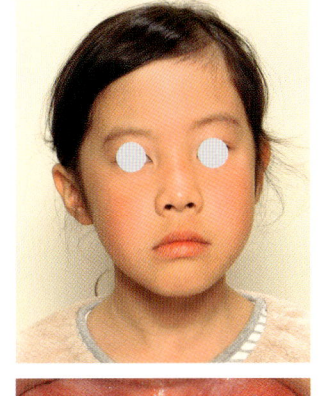

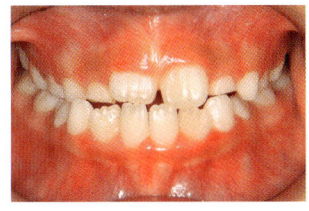

母親によるとこの患児は生後1週間で首にしこりのようなものが見付かり，生まれてからずっと左を向いて寝ていたという．足の下にクッションを置いて寝ることと，横を向いても顎の周りに何もあたらないように枕を小さくするか，もしくは外してもらうようにお願いした．

初診時から3ヵ月後．まだ少し首は傾いていますが，目が開いてきて表情がずいぶんよくなってきた．

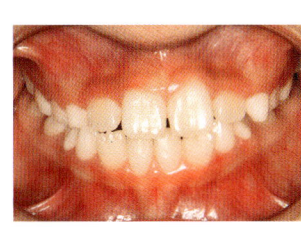

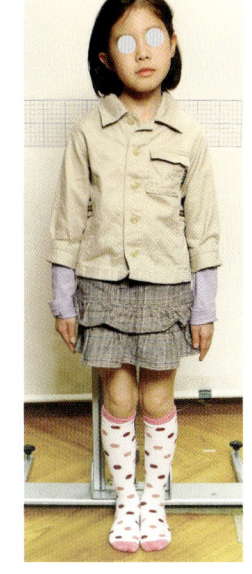

初診時より1年余り経過したが，首の傾きがひどくなっている．睡眠態癖だけではではなさそうだ．
母親によると今は寝る時は上を向いていると言われる．家庭で何か態癖を探して来てもらうように頼む．すると次の来院時に下の写真を持ってきてくださった．

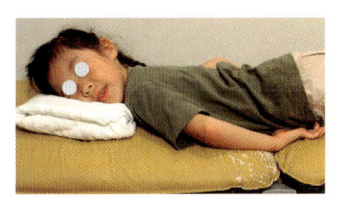

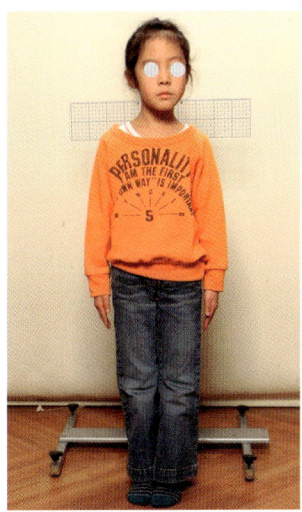

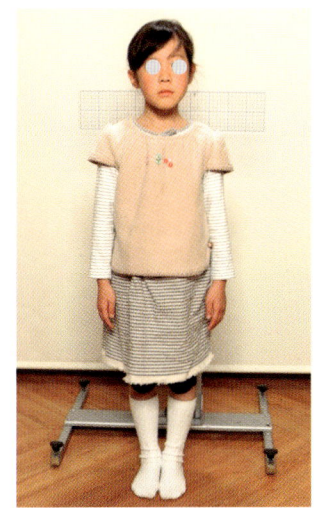

全身写真を比較しても首の出方がまっすぐになっている．できるだけ仰向けに寝るように，母親が夜中気をつけて体位を戻していたという．

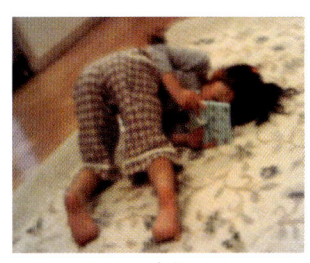

ヨガのような格好でゲームをしていたので母親が写真を撮ってくれた．予想外の態癖で筆者も大変驚いた．本人はこの姿勢でないとゲームに集中できないという．
まさに首の傾き方と態癖が一致している．次から次へと新たな態癖がでてくるので見つけるのも大変だが，この時期で態癖を見つけたことにより早い段階での歪みを取り除き，まっすぐな成長を期待できる．

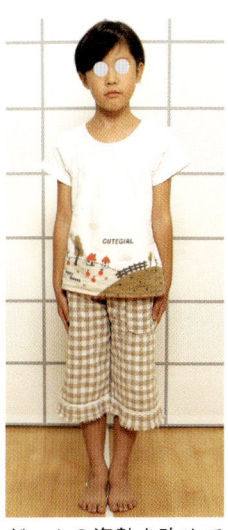

ゲームの姿勢を改めてもらうと，まっすぐになった．

103

第4章

力のコントロール
──臨床の手引き

1) 日常診療と態癖指導
力のコーディネータとその役割

Keywords
態癖観察
待合室
態癖チェックシート
力のコーディネータ
態癖指導
態癖シール

小川 じゅん
●おがわ じゅん

i) 受付・待合室は態癖観察の宝庫（図1A-1）

　診療室に入る前の，待合室の時間は，患者さんの無意識の姿勢や所作を観察するのにもっとも適した場所である．意識して，動作を観察してみよう．退屈な時間であるため，特に頬杖をする人が多い．態癖に気づいたら，その都度ドクターに連絡するのは不効率なので，カルテに添付するサブカルテまたは付箋にメモ書きしてカルテに貼り付けるようにする．記入方法（態癖の名称，左右，継続性など）を予め決めておくと効率がよい．ドクターが問診でなかなか聞き出すことのできない態癖を，受付の助手が注意深い観察によって発見することが少なくない．

　診療室へ誘導するときも態癖を発見するチャンスである．ユニットで診療が始まるのを待っている間などに，口唇癖のある人は癖が現れやすく，頬杖を見つけることも多い．態癖を確認したら，忘れないうちに付箋にメモしてドクターに報告する（図1A-2）．

図1A-1
受付でよく見られる態癖

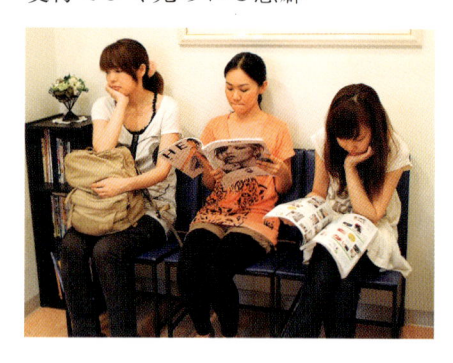

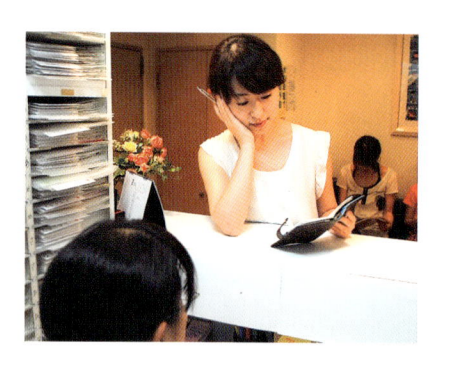

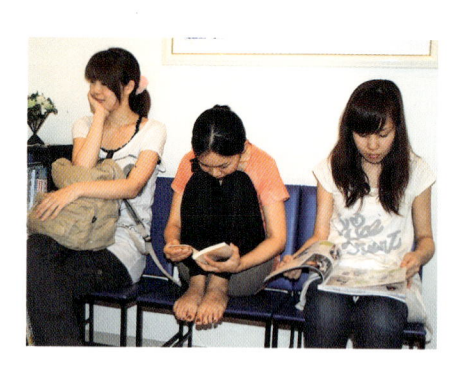

図1A-2
診療室でよく見られる態癖

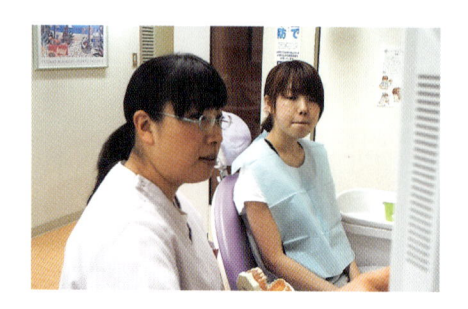

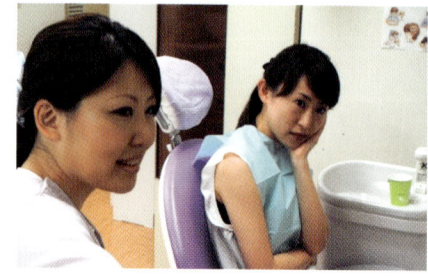

態癖──力のコントロール

図1A-3

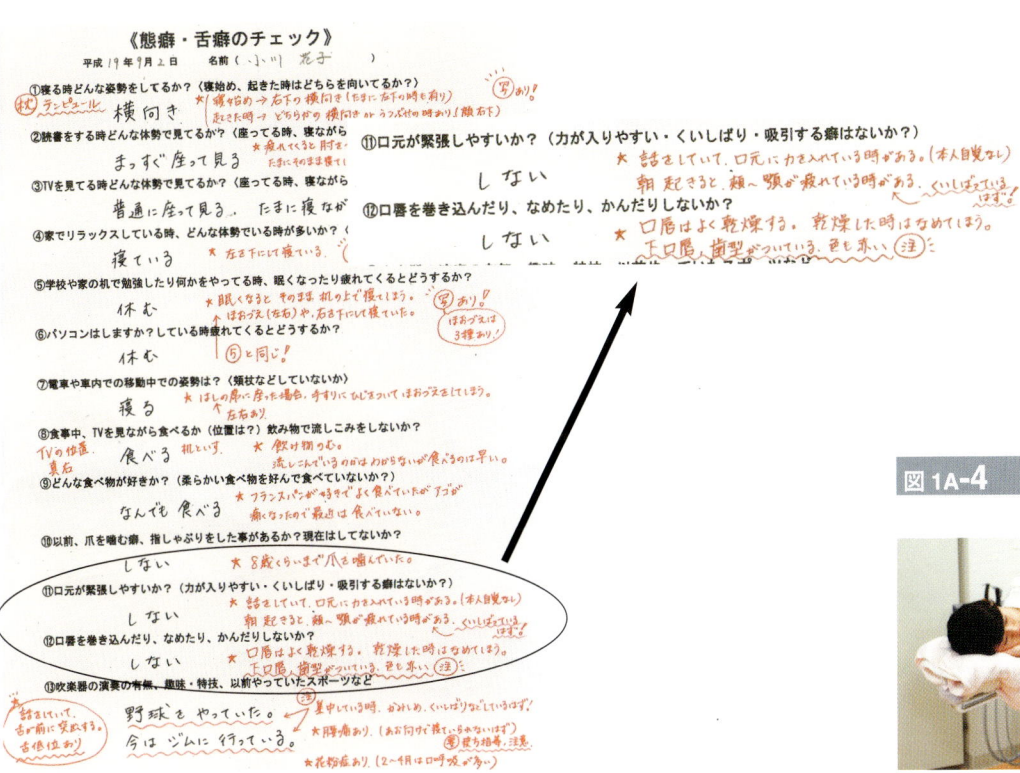

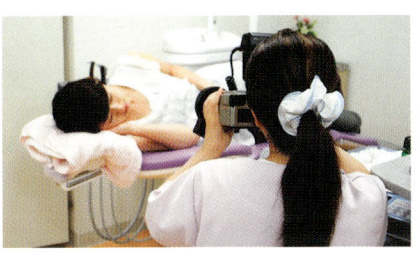

図1A-4

ii) 態癖チェックシートの活用（図1A-3）

　態癖の問診時に聞き漏らさないように，質問票（態癖チェックシート）を活用する．筆者が使っている態癖チェックシートは，図1A-3のように13項目の質問からなっている．態癖チェックシートを用いることにより，

① 態癖について説明して，理解してもらう
② 次回来院時までに詳しく記入してきてもらう
③ 記入していただいた事柄について細かく問診する
④ よくないところに印をしてコピーを渡す（双方が同じものをもっておく）

iii) 態癖の写真を撮る（図1A-4）

　態癖の写真撮影は，患部の撮影，口腔内の規格撮影以上に，撮影には良好な信頼関係を必要とする．一見，信頼関係があるようでも，患者さんが照れて実際の態癖をそのまま演じてくれないことがある．態癖は漠然とではなく，癖のとおりに正確に再現してもらう必要がある．このため，態癖写真撮影に際して，撮影の目的をはっきりと伝える必要がある．

撮影の目的：

- 態癖と歯列の歪みは，しばしば正確な対応関係にある．その事実に気づくことが，態癖改善の優れたモチベーションとなる
- 歯，歯列，顎位にどのような影響が出ているかを正確に記録し，診査資料とする
- 時間が経過すると（たとえばリコ

107

4. 力のコントロール──臨床の手引き

1) 日常診療と態癖指導

ール時), 患者さん自身が態癖を忘れていることがある
- 態癖は変化するので, あいまいな記憶ではなく, 正確な記録が重要

iv) 態癖指導

チェックシートの結果をもとに指導を行うが, 次の点に注意する.
- 態癖は, 無意識の癖や姿勢なので, まず態癖を認識してもらう
- 悪習癖を「改めるべき悪いこと」だと指摘すると患者さんのストレスになって, 必ずしも改善につながらない. 態癖によって引き起こされる直接の弊害, 間接的影響について症例写真などを使って説明し, モチベーションを与える
- 態癖と関係する場所に「態癖シール」(図 1-5)を貼るなど, モチベーションを持続させる工夫をする
- 家族や周囲の人の理解を得て, 協力を仰ぎ, 長期にわたって取り組んでいく
- 患者さんと医療機関の役割, 責任を明確にする

頬杖, 睡眠態癖, 口唇・舌癖の指導時の留意事項は, 次のとおりである.

図 1A-5
態癖シール使用方法, 目的

態癖は数年または数十年続けている生活習慣であり, 患者さん自身に態癖を行っている自覚, 意識が低い. そこで, 態癖シールを目立つ所に貼ってもらい, 自覚してもらうために使用する. たとえばパソコン使用時, 勉強中などに頬杖をする場合はモニターや机のはじに貼ったり, 睡眠態癖で横寝の患者さんは, 横寝したがわ, たとえば右下寝であれば右の壁やベットから見えるところに貼り意識してもらう. 腰痛がある患者さんはどうしても横寝のほうが楽なのでやめることが難しい. "正しい寝方"は仰向けに寝ても, 腰の負担を軽減する姿勢で, 分かりやすくするために図解シールとして渡している.

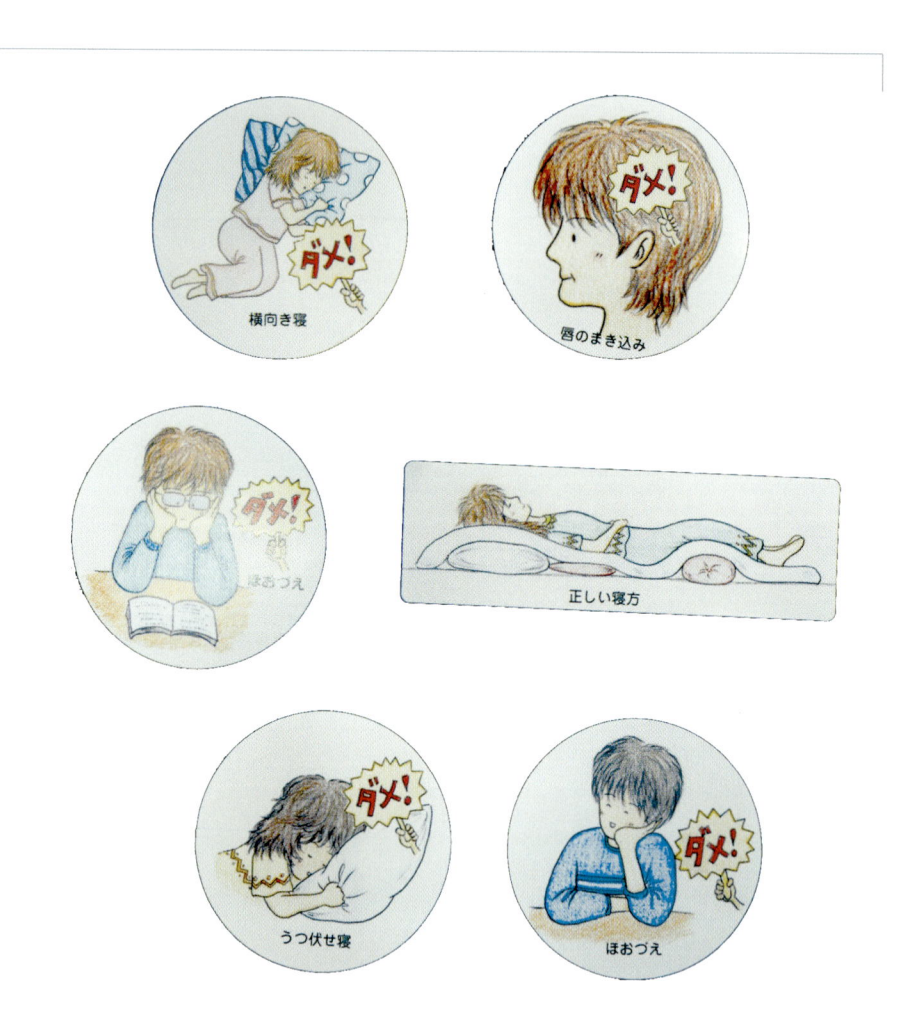

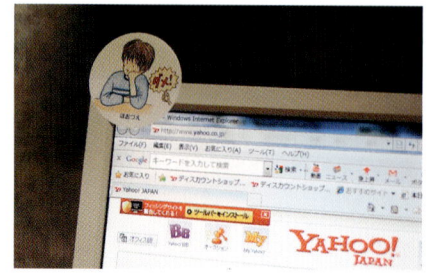

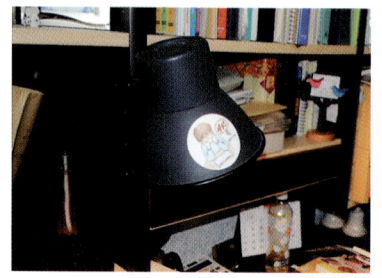

態癖──力のコントロール

頰杖に対する指導

- 頰杖が歯やアゴに弊害をもたらす癖であることを認識してもらう
- 周囲の人に頰杖を見つけたら注意してもらうように指導する
- 頰杖が無意識にできないような工夫をする（例：PC 操作時に左手で頰杖をする人の場合には，左手に何か持ってもらう）

睡眠態癖に対する指導

- 睡眠態癖は，その弊害を理解すれば，ある程度改善することがあるが，完全にやめることは困難である
- 仰向けに寝ることが好ましいが，妊娠，腰痛，不眠などのさまざまな理由で，どうしても横向きになる場合があるので，枕の当て方，材質などを工夫する
- 枕の材質はもみ殻，そば殻のような形態が変化しやすいものが好ましい．低反発性の枕は，横寝，うつ伏せ寝で用いてはならない

口唇癖，舌癖に対する指導

- 口唇を巻き込む（舐める）人は口唇が荒れ，そのために口唇を舐める悪循環を繰り返すので，リップクリームをこまめに用いるとよい．おいしくない軟こうはさらに効果がある．
- 口唇の力が強く，締め付けてしまう人にはリップバッファー（歯と口唇の間に軽く空気をためる）を指導する
- 舌癖に対しては，舌の位置と動きを訓練する筋機能療法が有用

1) 日常診療と態癖指導

咬合療法チェックシート

Keywords
全身単位
顔面単位
歯列単位
歯牙単位

上谷 智哉
●うえたに ともや

全身単位

項　目	【所　見】
（正面・背面）全体から見える Extra Oral Pressure ① 首（傾き） 肩（傾斜・回転） 手の長さ （側面）体軸のズレ ・目線の位置 ⓑ ・首（頭）の前傾 ⓐ	首が左から出て，頭も左傾斜している 右肩が下がって，右肩が後ろに回っている 首が前傾している

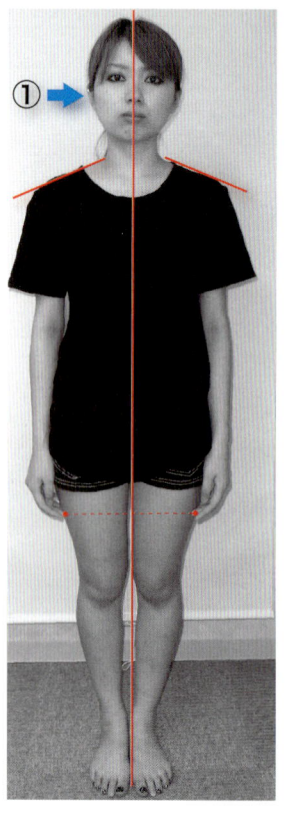

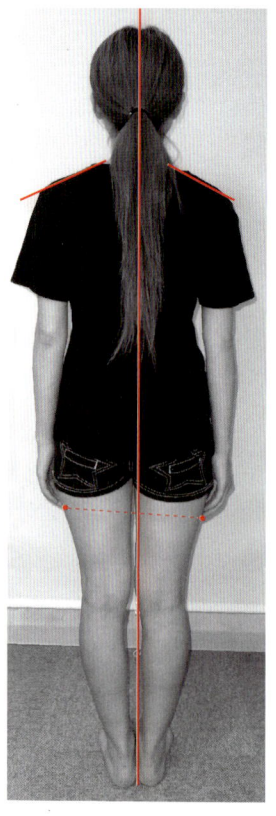

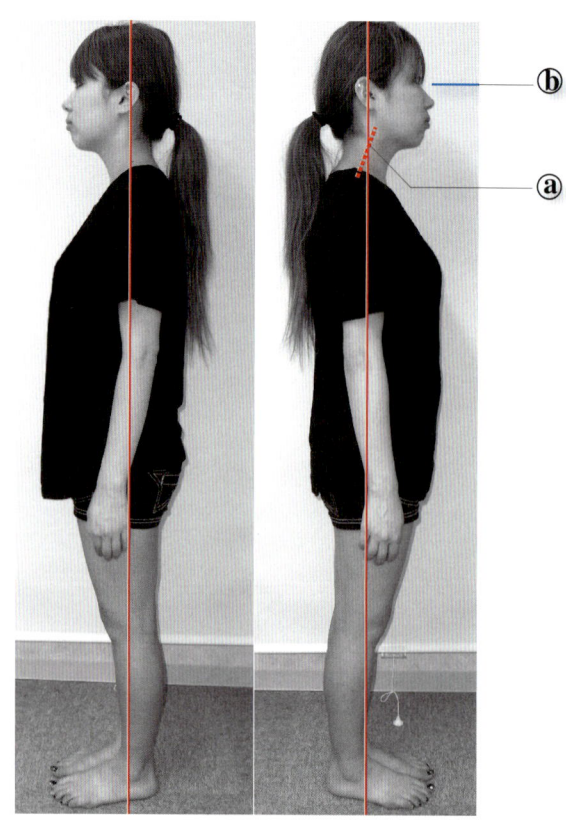

態癖──力のコントロール

顔面単位

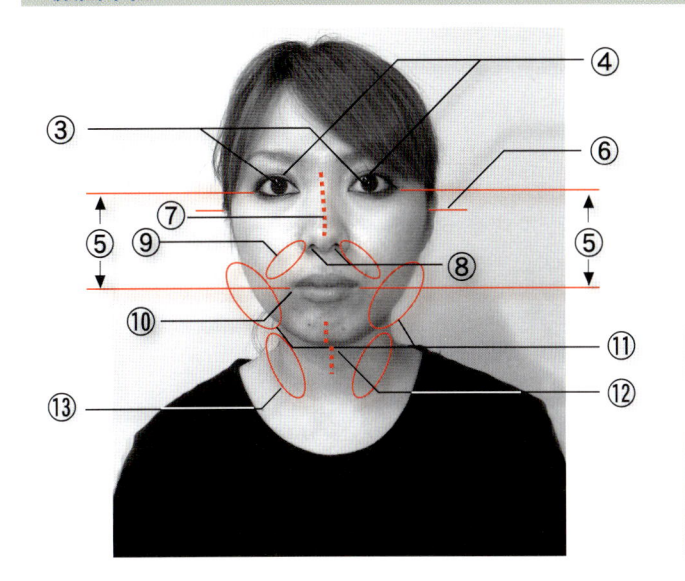

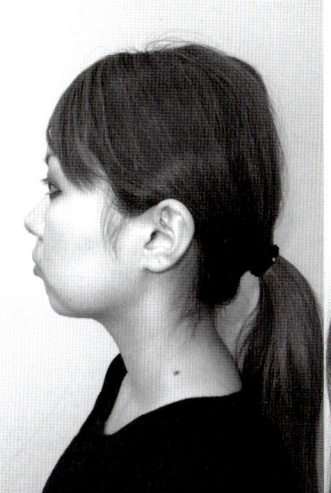

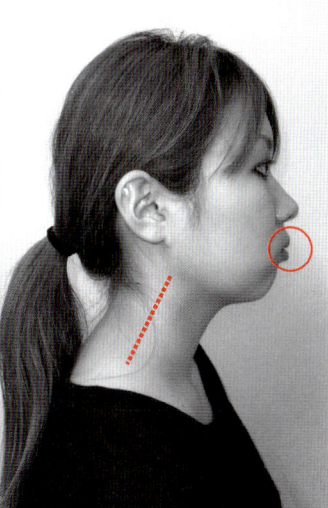

項　目	【所見】
患者さんの雰囲気	ドリコ〜メゾの中間
Facial Type（筋肉・骨格）	コンベックスタイプ
Skeletal Pattern（プロファイル）	首が左から出て頭が左傾斜している→右からの態癖が疑われる（睡眠態癖）
対称性（歪み・非対称）----------② Extra Oral Pressure	人中に対して上顎正中 2mm 右，下顎 2mm 左
人中と歯列の正中のズレ	真ん中
黒目の位置 ----------③	右目閉眼傾向
左右の閉眼傾向 ----------④ （左右の位置の差）	左側の垂直顎間距離が短い
顎間高径差 ----------⑤ （眼瞼と口角の距離の左右差）	
耳珠の高さ（左右差）----------⑥	右に彎曲
鼻先の向き（上下向きも）----⑦	とくになし
鼻穴の大きさ・上下向き----⑧	
鼻翼の上がり具合（左右差）	左側鼻唇溝深い（左側への偏位疑わせる）
鼻唇溝の深さの違い ----------⑨	右が左より高い
（口唇）口角の位置 ----------⑩	とくになし
口唇圧	
厚さ（上唇・下唇）	なし
口唇周りの黒ずみ（上唇・下唇）	両方にあり，左側エクボ深い
エクボの有無	右側の咬筋の張り（右噛み癖）
咬筋の左右差（噛み癖の有無）----------⑪	右側偏位
下顎の偏位（顎先と首の位置）----------⑫	あり
下顎の首への影（首の前傾）	なし
胸鎖乳突筋の張り ----------⑬	

111

4. 力のコントロール——臨床の手引き

1) 日常診療と態癖指導

顎関節単位

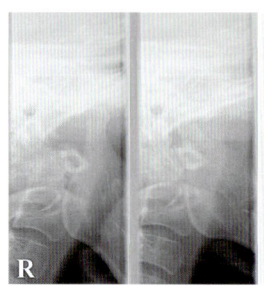

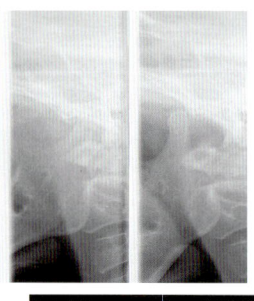

ICPとMOの顎関節パノラマ4分割（シュラー氏法顎関節規格写真が望ましい）
ICPでは左側の下顎頭が右側に比べて後方に認められる
左側の方が後方の関節空隙狭い
左側の下顎頭に吸収と思われる不鮮明な像が見られる
MO時の関節結節との位置関係を診査する．

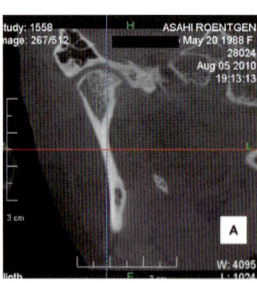

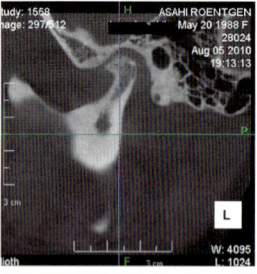

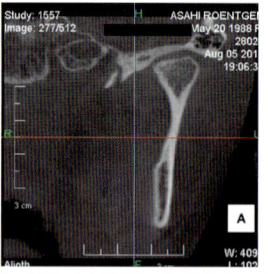

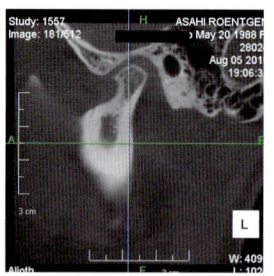

左側顎関節の前頭断および矢状断
前頭断より左側下顎頭の吸収みられる

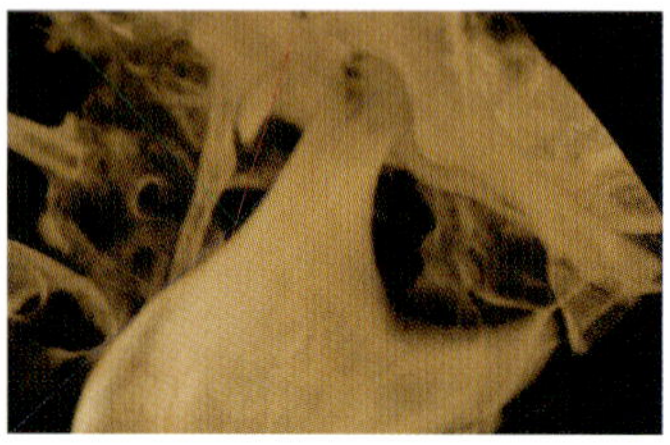

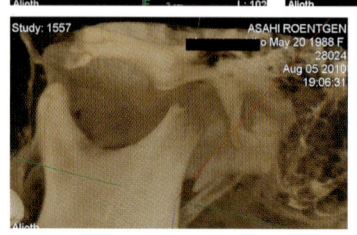

項　目	【所　見】
雑音有無・種類 どの位置で音がするか？　回数	10年以上前から左側顎関節に雑音 開口時左側に偏位しながら開口し，最大開口直前に左側顎関節にクリック音（カクン） 閉口時にはクリック音認められない．→左側は陳旧性の復位性関節円板前方転位の疑い．
開閉口時の偏位と開口量 　痛みとの関係	顎関節疼痛なし（痛みの既往なし） 開口量 48mm
X線所見（顎関節空隙・下顎頭の形・鮮明度・窩の形）	
CT画像，MRI	

咬合単位

項　目	【所　見】
種々の不正咬合（不正咬合の分類）	II級1類　（歯性の両顎前突）
挺出圧下	きゅうくつな咬合
咬合平面　　　　　　　　　　──①	咬合平面左上がり
歯列単位で嵌り込んでいないか （きゅうくつな咬合，ルーズな咬合）	歯軸が舌側へ傾斜 左側の歯頸部間距離が短い
左右の側方彎曲は	
スピーカーブは　　　　　　　　──③	
オーバージェット・オーバーバイトは （均一か？　連続性あるか？　適切か？	
正中	
歯軸傾斜　　　　　　　　　　──④	
左右歯頸部間距離の差　　　　　──⑤	
的確なABCコンタクト・対合関係にある 　隆線細部は凸と凸の関係か？	

112

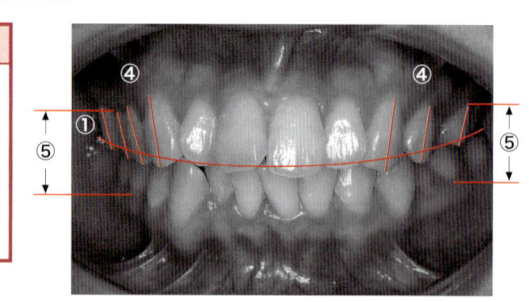

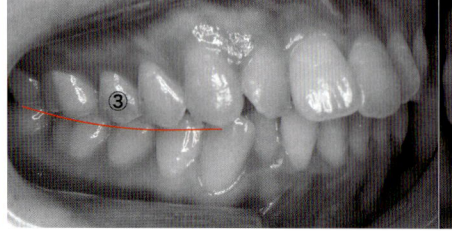

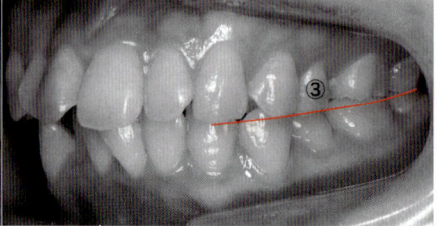

態癖──力のコントロール

歯列単位

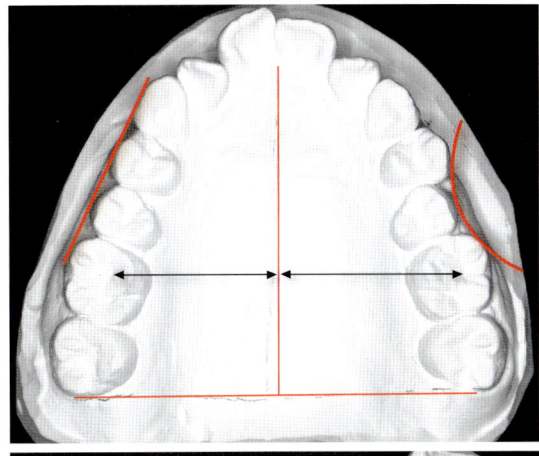

項　目	【所　見】
歯列の大きさ，上下のバランス	（上顎）
歯列の狭窄・直線化・U/V/BOX型/陥凹型（態癖の存在の予測する　なぜこういう歯列になったか？）	歯列の狭窄
	V字型歯列
	右側ストレート（睡眠態癖を想像させる）
中心裂溝の連続性　左右対称性	左側凹型（頬杖を想像させる）
連続性のある咬合面展開角になっているか？	
	（下顎）
	歯列の狭窄
	右側ストレート（睡眠態癖）
	左側凹型

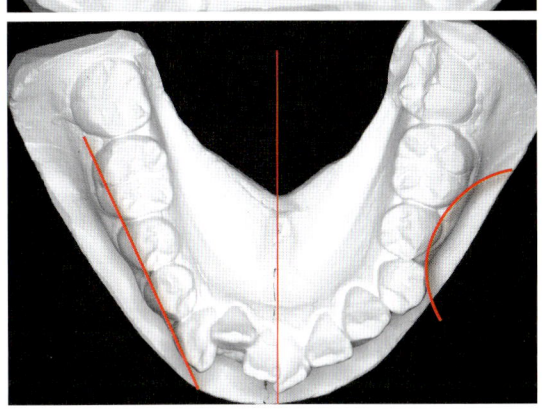

歯牙単位

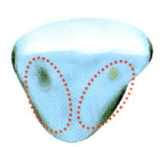

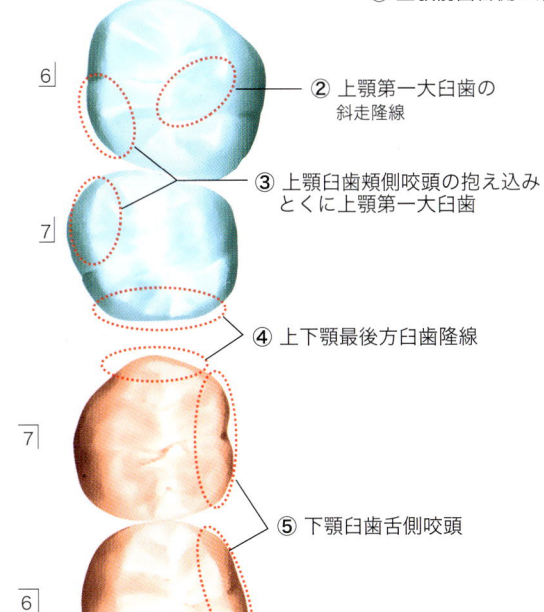

① 上顎前歯舌側の厚み
② 上顎第一大臼歯の斜走隆線
③ 上顎臼歯頬側咬頭の抱え込み　とくに上顎第一大臼歯
④ 上下顎最後方臼歯隆線
⑤ 下顎臼歯舌側咬頭

項　目	
歯の形態・摩耗（チューイングの予測・先天的形態）（上顎第二大臼歯の舌側巨大咬頭化など）	①
歯軸の傾斜，挺出	
咬合面形態（はまり込み・ルーズ，グループは十分か　生理的なオクルーザルテーブル）	
DCSのある歯は？	
深い窩の存在（カリエス・不良補綴など）	
上顎前歯舌側の厚み（顎位への影響，極端な結節・隆線）	
上顎臼歯部頬側咬頭抱え込み（とくに6）ガイドの過剰	③
上顎6の斜走隆線（後方の干渉）	②
下顎臼歯部舌側咬頭（C斜面の抱え込み）：非作業側の干渉・きゅうくつな咬合	⑤
上下顎最後方臼歯部隆線(咬頭)：後方の干渉	④

4. 力のコントロール──臨床の手引き

1) 日常診療と態癖指導

歯周単位

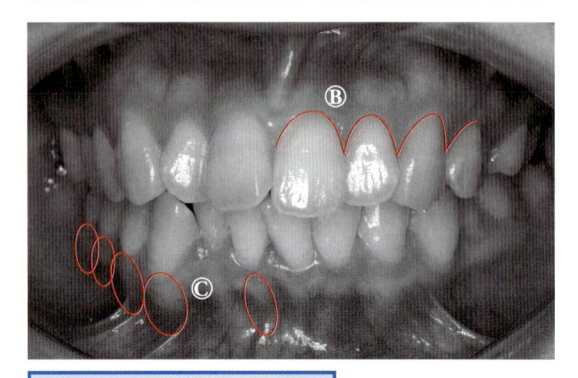

項　　目	
歯肉の厚さ，薄さ	Ⓐ
歯頸ライン，歯肉厚さ	Ⓑ
歯肉の形の豊隆	Ⓒ

態癖

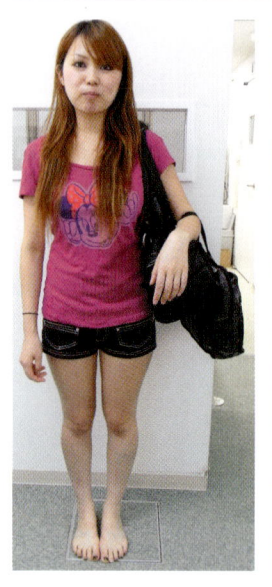

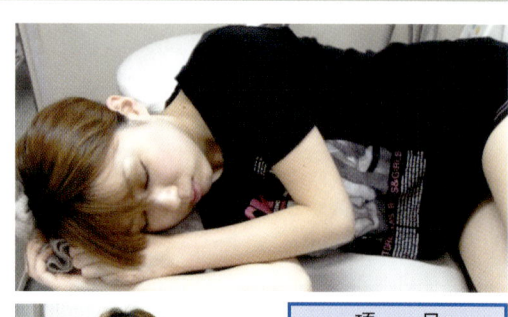

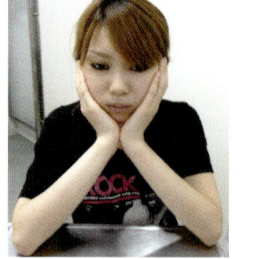

項　　目
睡眠態癖
頬杖
口唇の巻き込み
仕事によるもの
趣味によるもの
その他

セファロ／パノラマX線／デンタルX線

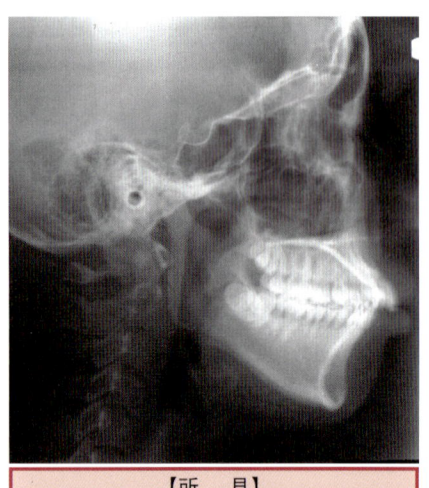

【所見】

SNA	80°	FMA	35°
SNB	74°	IMPA	95°
ANB	6°	II	100°
U1toSN	122°	GO	129°

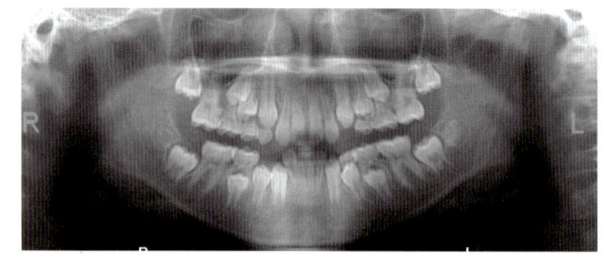

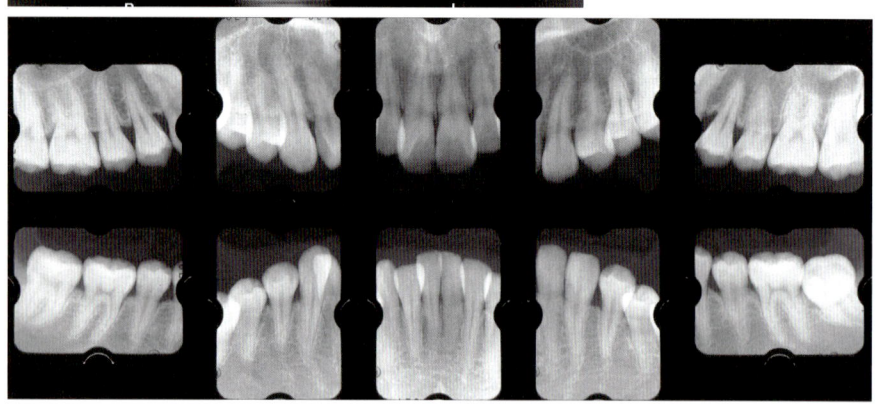

【項　　　目】

(セファロ)
SNA
SNB
ANB
U1toSN
FMA
IMPA
II
GO
頸椎の彎曲や気道の幅も観察する

(パノラマ)
下顎頭の形（左右差）
下顎枝の長さ（左右差）
下顎下縁の切痕の深さ（咬筋の強さと関係する）
歯牙・歯周組織の診査

(デンタル)
炎症の診査（う蝕・根尖病変・歯周疾患等）
外傷像の有無・骨吸収の有無・歯槽硬線の有無
比較により歯牙の移動の診査

態癖──力のコントロール

口腔内から態癖を推測する（平野健一郎）

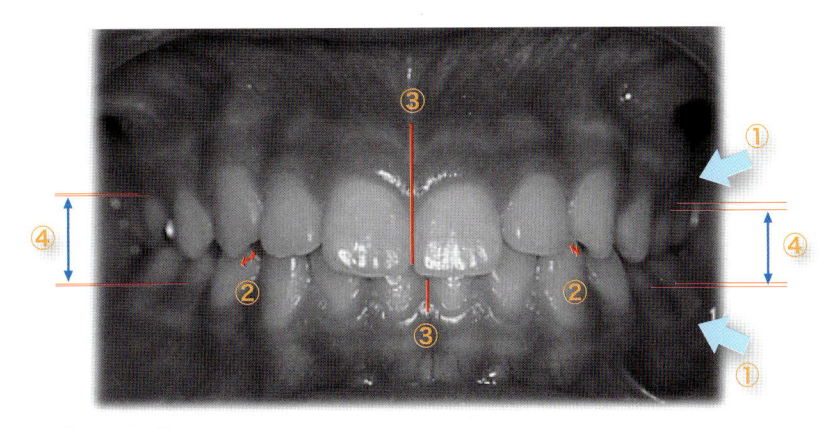

① 左の頬杖
$\frac{3-7}{3-7}$ の舌側傾斜によって咬合が緊密になっており，それが下顎の左偏位と低下をもたらす．

② オーバージェットが $\frac{3}{3}|$ に比べて $|\frac{3}{3}$ が小さい

③ $\overline{1|1}$ 正中の左偏位

④ 左側の歯の圧下および左側のクレンチング
この両者は鶏と卵の関係だが，いずれにしても結果的に正中の左偏位などの所見とも，総合して下顎の左偏位と低下がもたらされた．
ちなみにこの症例は左側の顎関節症 IIIa である（MRI にて確定診断）．

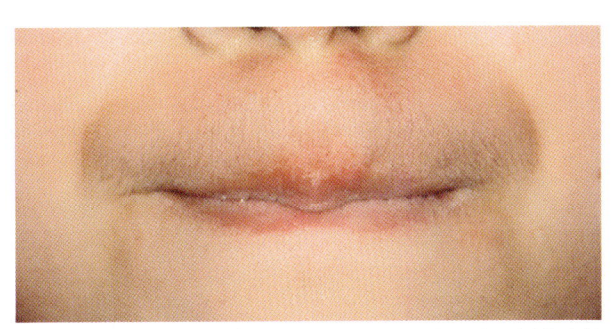

強く口唇を絞る行動を繰り返している．こうした口唇力は前歯を舌側移動させ，前歯部咬合関係の緊密化（オーバージェットの減少）をもたらす．
それが限度を超えると下顎後退へとつながり，ひいては顎関節症の誘因となる場合もある．

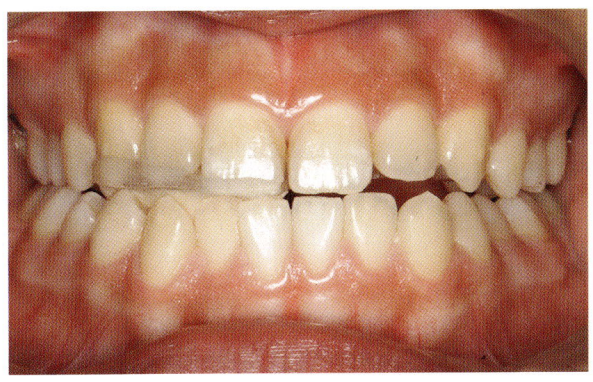

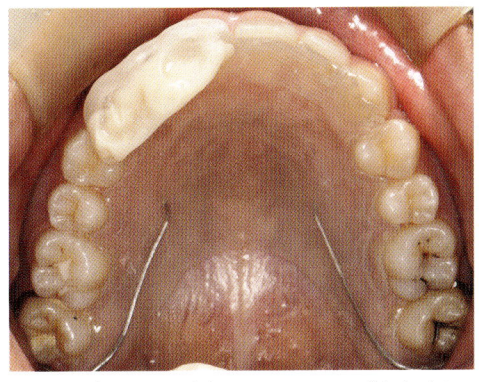

態癖の注意を繰り返し，$\underline{321}|$ にテーブルを付けたリポジショニングスプリントで左側のクレンチングをなくし，下顎の左偏位を解消したところ，顎のだるさが消失し，クリック音も消失した．

4. 力のコントロール──臨床の手引き

1) 日常診療と態癖指導

低反発枕（大石恒子）

もとむら歯科の患者アンケート（2009年7月）によれば、アンケート回答者の32％の人が低反発枕を使った経験があると答えています．低反発枕は、仰向けに寝るためにつくられていますが、これで横向き寝や、うつぶせ寝をすると、歯が動きます．

体のバランスを保つためには、歯や顎に力をかけないように、できるだけ仰向け寝をすることがいいと、私たちは考えています．しかし、仰向け寝がいいとはいっても、一晩中仰向けで寝ることはできません．

睡眠中、人によりますが、一晩のうち20回以上も寝がえりを打つといわれています．寝返りには、体位を変えることで、血液、リンパ液の循環を良くし体重によって圧迫された部分の痛みをやわらげる、体温調整をする、放湿するなどの、重要な役割があります．睡眠姿勢や、寝具の条件として、寝返りが楽にうてることが重要ともいわれています．

低反発枕は、寝返りがしにくいことに加えて、頭を当てた時の皮膚の感触がやわらかいので、圧迫感が感じられず、長時間同じ体勢をとりやすいことが弊害を大きくしていると考えられます．

低反発枕で、頬を枕に当てて横向き寝をしているケースでは、臼歯の、内方、前内方への傾斜が起こりやすく、歯根露出、知覚過敏、歯周組織の骨吸収、インレーなどの脱離が認められることがあります．また、歯の動きが早く、そのために咬合の不調和が起こりやすいためか、顎関節症状を引き起こしやすいようです．

		アンケート合計	低反発枕を使用したことがある 合計	症状あり	症状なし	低反発枕を使用したことがない 合計	症状あり	症状なし
〜10代	男性	5	0	0	0	5	0	5
	女性	5	1	0	1	4	1	3
20代	男性	10	3	1	2	7	1	6
	女性	23	11	4	7	12	6	6
30代	男性	16	4	2	2	12	6	6
	女性	20	10	7	3	10	4	6
40代	男性	13	4	0	4	9	2	7
	女性	19	8	6	2	11	4	7
50代	男性	8	2	1	1	6	4	2
	女性	28	7	3	4	21	7	14
60代	男性	8	2	0	2	6	1	5
	女性	16	5	0	5	11	1	10
70代〜	男性	5	1	0	1	4	0	4
	女性	19	5	2	3	14	1	13
合計		195	63	26	37	132	38	94

男性	65	16	4	12	49	14	35
女性	130	47	22	25	83	24	59

態癖——力のコントロール

　低反発枕を使った経験があるか，顎関節症の3徴候（関節雑音，疼痛，開口障害）のうちいずれかの症状があるか，当医院の受診患者（5歳以上対象に無作為に）アンケート調査をしました．

　以上の結果から，低反発枕の使用は顎関節症状発現への影響があることが示唆されます．低反発枕使用者は，女性に多いのですが，女性の使用経験者で，顎関節症状の3徴候が発現しやすいことがわかります．

　肩こりなどの症状があるから低反発枕を使っているとも考えられますが，臨床的には，低反発枕をやめて，低めの枕を使用し，できるだけ仰向け寝をして，横を向く時も，枕を顔面に当てないようにすることで，顎関節症状が，緩解することが考えられます．顎関節症の治療初期に，枕の種類と使い方を問診し，指導することは，治療において有効であると思われます．

　もとむら歯科では、態癖の問診時に、枕の材質、高さなどを併せて問診し、次のようにアドバイスすることで、顎関節症の症状軽減に効果をあげています．

- 頭が沈み込まない材質の，低めの枕（たとえば，バスタオル2枚を折り畳んで4〜5センチの高さにしたもの）を使用して，なるべく上向き寝をします．
- 横を向く場合には，枕は頭に当てて，顔を枕や腕などに押しつけないようにしましょう．
- 寝返りを打つのは眠りが浅いときなので，顔に枕や腕を当てていると，普段から意識していれば気づきます．

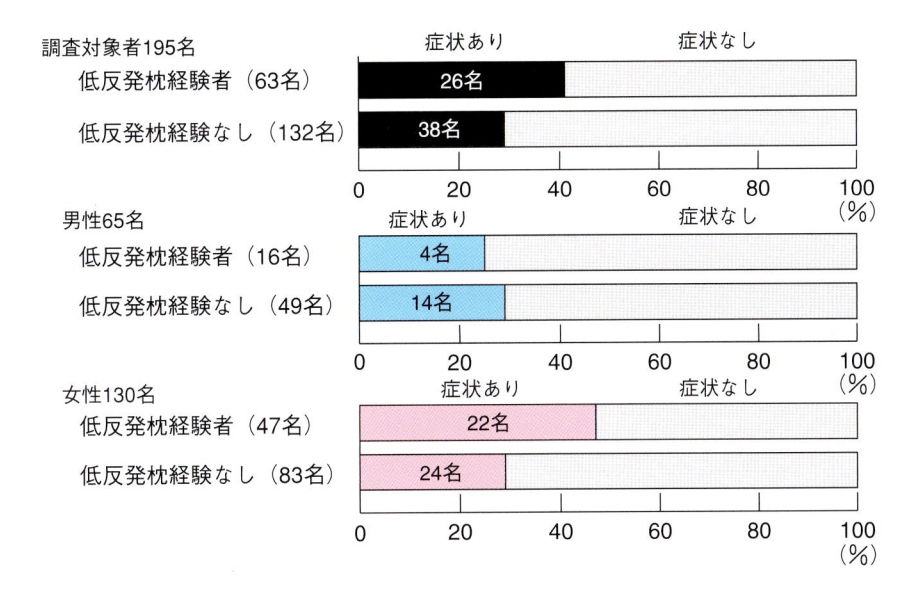

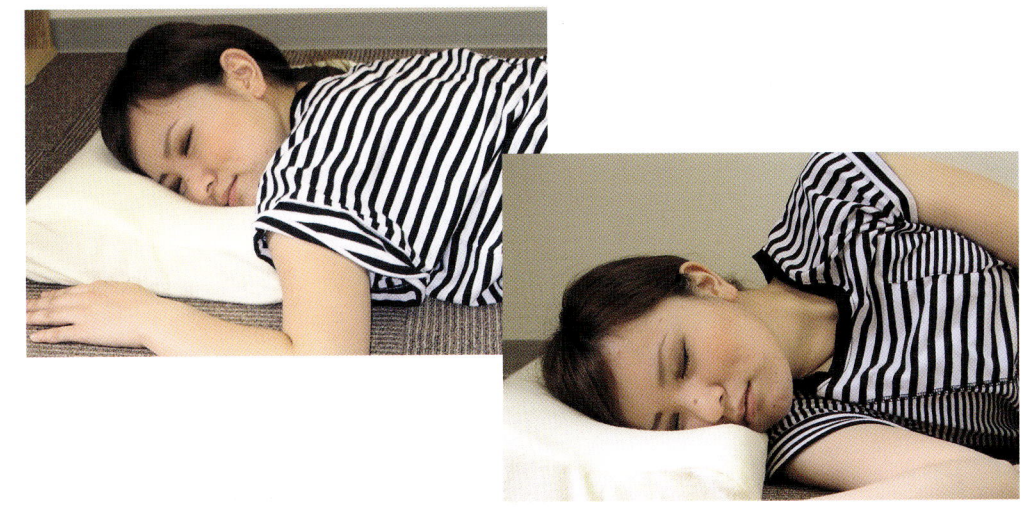

調査対象者195名
低反発枕経験者（63名）：26名
低反発枕経験なし（132名）：38名

男性65名
低反発枕経験者（16名）：4名
低反発枕経験なし（49名）：14名

女性130名
低反発枕経験者（47名）：22名
低反発枕経験なし（83名）：24名

117

2) 基本治療としての力のコントロール

「力のコントロール」と「炎症のコントロール」は車の両輪

Keywords
力のコントロール
炎症のコントロール

筒井 照子
●つつい てるこ

　「プラークコントロール」は口腔疾患の予防，治療，メインテナンスケアのもっとも重要な要素と位置づけられているが，咬合という口腔器官独特の機能を考えるとき，「プラークコントロール」と並んで「力のコントロール」の大切さを理解する必要がある．「力のコントロール」は，「プラークコントロール」とならんで，口から始まる身体全体の健康維持の入口に位置づけられるべきものである．

　言わずもがなのことだが，咬合は全身の機能のひとつであり，口腔のバランスが壊れることによって全身が歪み，全身が歪むことによって咬合が壊れていく．

　う蝕と歯周病は，20世紀末には，ほぼコントロール可能な疾患になったが，それだけでは到底，生涯にわたる口腔の健康を維持することはできない．子どもたちのう蝕のコントロールは目覚ましい成果を挙げているが，視野を歯の表面から歯列・咬合・口腔周囲・姿勢へと拡げてみると，う蝕のコントロールにもかかわらず，口腔内は決して健康な状態にはなっていない．細い顎に狭窄した歯列をもつ子どもが増加し，顔が細くなるのに伴って叢生も反対咬合も増えている．さらに高齢で自分の歯をもつ人が増えたことも，口腔にかかわる「力」の問題を難しくしている．口腔からさらに視野を拡げて，全身の姿勢，生活習慣まで含めたときに，口腔にかかわる「力」が手の内に入る．

　歯周炎の治療において，その主たる病因である歯周病原性バイオフィルムの除去が何よりも優先されるように，破壊された咬合の回復においても，修復を繰り返すのではなく，破壊の原因を紐解くところから始めなければならない．破壊の原因を考えずに修復をしても，再び同様な破壊を繰り返すに過ぎない．

　「力のコントロール」と「炎症のコントロール」は，健康を支える車の両輪であり，もっともベーシックな歯科の基本治療である．

2) 基本治療としての力のコントロール

態癖の改善で，炎症も顎位も咬合も劇的に変化する

Keywords
力のコントロール
炎症のコントロール
下顎側方偏位（機能的）
開咬（成人）（機能的）

小川 晴也
●おがわ はるや

態癖指導による前歯反対咬合と同部辺縁歯肉の炎症の改善

図2Aは，3歳11ヵ月の女児であるが，習慣的な頬杖や睡眠態癖，さらに低位舌や口呼吸の原因となる猫背の姿勢（肩が前方に位置する姿勢）を改善する努力を行わせた結果，態癖の改善だけで歯列や咬合状態が改善した．

図2Bは，左側側切歯のクロスバイトを主訴に来院した9歳の男児だが，

図2A
年　齢：3歳11ヵ月，女児
初　診：2005年11月

態癖指導のみを1年間

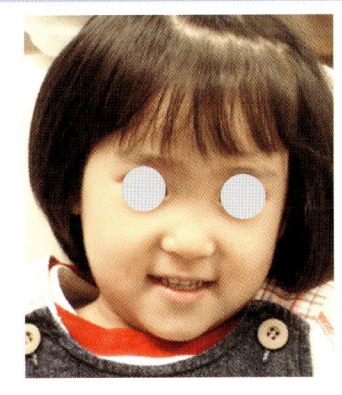

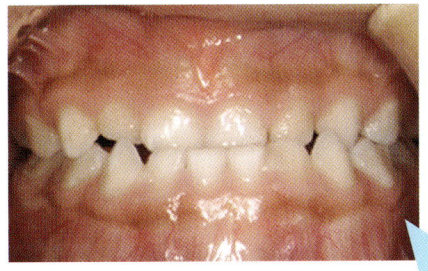

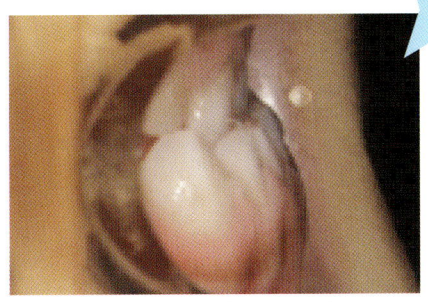

3歳11ヵ月（2005.11.6） 　　　4歳11ヵ月（2006.11.11）

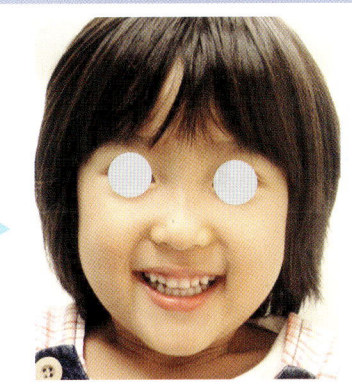

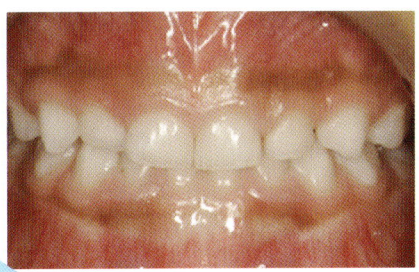

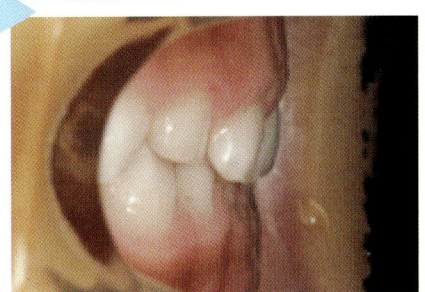

うつ伏せ寝と猫背の習慣をもっていた3歳11ヵ月の女児．
乳歯列反対咬合の症例で，態癖を改善する努力をしてもらっただけで，1年後に来院されたときには，クロスバイトの改善が認められた．
初診時に猫背気味であった姿勢にも改善が認められ，鼻呼吸の習慣がついてきたという．

4. 力のコントロール──臨床の手引き

2) 基本治療としての力のコントロール

うつ伏せ寝，頬杖の習癖があった．これを徹底して改善する努力をしてもらい，1年ごとに経過観察を行った．積極的な矯正治療は一切していないが，咬合の改善が認められた（図2B-b～d）．

さらにクロスバイトのある|2 の辺縁歯肉には，著明な炎症があったが，プラークコントロールは改善していないにも関わらず，年を追うごとに歯肉の炎症に改善が認められ，2年後の経過観察時には歯肉の炎症は，ほぼなくなっていた（図2B-e～g）．「態癖の改善」という力のコントロールが，歯の位置や外傷，プラークの停滞あるいは自浄性などに影響を与えた結果であろう．「力のコントロール」が歯周疾患に対する重要な意味をもつことが示唆される．

態癖指導による側方クロスバイトと顔面の変形の改善

小児期の態癖は，しばしば気づかれないうちに重篤な成長の障害になり，顔面の変形をもたらすことがある．図2Cは，5歳の男児で，初診時には下顎の左側偏位と左側臼歯群のクロスバイトのために下顔面が著しく歪んでいた．習慣的な頬杖，うつぶせ寝の癖があったので，これを改善する努力をした結果，2ヵ月後の2回目の来院時，歯列の正中の偏位と左側臼歯部のクロスバイトが改善した（図2C-b）．この下顎偏位をそのままに成長した場合には，重篤な顔面の変形をきたすことになったであろう．

このように態癖によって，重大な下顎の偏位がもたらされることがあるが，原因を診断して改善することができれば，偏位は容易に改善する．

図2B
年　齢：9歳7ヵ月，男児
初　診：2005年7月

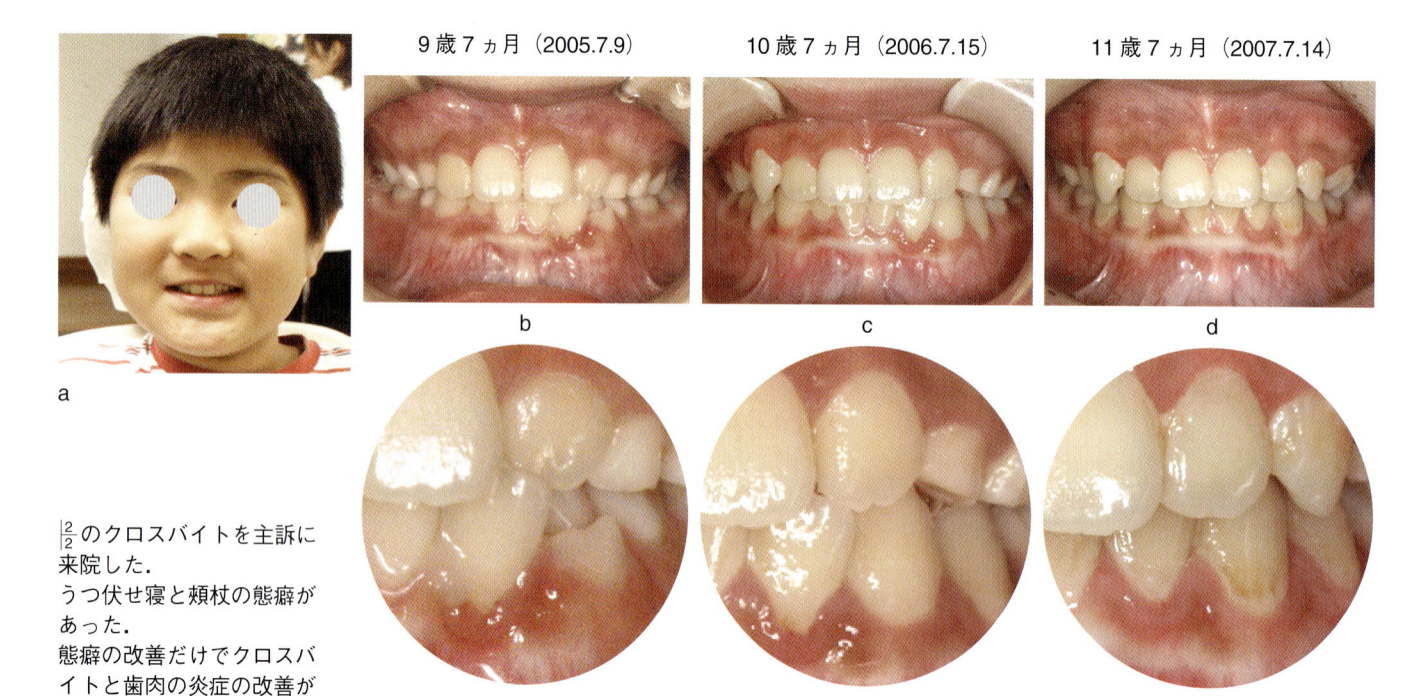

9歳7ヵ月（2005.7.9）　　10歳7ヵ月（2006.7.15）　　11歳7ヵ月（2007.7.14）

a

|2/2 のクロスバイトを主訴に来院した．
うつ伏せ寝と頬杖の態癖があった．
態癖の改善だけでクロスバイトと歯肉の炎症の改善が認められた．

b　　c　　d

e　　f　　g

態癖——力のコントロール

図2Dの女児（10歳）は，類似の例だが，右側臼歯部がクロスバイトで上下歯列の正中にも偏位が見られた．習慣的な頬杖，横向き寝を改める努力をした結果，14ヵ月後の来院時，歯列の正中の偏位と右側臼歯部のクロスバイトは改善した（図2D-b）．

図2C

年　齢：5歳2ヵ月，男児
初　診：2008年5月

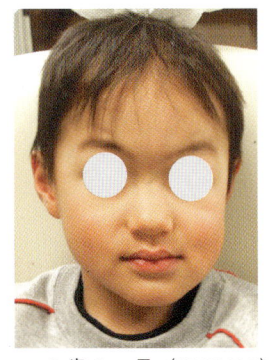

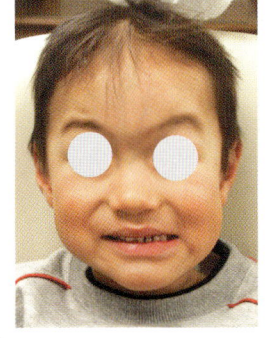

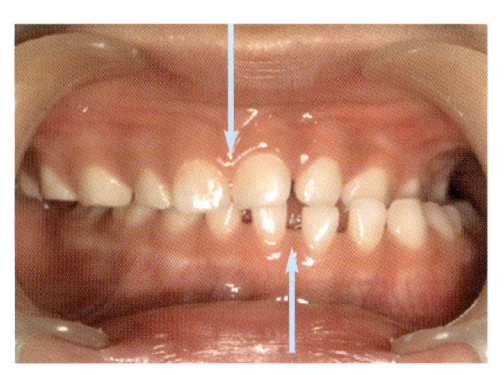

a　5歳2ヵ月（2008.5.2）

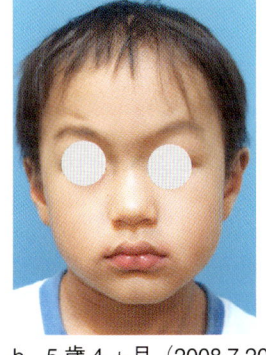

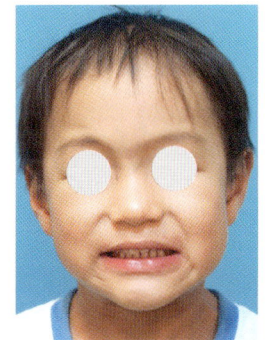

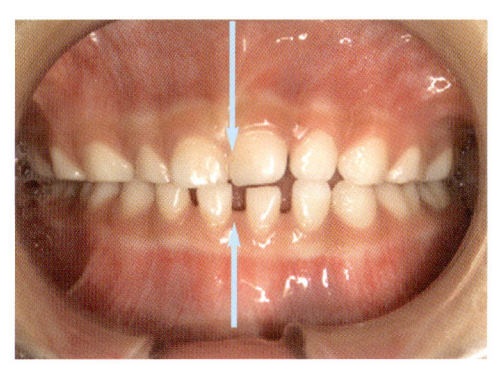

下顎の左側偏位と左側臼歯のクロスバイトのために，下顔面が著しく歪んでいた．頬杖とうつ伏せ寝の習慣を改めるだけでクロスバイトとともに下顔面の歪みも解消した．

b　5歳4ヵ月（2008.7.20）

図2D

年　齢：10歳1ヵ月，女児
初　診：2005年5月

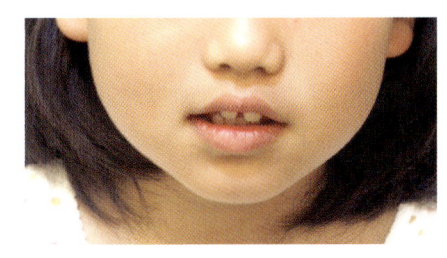

下顎の右側偏位があったが，頬杖と横向き寝の改善で解消した．

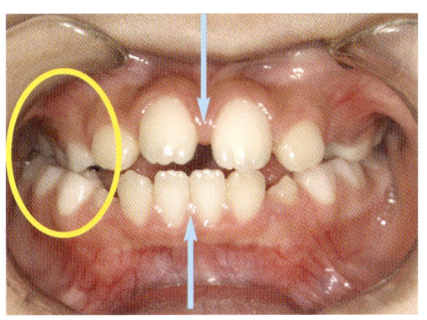

a　初診時（2005.5.15）

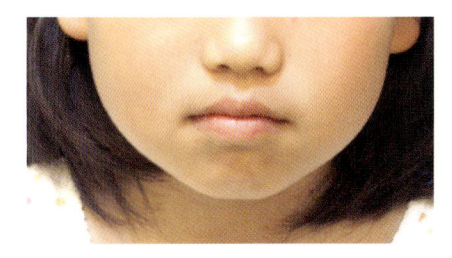

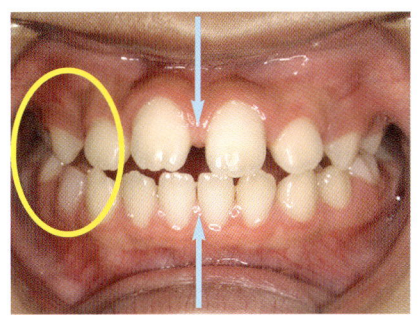

b　2回目の来院．初診から14ヵ月経過時（2006.7.29）

121

4. 力のコントロール──臨床の手引き

2) 基本治療としての力のコントロール

何らかの原因で下顎が押し込められたオープンバイト

態癖による顎位の変化は，成人の場合には咬合違和感やTMD症状を引き起こすことがある．図2Eの男性（初診時18歳11ヵ月）は，「前歯が噛み合わず，アゴがガクガクする」といって来院した初診時には，オープンバイトを呈していた．このような咬合状態に対して，原因を考察せずに臼歯の削合調整をしたり，抜歯矯正に着手してはならない．まず下顎を押し込めている何かの原因を解消することが優先されなければならない．

この青年は，基本治療として，習慣的なうつ伏せ寝，頬杖を改善する努力をした結果，動的矯正治療は一切行っていないにも関わらず，半年後の2回目の来院時にはすでに咬合の変化が明らかに認められた（図2E-b）．後方に押し込められていた下顎が，態癖の改善により1年後の3回目の来院時にはかなり前方に位置を変えたのである（図2E-c）．

図2E
年　齢：18歳11ヵ月，男性
初　診：2005年11月

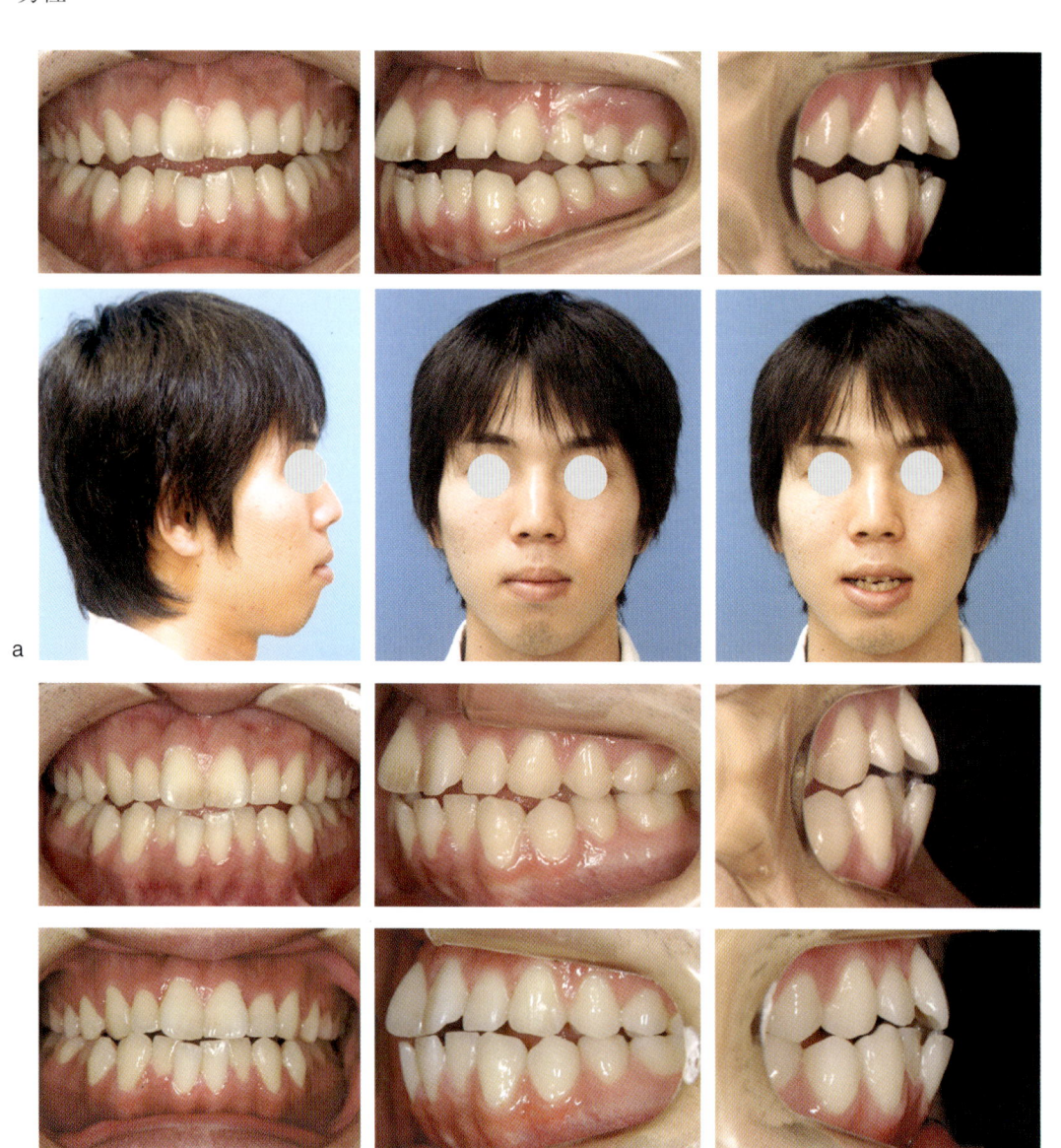

a

b　6ヵ月後（2006.5.17）

c　1年後（2006.11.20）

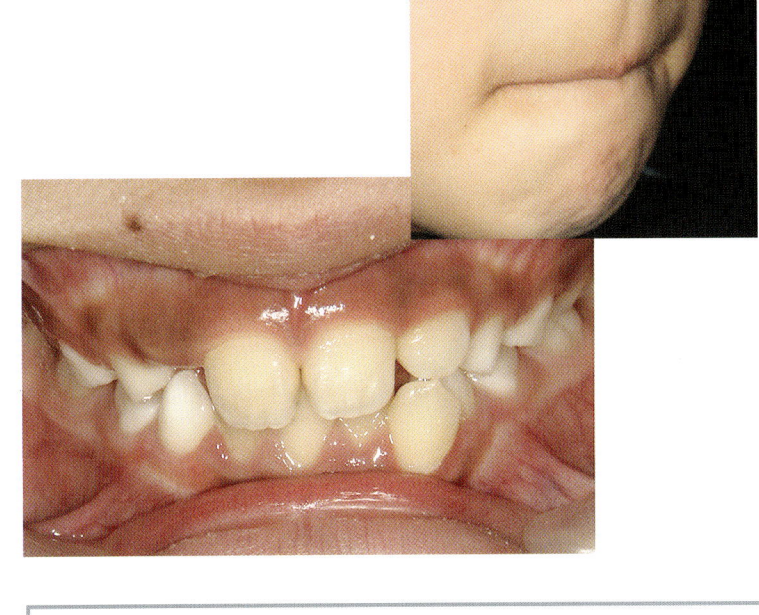

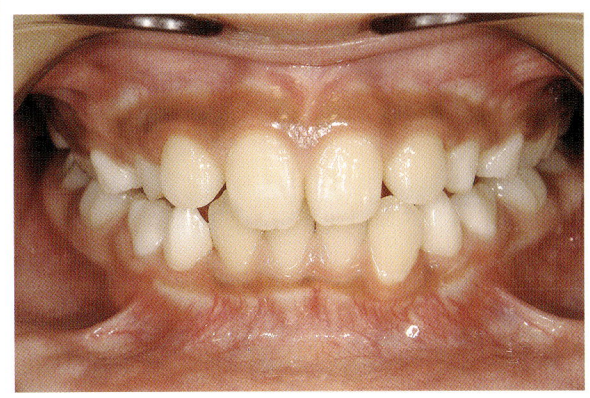

2) 基本治療としての力のコントロール

【症例】
態癖改善と下顎の前方誘導によりもたらされた気道の拡大

　母親の主訴は「歯並びを診て欲しい」というものだったが，姿勢が悪いのでいつも姿勢を叱っていて，姿勢をなおすためクラッシックバレエを習わせているとのことだった．顔貌からは，頭位の傾斜，左右の咬筋や目の大きさの非対称が顕著で，口腔内には，正中のずれ，左右臼歯部のきゅうくつな咬合が確認できた．

　この症例では，上顎前歯の歯軸が整直していることによる問題が大きい．上顎前歯が舌側に向かう傾向は，多くの場合は口唇をタイトに結ぶ癖や口唇に力を入れる癖によって生ずると思われる．この症例の場合，左右的な顎位のずれは左右からの態癖によるところが大きいが，前後的には口唇癖のため上顎前歯が内側に傾斜し，それに伴って下顎が後方へ押し込まれたのではないだろうか．

　そこで，態癖の改善と並行して前方誘導型の拡大床を用いた．6ヵ月後，歯列・咬合の改善に伴って，姿勢が改善し，頚椎に正常な前彎が現れ，気道の拡大が確認できた．母親の気がかりだった姿勢はとても良くなった．

Keywords
きゅうくつな咬合
ストレートネック
気道の拡大
頭位の傾斜

藤原 康則
●ふじわら やすのり

4A-1
初診時：8歳8ヵ月，女児．
主　訴：歯並びをみてほしい．姿勢が悪いのでいつも姿勢を叱っているとのこと．
顔貌から，頭位の傾斜，左右の咬筋の非対称，目の大きさの非対称，黒目が上についていることが確認できる．

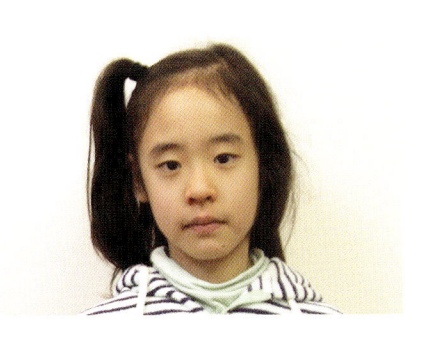

（患者さん本人の了解を得て目を隠さず顔写真を用います）

4. 力のコントロール──臨床の手引き

2) 基本治療としての力のコントロール

4A-1 つづき

初診時口腔内写真：正中のずれ，左右臼歯部は態癖によるものと思われ，深い嵌合状態（きゅうくつな咬合），左右から圧迫されたためか |2 は歯列から大きくはみだしている．

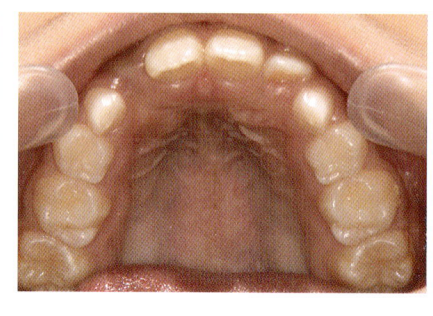

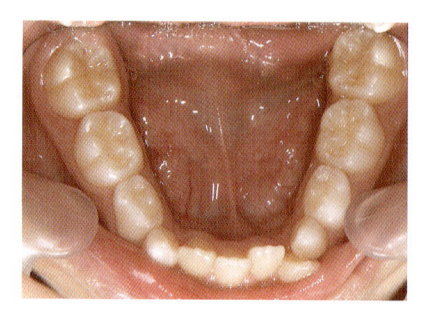

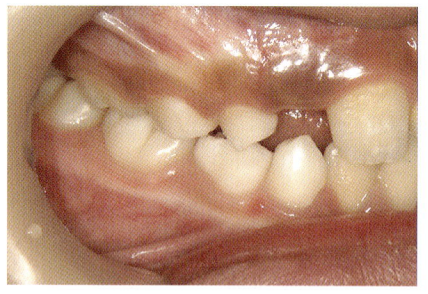

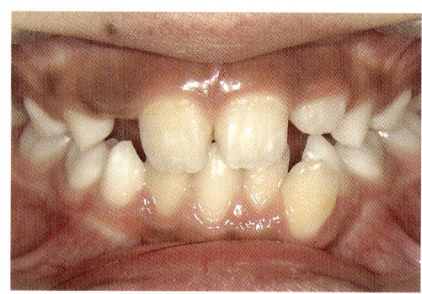

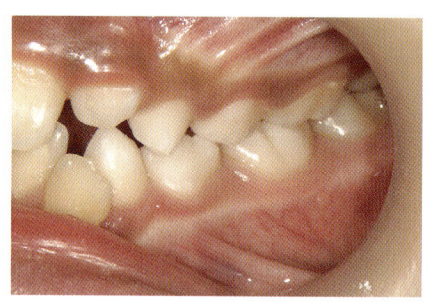

問題点：きゅうくつな咬合，アーチの狭窄，下顎の後方偏位

4A-2

全　身：体幹は右にねじれ，猫背（ストレートネック）

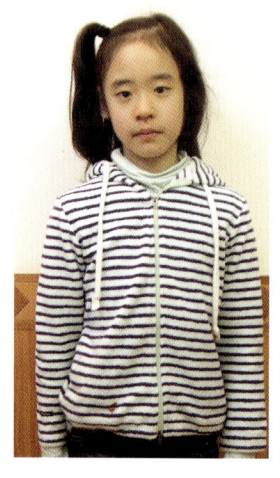

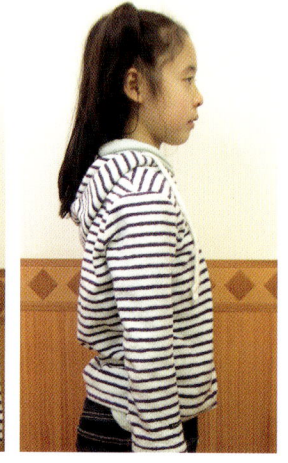

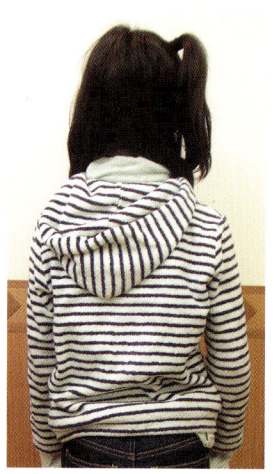

4A-3

初診時セファログラム：分析結果から骨格的な問題はほとんどなく，不正咬合は歯に起因するものと判断できた．ストレートネック（頸椎に前彎がない）．

上顎前歯の内側への傾斜が特徴的だが，これは口唇癖によるものと考えられ，この前歯の内側傾斜に伴って下顎が後方への押し込まれたのではないだろうか．

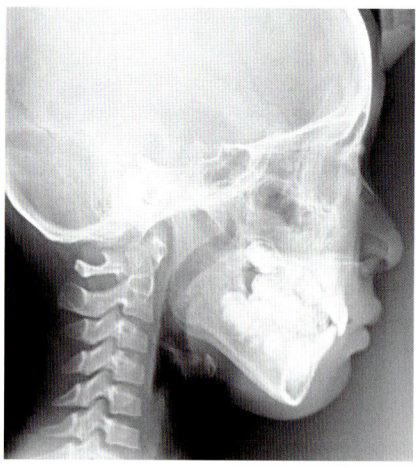

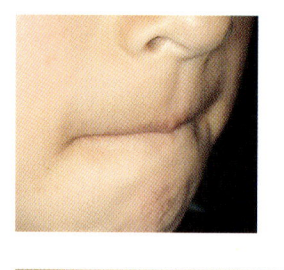

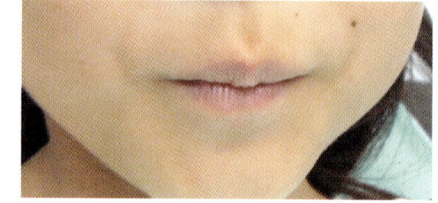

Title	Mean	SD	Case
∠SNA	81	3.1	80.2
∠SNB	78	3.1	75.0
∠ANB	3	1.7	5.2
U1 to L1	120.3	5.8	143.5
Occlusal pl. to SN	21.0	3.8	18.2
FMA	26.3	6.3	27.6
IMPA	94.7	7.2	87.4
FMIA	59.0	6.7	65.0
L.F.H.	49	4.0	46.6
O.D.I.	72.34	4.82	72.7
U1toSN	105.8	6.8	90.7

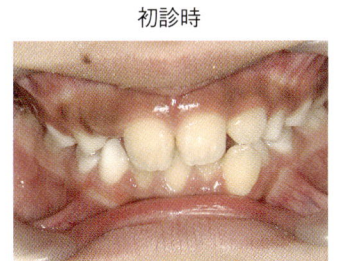

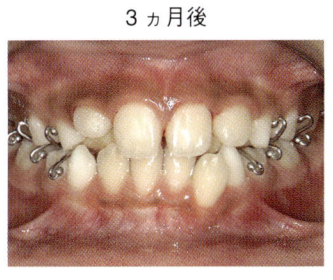

態癖——力のコントロール

4A-4
拡大床にて左右狭窄歯列を拡大するとともに下顎を前方誘導するため，拡大床前方誘導型を使用した．

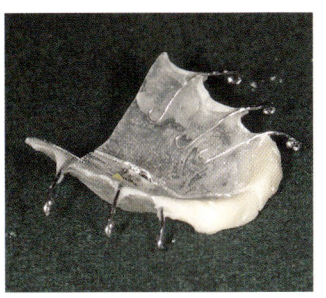

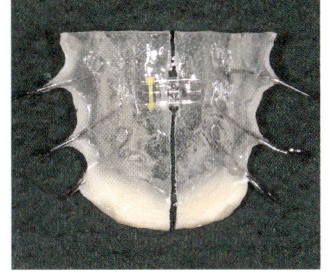

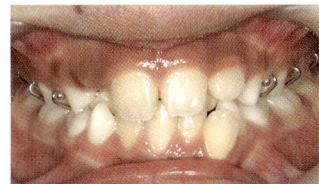

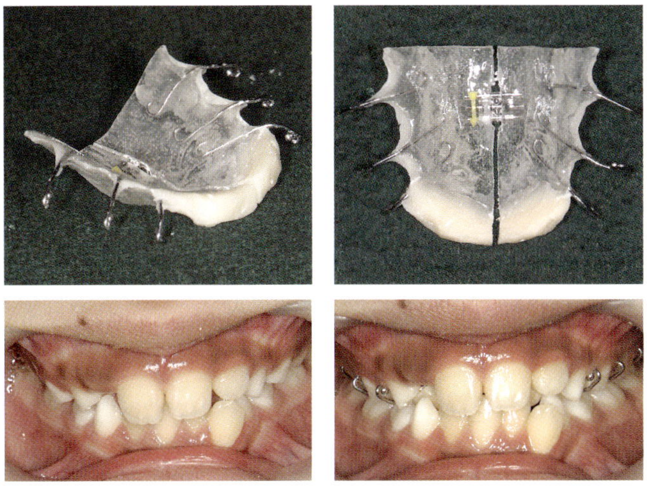

4A-5
装置を入れただけで頭位の歪みがとれる傾向にある．

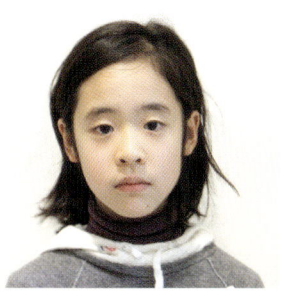

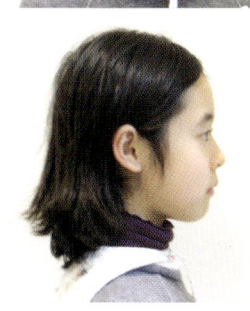

初診時　　　　　　　装置装着当日

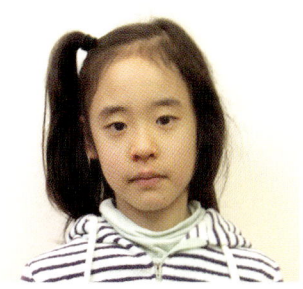

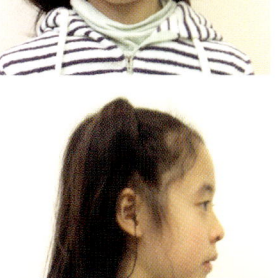

4A-6
初診時，3ヵ月後，6ヵ月後，1年後の口腔内の比較写真

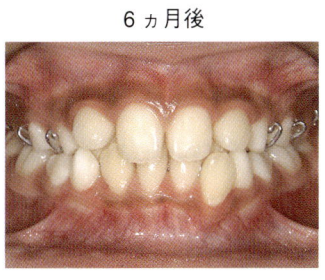

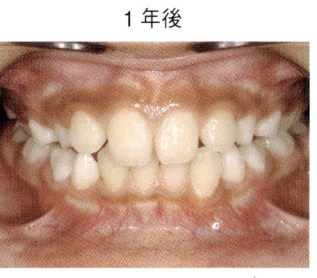

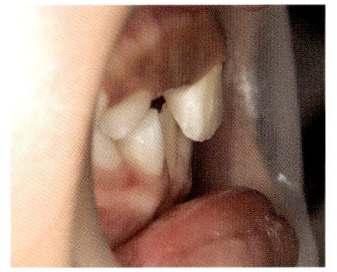

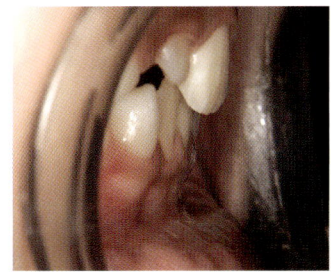

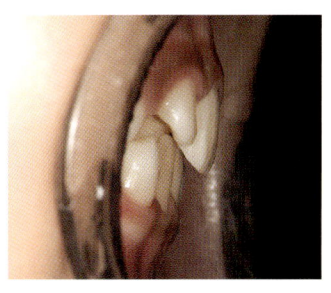

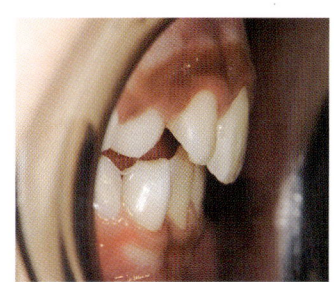

初診時　　　　3ヵ月後　　　　6ヵ月後　　　　1年後

4. 力のコントロール──臨床の手引き

2) 基本治療としての力のコントロール

4A-7
初診時，3ヵ月後，6ヵ月後，1年後の全身の比較写真

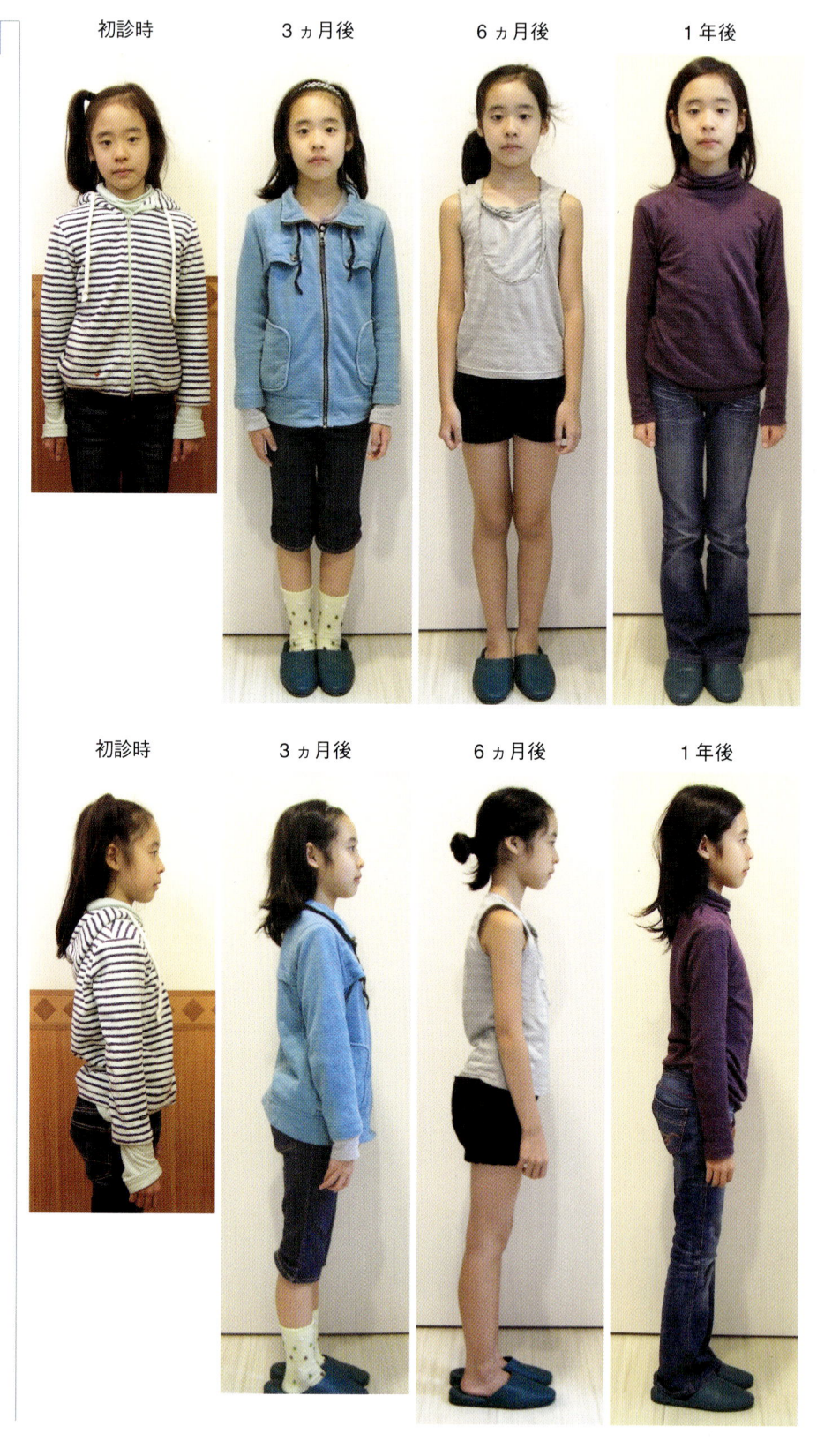

初診時　　3ヵ月後　　6ヵ月後　　1年後

初診時　　3ヵ月後　　6ヵ月後　　1年後

態癖——力のコントロール

4A-8
1年後の口腔内写真．
咬合面観では，上下顎ともU字型の歯列になっている．歯列弓が広がり，下顎の叢生が自然に改善し，矯正力をかけずとも本来あるべき位置へと配列している．

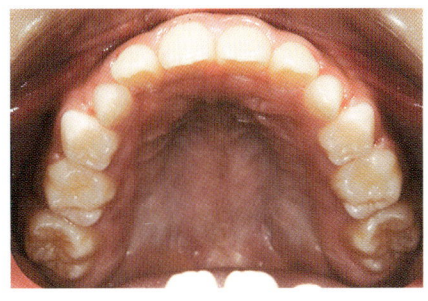

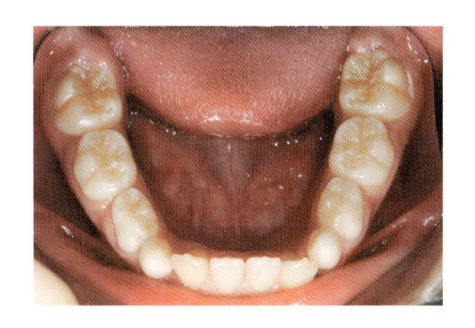

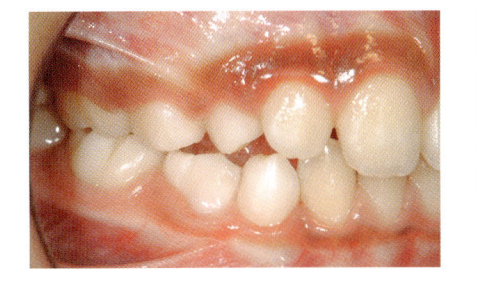

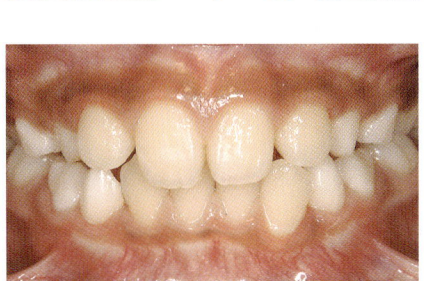

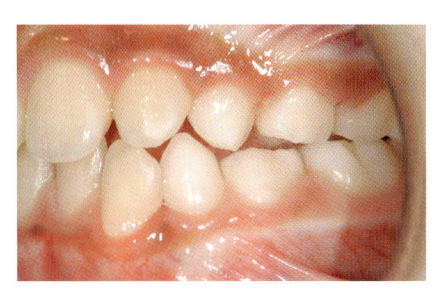

4A-9
6ヵ月後，1年後のセファロ．頸椎の変化，気道の変化が著しい．成長期において気道が本来の状態に広がることは，呼吸を容易にするので，それに伴って生体は本来の成長を回復する．

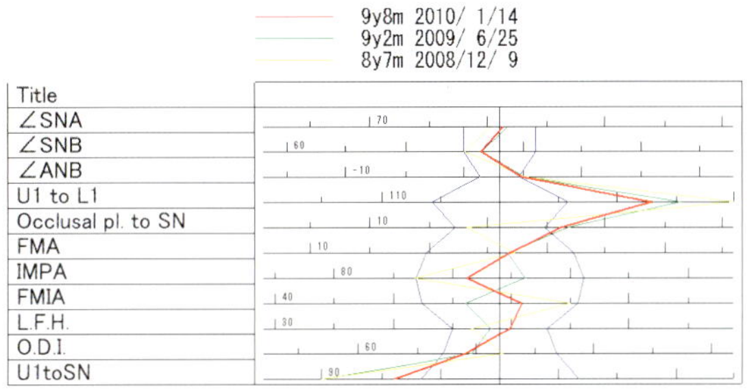

U1の舌側傾斜は少しずつは改善してきている．治療後6ヵ月ほど経過し，子どもが口にした言葉が非常に衝撃的であった．
「先生，最近苦しくなくなった」

初診時　　　6ヵ月後 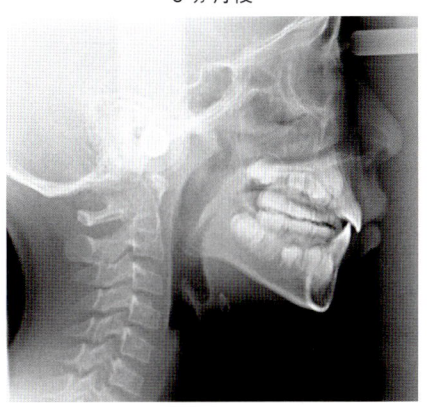　　　1年後

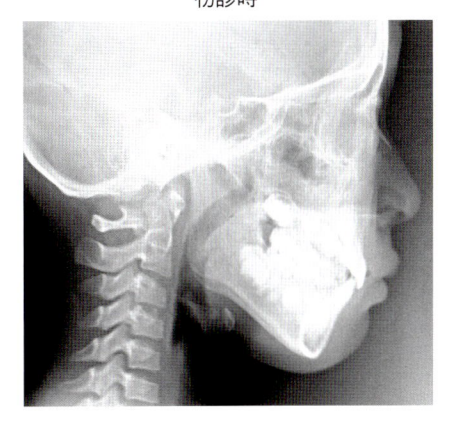

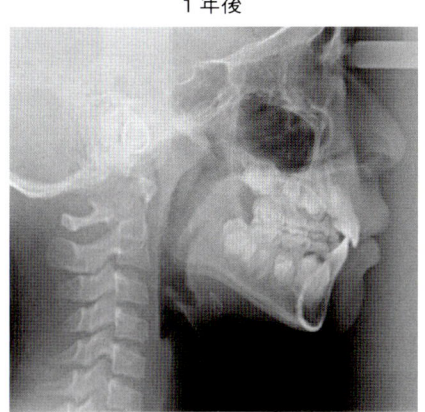

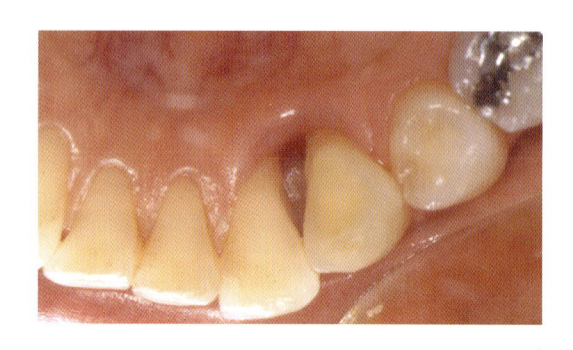

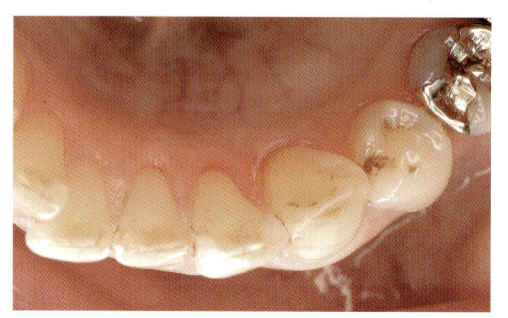

2) 基本治療としての力のコントロール

【症例】
局所的歯周組織破壊の改善における力のコントロール

Keywords
歯肉退縮
局所的骨欠損
ルーダーの線条
ブラキシズム

木下 俊克
●きのした としかつ

4B-1
初診．上顎前歯が口蓋側に入る（Ⅱ級2類）
|23 間の歯肉退縮．3±3 の歯軸の非対称．6-4| は左側に比して歯肉退縮が進む21|の歯頸部楔状欠損．

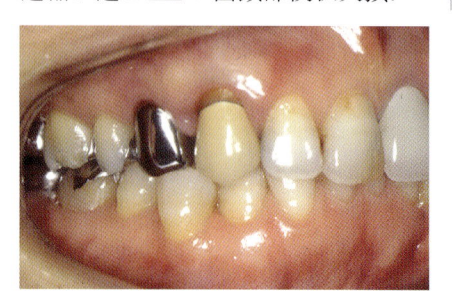

患　者：56歳，女性
主訴は，次のとおりである．
・左下の前歯のところが腫れる
・左下の奥歯が重たい
・疲れると右上が腫れる

プラークコントロールの状態は良好で，歯肉に炎症はほぼ認められない．加えて，修復物の咬合面の摩耗，デンタルX線およびプロービング測定値から推察して，炎症のコントロール以上にブラキシズムを改善する必要性があると考えた．そこで，根面へのアクセスよりも「力のコントロール」を優先することにした．

問診から，次のような態癖が明らかになった．
1）睡眠態癖（右を下）
2）クレンチング（炊事，講話を聞く時，読書）
3）口唇癖（力を入れる，咬む，挟む）
4）舌癖

そこでパラファンクションの除去を目的にスタビリゼーションタイプのスプリントを装着し，舌癖を改善するため，上顎切歯窩付近にシールを貼り，そこに舌尖を触れる訓練を自宅で繰り返してもらった．

|6 は遠心根のヘミセクション，1|を除く上顎の全歯の根管治療の後，修復のやり直しを経て1年3ヵ月後のプロビジョナルレストレーション装着時，局所的な透過像には，歯槽白線が回復し，|2 遠心歯間部歯肉の陥凹も改善した．

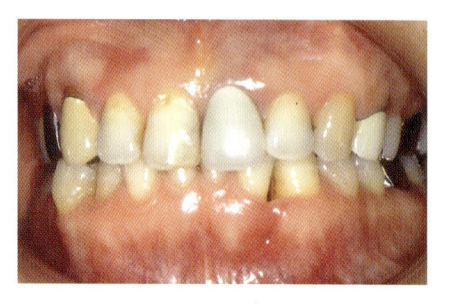

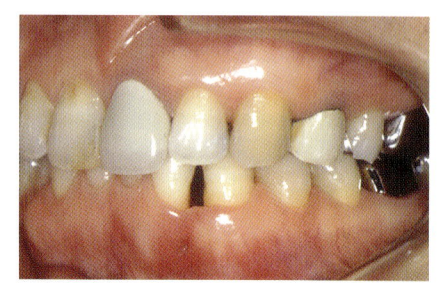

態癖――力のコントロール

4B-2
修復物には，①咬合面のフラット化，②上下の歯のはまり込みを想像させる咬合面形態の変化，③表面性状の変化（波状の平行線，ルーダーの線条），④インレー浮き上がりなどパラファンクションによる力の影響が見られる．

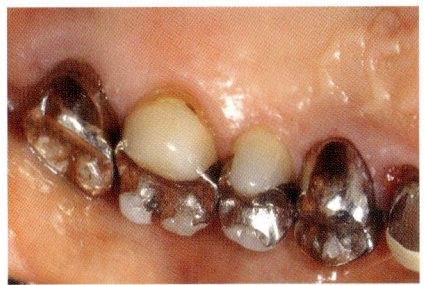

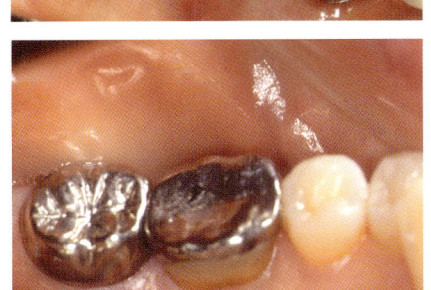

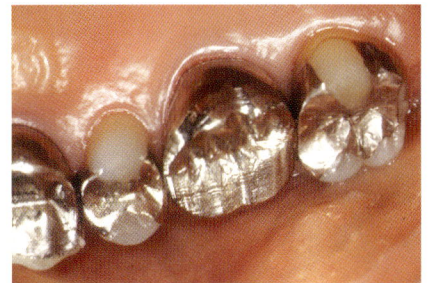

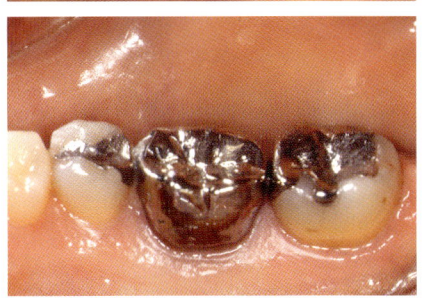

4B-3
デンタルX線写真では，局所的な骨欠損を認める．
7⏋の遠心，3⏋—⏋4 間，⏋2—⏋3 間以外の部位においては，目だった骨欠損は認められないため，上記部位においては，歯周疾患の修飾因子としての過剰な力の影響を推測した．

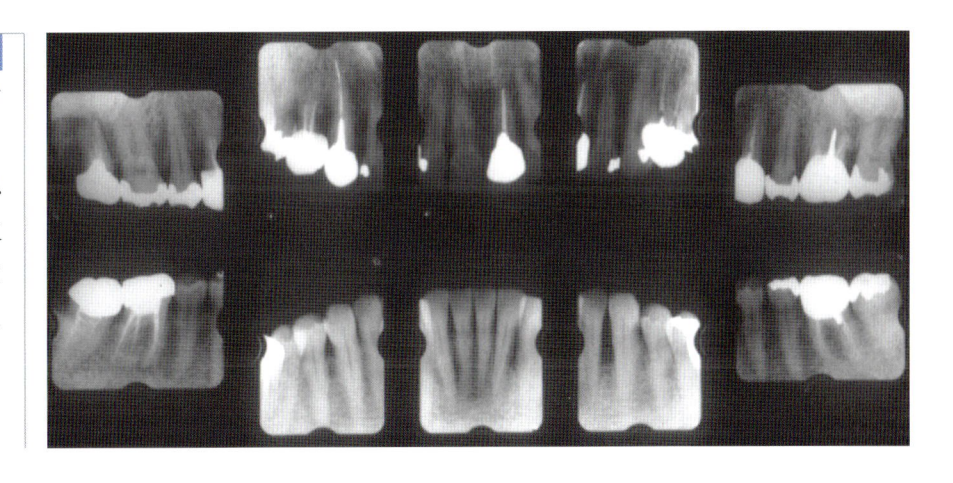

4B-4
初診時のプロービング値は，デンタルX線所見を反映している．特定部位以外のプロービング値は，正常範囲であるため，特定部位における，歯周疾患の修飾因子としての外傷の影響を推測させる

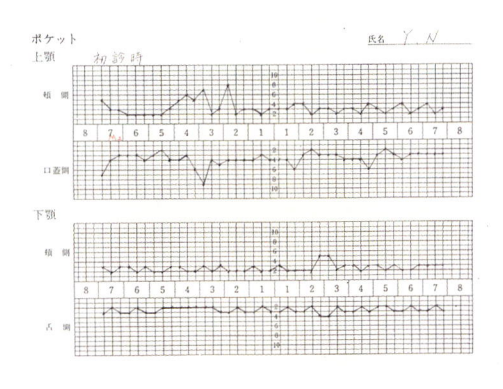

4. 力のコントロール——臨床の手引き

2）基本治療としての力のコントロール

4B-5
パラファンクションの除去（舌尖を上顎切歯窩付近に触れる訓練）と顎位の模索

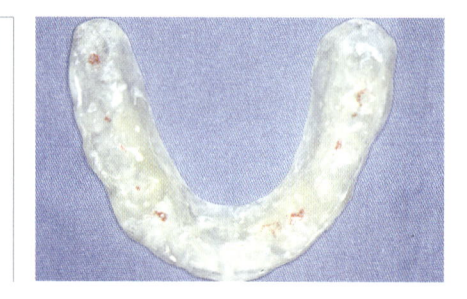

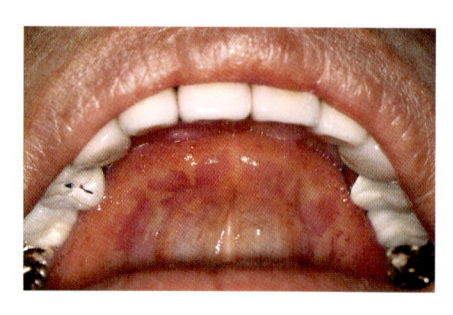

4B-6
クレンチングの抑制，睡眠体癖の是正，口唇に力を入れる癖の抑制，舌低位の是正，スプリントによる筋の緊張の緩和を進めたところ，下顎が前下方に位置変化したため，II級2類の咬合の改善が必要になったが，患者が矯正治療を望まなかったため，プロビジョナルレストレーションにより前歯部の歯の傾斜と，臼歯部の形態を改善し，下顎位を模索した．プロビジョナルの調整により咀嚼運動時に干渉がなく，咬みやすい形態を目指し，下顎位の安定を待って修復物の作成に移行した．歯列不整を抱えたままの修復物の作成になったため，咬合面形態には苦労したが，極力面接触にならぬよう，凸面での接触に留意し，また咀嚼運動時の干渉をなくすため，プロビジョナルレストレーションの形態を参考に作成した．

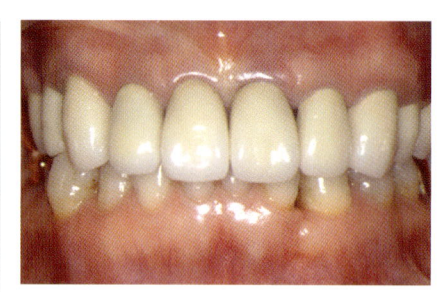

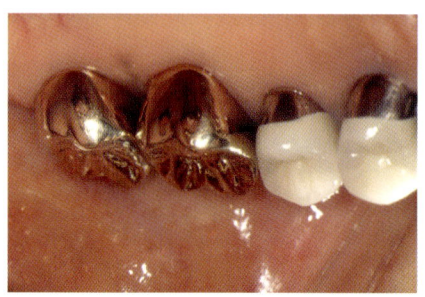

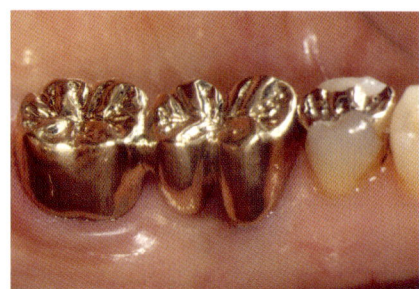

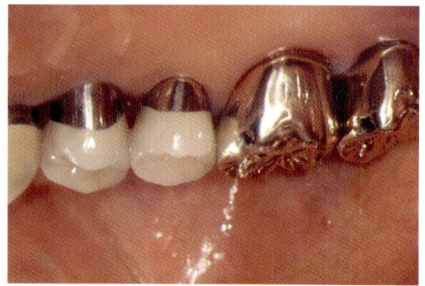

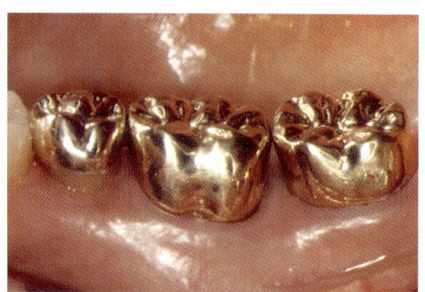

4B-7
仮着時のプロービングデプス（赤線）は，初診時に比して改善している．

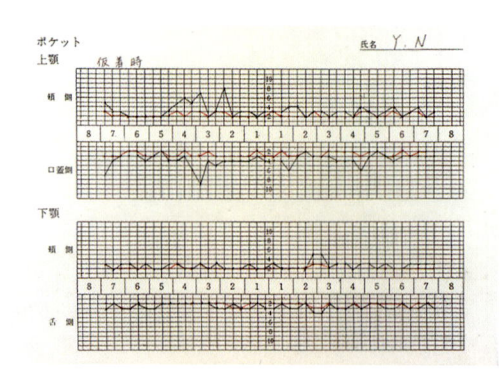

態癖——力のコントロール

4B-8
7⏌の遠心，3⏌—4⏌間，⏌2—⏌3間の骨欠損に対しては，浸潤麻酔下でのルートプレーニングのみで，再生療法を含む歯周外科処置は行わなかった．矢印の左は初診時，矢印の右はいずれも仮着時（初診時から3年3ヵ月後）．

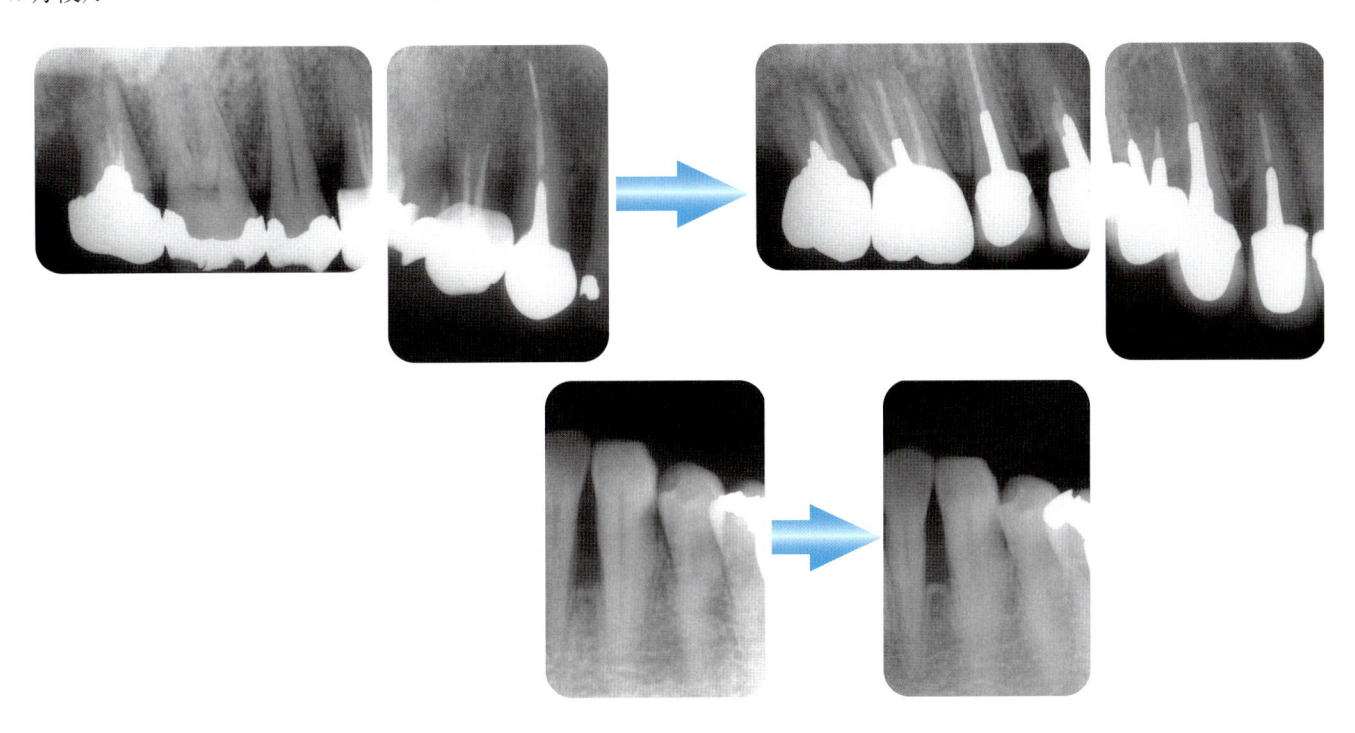

4B-9
⏌2—⏌3間の歯肉退縮．（左）初診時，（右）初診から14年後．下顎は右前に出てきている．

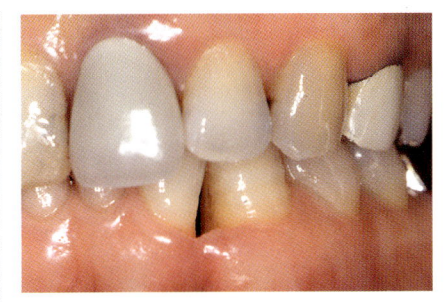

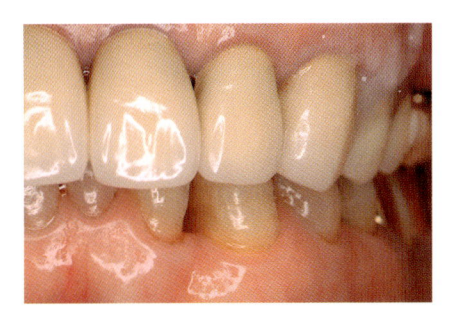

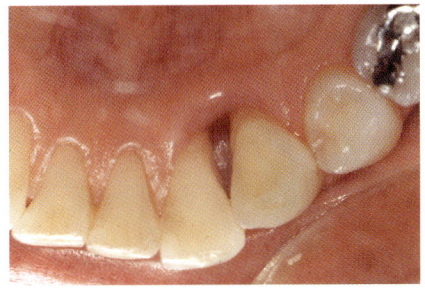

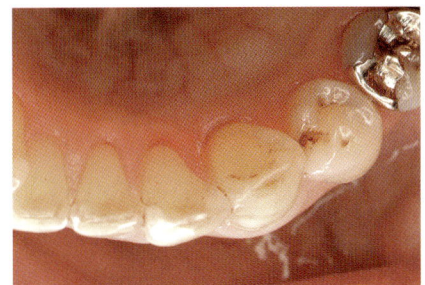

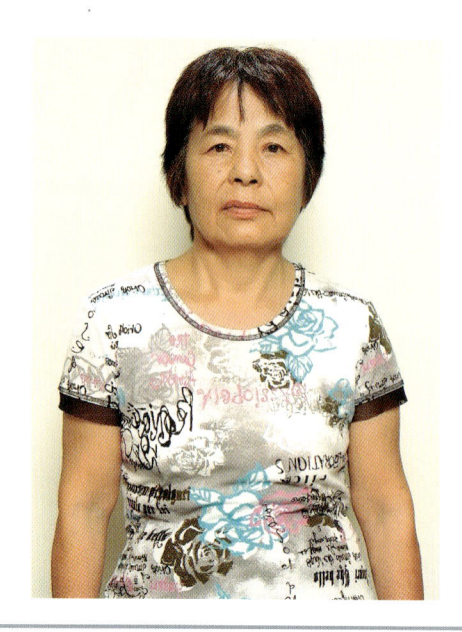

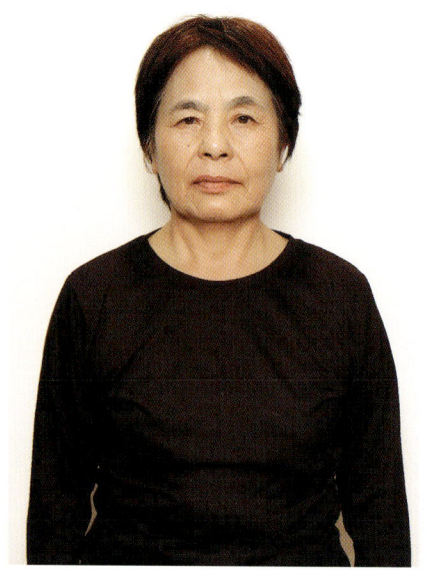

2) 基本治療としての力のコントロール

【症例】
メインテナンスでは，顔面の変化を見逃さない

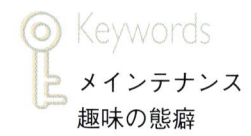

Keywords
メインテナンス
趣味の態癖

メインテナンスにおいて，力のアンバランスの徴候に注目して早めの対処をすることが，長期間にわたって咬合機能を保全する上で極めて重要である．この際，顔面の変化に注目することが有用である．顔面の写真や患者の訴えに耳を傾けて，口腔内に注意すると，口腔内のわずかな変化を見つけることができる．

メインテナンス中のわずかな変化に注目して，咬合崩壊を防ぐための「力のコントロール」の一手を打つことは，家庭医の醍醐味である．

筒井 照子
●つつい てるこ

4C-1
64歳，女性．
初診は1997年で全顎治療終了後，10年以上にわたってメインテナンスで来院されている．
2008年7月のメインテナンス時に6 4|の動揺と，咬合時右側が滑る感じがすると自覚症状を訴えられた．右口角が上がり，左に比べ右の中顔面が短い．

（患者さん本人の了解を得て目を隠さず顔写真を用います）

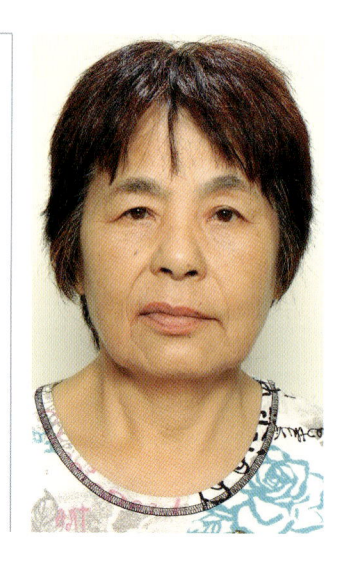

4C-2
6 5 4|の歯根膜腔が拡大し，咬合性外傷像が認められた．
4|は動揺度2度，6|は1度．顔面を見た時，右側の緊張が気になり，顔面写真を撮った．

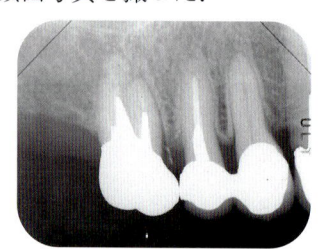

態癖——力のコントロール

4C-3
改良アムステルダム型スプリントの使用と生活習慣の注意を行った．

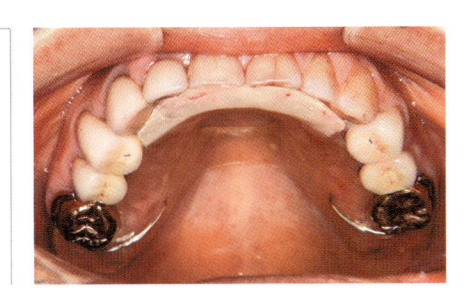

4C-4
全身を見ると右肩が下がっているのがわかる．写真を見せながら，生活習慣のチェックした．

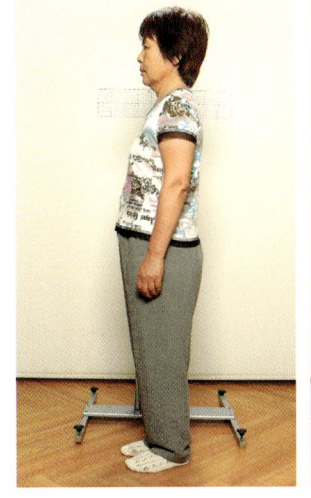

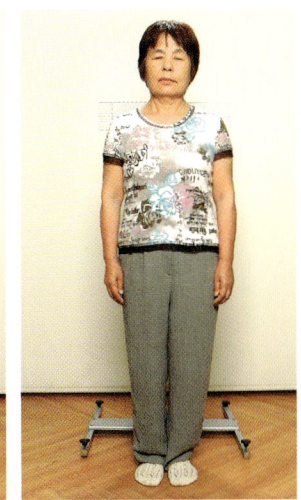

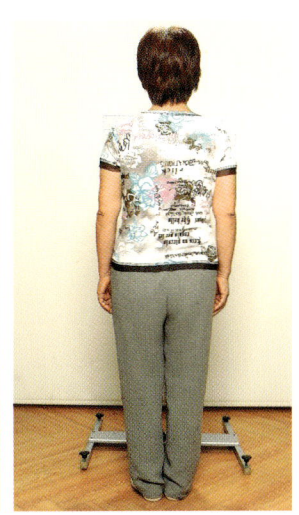

4C-5
すると編み物とちぎり絵が趣味で，いつも右ばかり力を入れ無意識のうちにくいしばっていることが明らかになった．
それが顔貌や身体のバランスに現れたのではないかと疑い，口腔内はさわらず2週間おきにチェックすることとした．

その間，患者さんには，編み物やちぎり絵をする時，長時間続けるのではなく，休みを入れながら行う，食事の時，意識的に左嚙みをする，右でくいしばらないようにする，安静空隙を意識して作ってもらい日常生活を送ってもらうことをお伝えした．

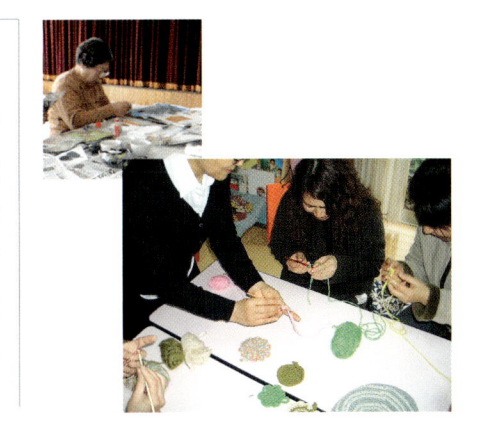

4C-6
2ヵ月間の顔貌の変化．右側の緊張がとれて四角い顔が少しほっそりしてきた．口角の右上がりが改善した．

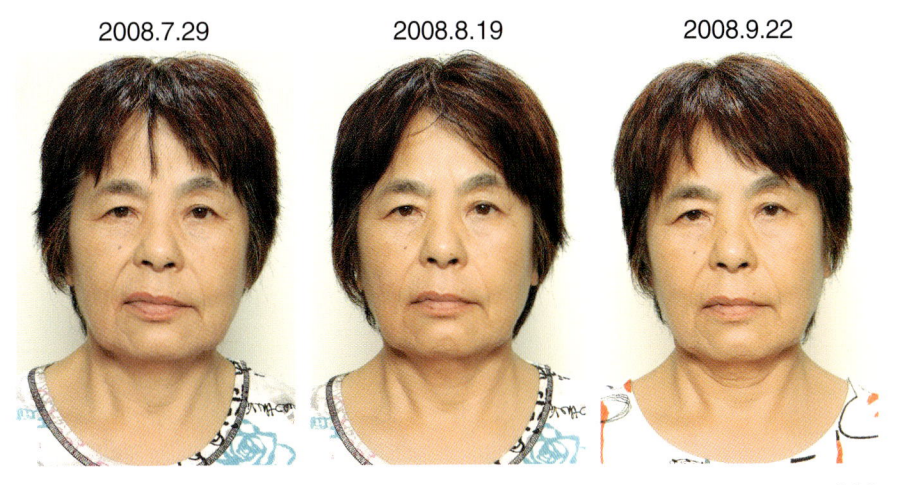

2008.7.29　　2008.8.19　　2008.9.22

4. 力のコントロール──臨床の手引き

2) 基本治療としての力のコントロール

4C-7
歯の動揺も収まり咬合時の滑る症状も改善された．
生活習慣の意識を継続してもらうため1ヵ月おきのメインテナンスを行った．

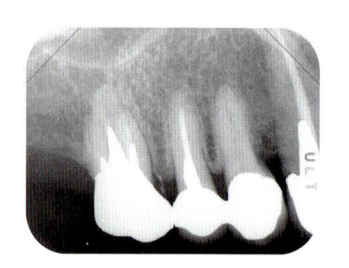

4C-8
1ヵ月後．顔面の非対称もずいぶん改善され身体のねじれもない．咬合も安定しプロービングを行うとポケットの深いところもなく歯周も安定していた．咬合性外傷の再発もない．

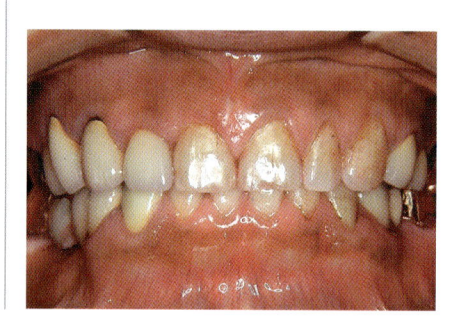

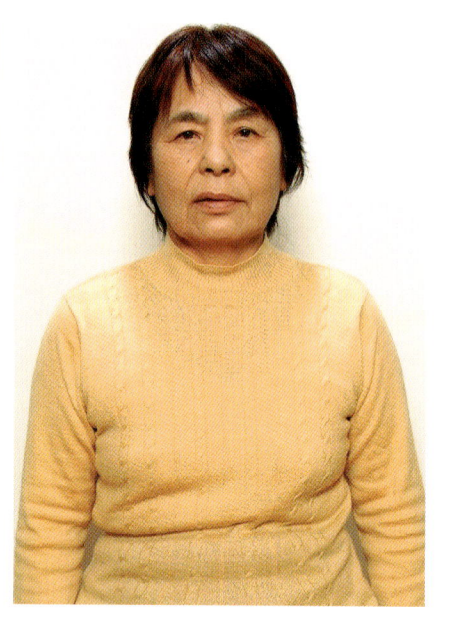

4C-9
2009年10月のメインテナンス時

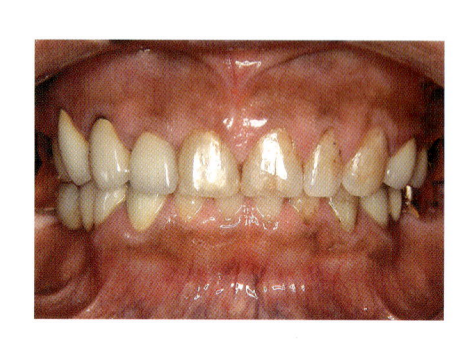

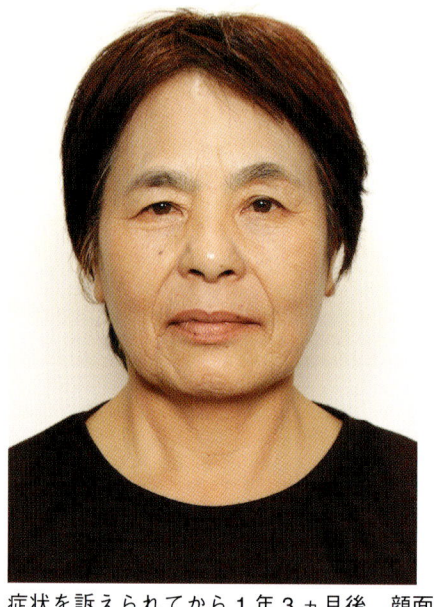

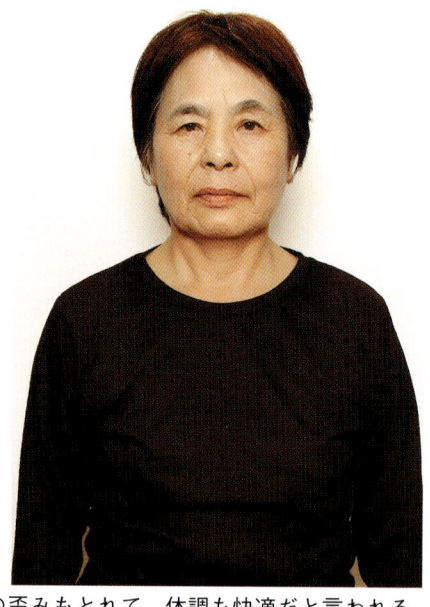

症状を訴えられてから1年3ヵ月後．顔面の歪みもとれて，体調も快適だと言われる．クレンチングを注意すると，咬筋の肥大がなくなり，細長い顔に戻る．関節窩の中では関節空隙が広くなり下顎頭の位置も変化していると思われる．

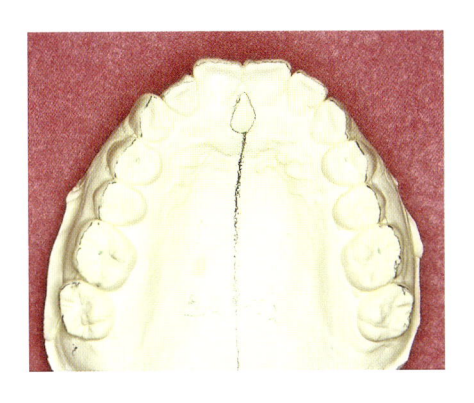

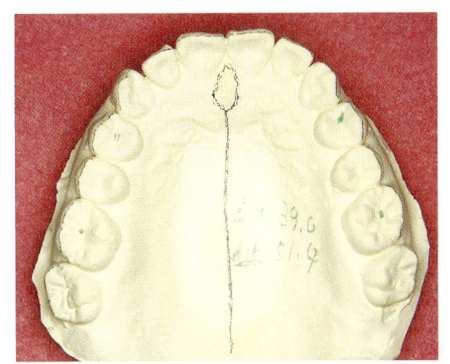

2) 基本治療としての力のコントロール

【症例】
片側の慢性的顎関節痛を伴う咀嚼障害への対応

Keywords
顎関節痛
咀嚼障害
下顎位
リラックスポジショニング・スプリント

小川 じゅん
●おがわ じゅん

初診時

患　者：22歳，女性
初　診：2004年3月
主　訴：左側関節が痛い，前日フランスパンを食べて痛くなった．11歳ぐらいから噛みごたえがあるものを食べると痛むことがあった．偏頭痛，肩こり，腰痛，生理痛がひどい．

4E-1
顔貌・全身姿勢（1）
顔貌所見は，左眼が右眼に比べて小さく，口角は左上がり，左側咬筋の肥大，下顎の左偏位を認め，口腔周囲に緊張がみられる．
全身の写真からは，頭位が体の中央から左にずれ，右肩下がり，体幹が左に捻れ，やや猫背にみえる．

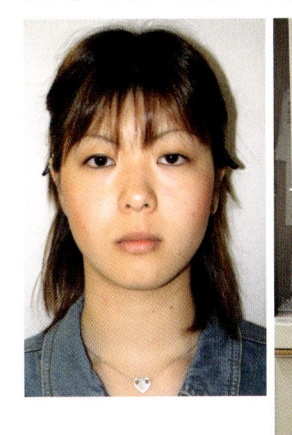

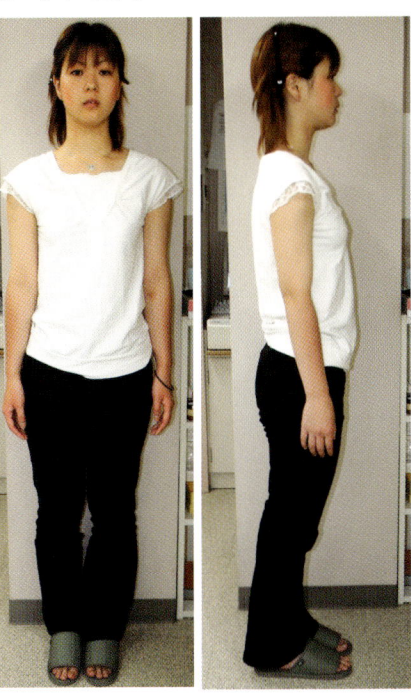

(患者さん本人の了解を得て目を隠さず顔写真を用います)

4．力のコントロール──臨床の手引き

2）基本治療としての力のコントロール

4E-2
初診口腔内写真（2）

口腔内は歯列が舌側へ倒れたV字型歯列で，やや過蓋咬合を呈し，左右の第二大臼歯の深い嵌合（はまり込み）が見られた．顎関節部のパノラマX線写真は，左側下顎頭の変形をうかがわせる．

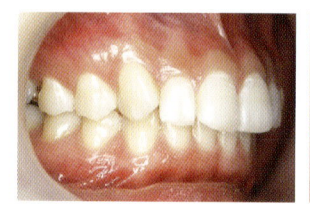

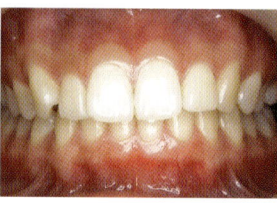

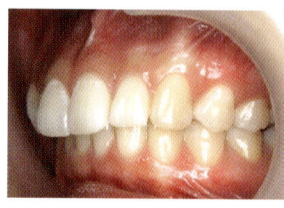

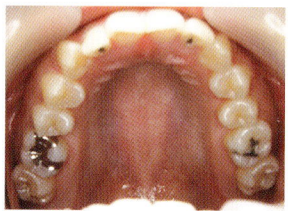

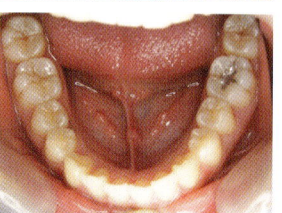

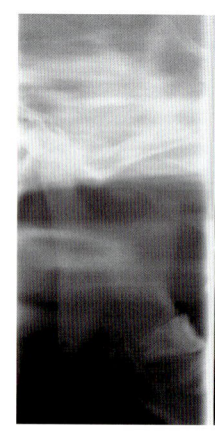

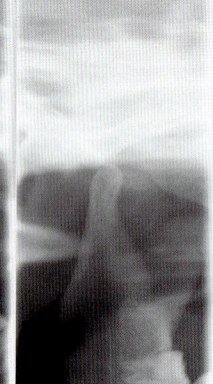

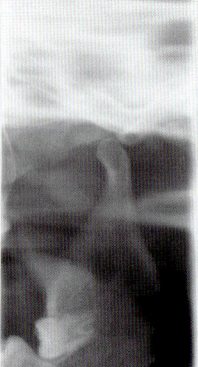

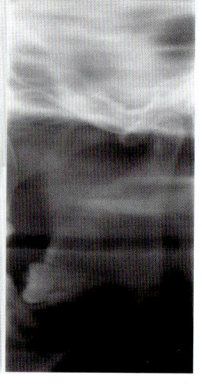

4E-3
態癖診査（3）

問診により，様々な態癖が明らかになった．とくに右を下にして寝る睡眠態癖，下顎を左後方に押しこむような頬杖，下唇の巻き込みが特徴的だった．（写真は態癖を演じている）

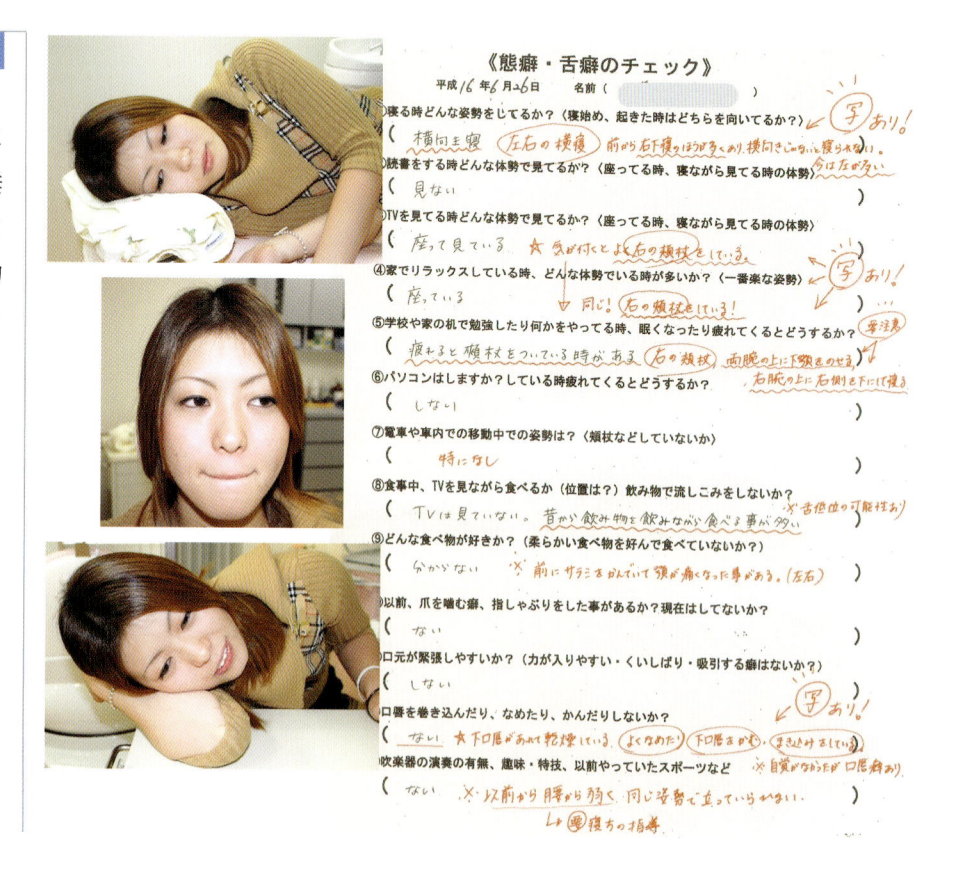

136

態癖──力のコントロール

治療計画

　まず，態癖を改善するための徹底指導と舌のポジションを改善するための筋機能療法（MFT），左右の第二大臼歯の深いはまり込みを解消するためのリシェイピングの後，拡大床により側方拡大し，リラックスポジショニングスプリントを用いて，下顎のリラックスした状態を回復することにした．

症状の改善点

- 顎関節の痛みは歯列幅径の拡大が終わった頃に消失した
- 右肩，腰の凝り，痛みは変わらない
- 立ちくらみはなくなった
- 生理痛はだいぶ軽くなった
- 鼻の通り（つまった感じ）がよくなった
- 目が前より見えるようになった気がする

などである．

　顎関節の痛みに対し，基本的には態癖の改善を進め，それを側面から支えるために狭窄していた歯列幅径を拡大したに過ぎないが，患者の満足感は大きかった．態癖の影響の大きさを実感した症例である．

4E-4

拡大床装着

拡大終了時（5ヵ月後）

拡大床を装着して5ヵ月後，歯列の形態はV字型からU字型になり，リラックスした状態で下顎位が安定するようになったのところで拡大を終了した．

この時点で患者さんの関節の症状は消失していた．

拡大終了時における顔貌所見から，左右の眼の大きさ，咬筋の対称性が戻ってきたことが確認できた．下顎位はまだやや左側にある．全身の写真から，肩の位置も左右ほぼ同じ高さになり，体の捻れもなくなってきたように見えた．猫背の姿勢も改善した．

拡大床装着

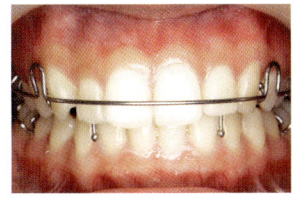

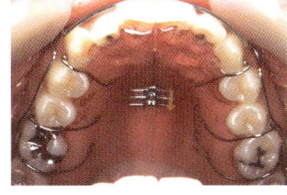

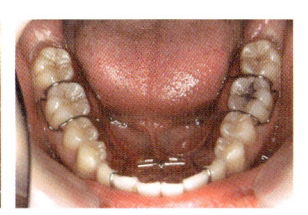

拡大終了時（5ヵ月後）

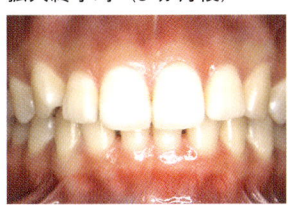

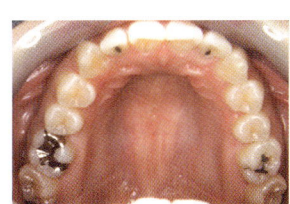

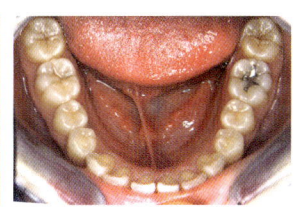

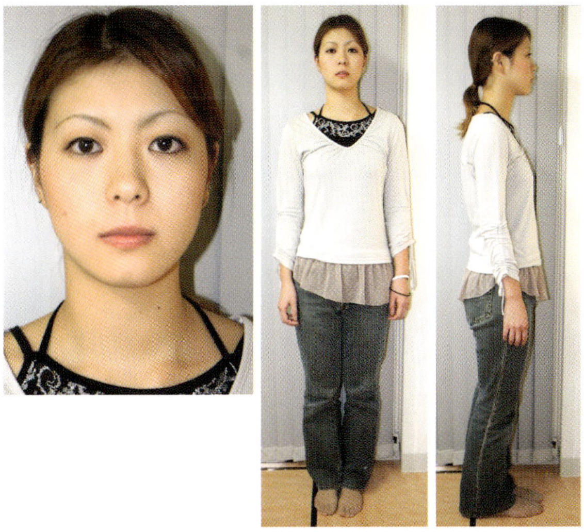

4E-5

下顎位を改善するため，リラックスポジショニングスプリントを装着．リラックスしたときに下顎が右前に出てくるので，その位置を維持しやすいように，フラップを付けたスプリントを装着し，臼歯部の自然挺出を試みた．

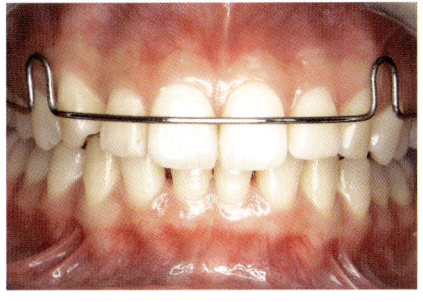

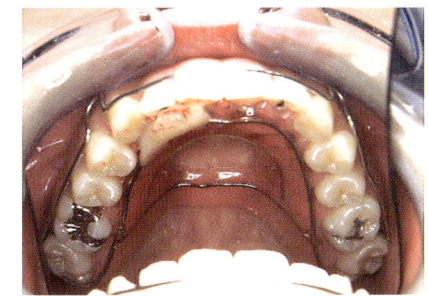

4. 力のコントロール──臨床の手引き

2) 基本治療としての力のコントロール

4E-6

リラックスポジショニングスプリント装着1ヵ月半．スプリント装着後，キャンセルが続き1ヵ月半後の来院時の顔貌写真．顔貌が初診時に戻っていたので，患者さんに問診したところ，1ヵ月半の間に，再び態癖をしてしまっていると告白した．患者さんに初診時，拡大終了時と写真を見てもらい，態癖の怖さを説明した．

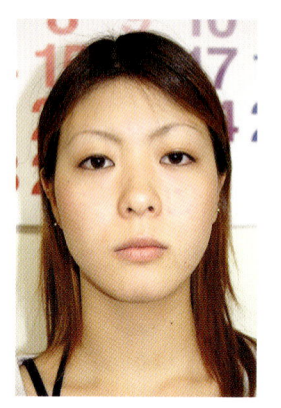

4E-7

下顎位の自然な改善

その後，患者さんは態癖をしないように十分に気をつけたものと思われ，また定期的に来院し7ヵ月後，臼歯部の挺出によって咬合が完成した．

下顎位が自然に改善した後の顔貌は，左右の対称性が回復し，下顎が正中にある．全身姿勢もほぼ左右対称で，猫背も改善された．

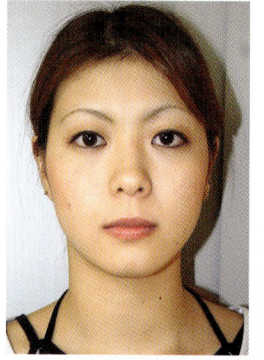

下顎位改善時

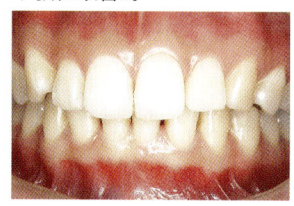

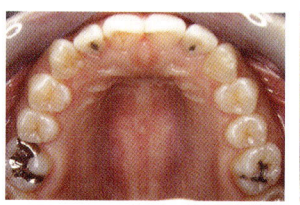

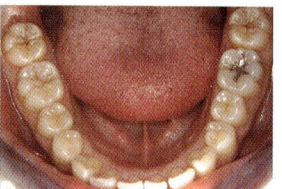

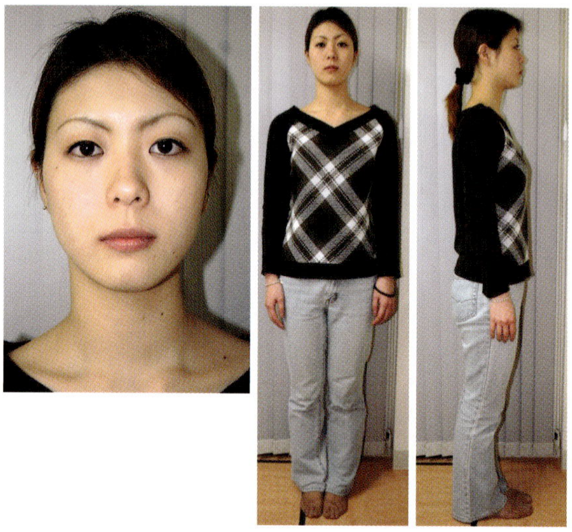

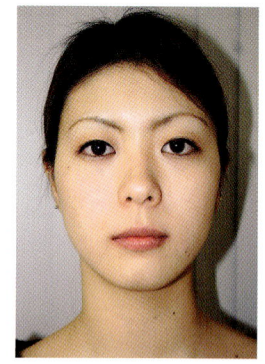

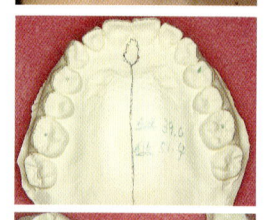

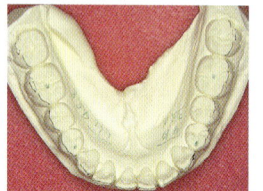

4E-8

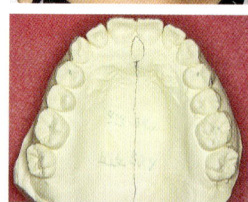

術前に比べて顔面の左右の対称性が戻ってきている．関節の症状は拡大が進むにつれて改善した．

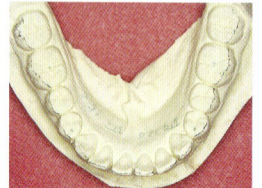

模型上で $\overline{4+4}$ の中心窩の距離を計測すると 35.8～38.2mm，$\overline{4+4}$ は 30.2～33.0mm，$\overline{6+6}$ は 48.2～50.4mm，$\overline{6+6}$ は 43.4～45.4mm，平均で約2.4mmの拡大が得られた．さらに拡大終了後，リラックスポジショニングスプリントの装着時期にさらに0.8mm拡大した．歯列幅径がさらに拡大したのは，おそらく態癖の改善によるものと思われる．

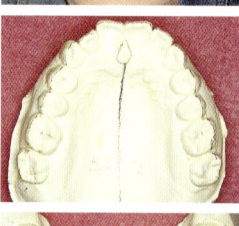

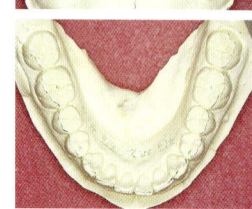

術前　　　拡大終了時　　　下顎位改善時

第5章
不正咬合の早期治療の意義

機能異常の改善を目的にした早期矯正治療例

Keywords
機能異常
審美障害
過蓋咬合
上顎前突

筒井 照子
●つつい てるこ

乳歯列期の不正咬合に対する介入の判断は難しい．成長によって予測が不確実であるだけでなく，治療介入が長期に及び，患者に大きな負担を長期間強いる結果になる可能性があるためである．しかし，乳歯の不正咬合を放置して重大な結果がもたらされることがあり，早期の簡単な介入によって成長が大きく左右されることもある．とくに乳歯列期の不正咬合では，それがたんなる審美障害なのか，それとも成長に影響を与えるような機能異常なのかを判断し，機能異常に対しては適切に対処することが望ましい

機能異常の改善を目的にした早期矯正治療例1──過蓋咬合

図Aの幼児（5歳，女児）は上顎前歯が舌側に入って，下顎の歯がほとんど見えないくらいに被蓋が深くなっている．矯正専門医の多くは，この段階では審美障害はないので，ある程度成長をまって矯正治療をするという考え方をとるが，このまま下顎の後退を放置していると，重大な成長障害がもたらされる．筆者は，機能異常と審美障害をはっきりと分けて考えることを提案したい．先天的な機能異常はきわめてまれで，多くの機能異常は少しの咬合不調和が時間の経過とともに重症化したものや生活習慣などの後天的要因によって生じている．

上顎前歯が舌側に倒れているのは，上口唇を巻き込む癖の影響である．この子の場合には，右の頬杖による右側の舌側傾斜も認められた（図A-a）．また，上顎の舌側傾斜によって下顎の後退がもたらされていると考えられた（図A-d）．これらのことは口唇を観察すれば，ある程度推測できるが，しかしこの癖は，子どもを叱っても解決しない．癖を無理にやめさせようとすることは，子どもにとって，ある意味で精神的な拷問となる．筆者は，まず頬杖を注意しながら上顎歯列弓の拡大を優先する．上顎の拡大によって6ヵ月後，下顎は前方に復位した（図A-e）．

態癖——力のコントロール

図A

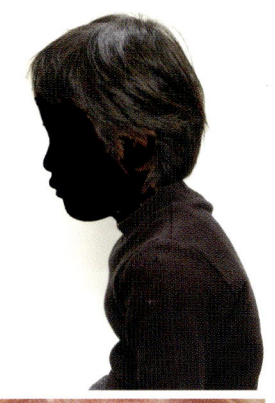

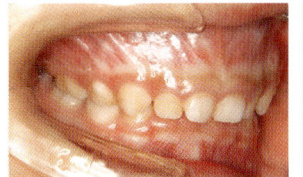

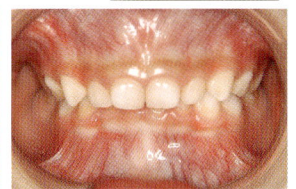

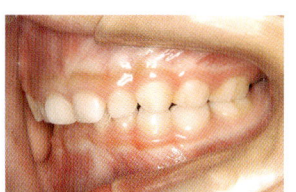

a 5歳4ヵ月

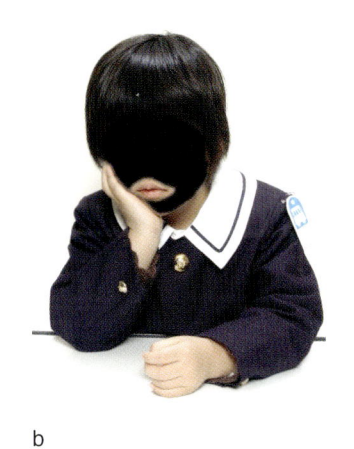

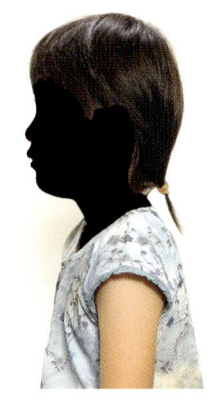

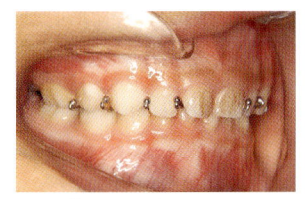

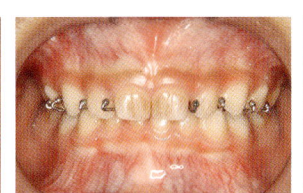

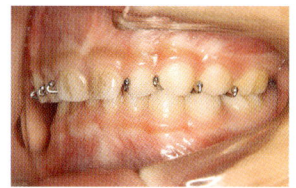

b

c 5歳10ヵ月

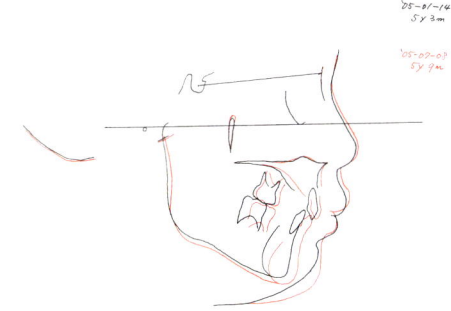

d 中央 2005.1.14，右 2005.7.8．
左はその重ね合わせ

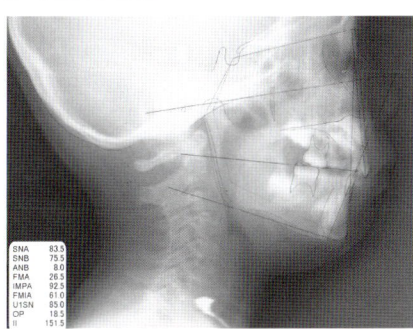

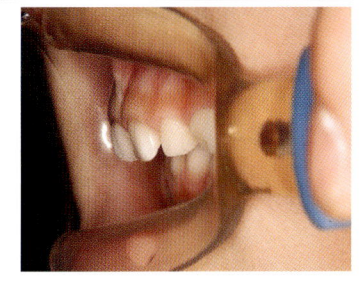

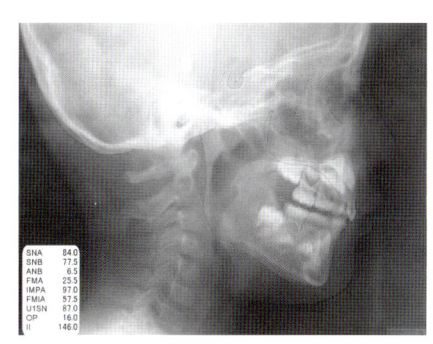

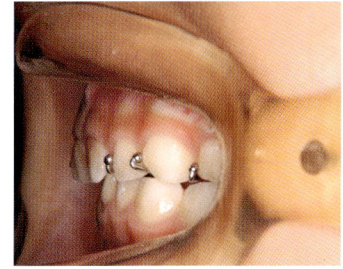

e 左は 2005.1.14，右は 2005.7.8

5. 不正咬合の早期治療の意義

機能異常の改善を目的にした早期矯正治療例2 ——上顎前突

　図Bの男の子（8歳）は，前突の改善を求めて来院した．歯が前に出ているので単純に形態の改善だけを考えるなら抜歯して矯正力によって後退させようとするかもしれない．しかし，前歯の前突の原因は何だろう．前歯が舌によって押し出されたものだとすれば，その習癖を改めることがまず大切だが，この年齢の子どもにとって習癖の改善は容易ではない．口唇は厚い．習癖の改善と並行して，舌癖を生む要素に目を向けるべきだろう．筋機能療法も行うが，舌低位は治りにくい．舌房が狭い場合には，舌の前方突出が生じやすい．このため成長期の前突の患者の場合には，上顎の側方拡大を検討する（図B-2）．側方拡大装置の後，拡大装置によって舌房が広くなり，前歯部を押す舌圧が小さくなって，口唇の形も横に拡がり，その結果として前突も改善した．筋機能療法も指導しているが，このくらいの年齢の男の子では一般に効果は限定的である．

　上顎の前突が解消しただけでなく，鼻が高くなり，気道が拡大し，首も太くなった（図B-3）．体重，身長も際だって急激に成長した（1年6ヵ月で身長10cm，体重約10kg増加）．

　小児の早期矯正治療では，機能異常の改善を目的にして，成長の阻害要因を排除することを目標にするべきであろう．歯科で，子どもが元気になったという評価が得られるだろう．

　矯正治療の原則は，「小さく小さく」ではなく，「前に前に，大きく大きく」でなければならないと考えている．

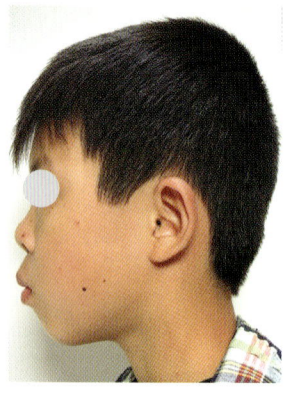

図 B-1 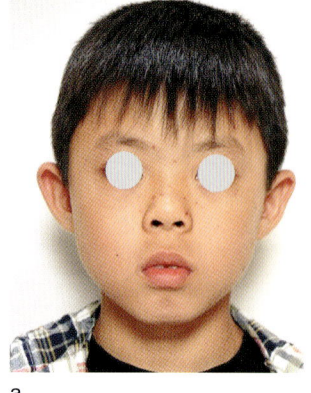
a 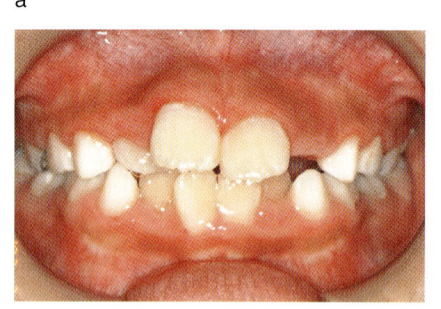
b　2002.7.6

図 B-2 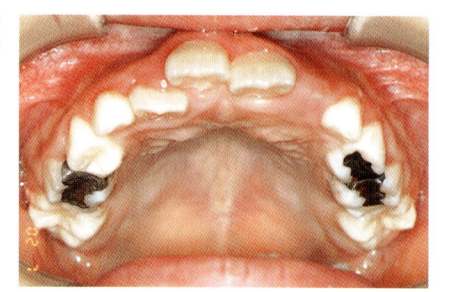
2002.7.6 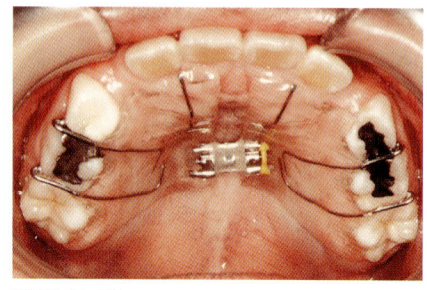　　　2003.11.10

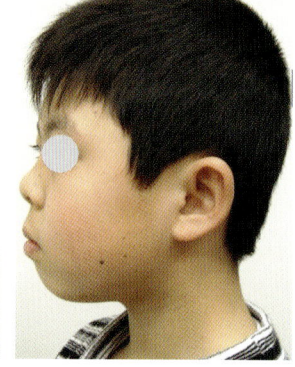

図 B-3 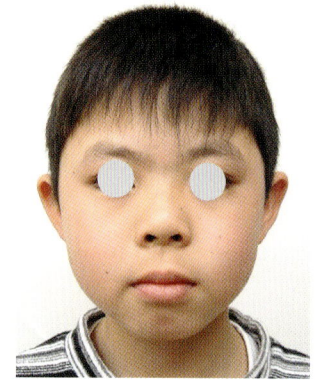
a 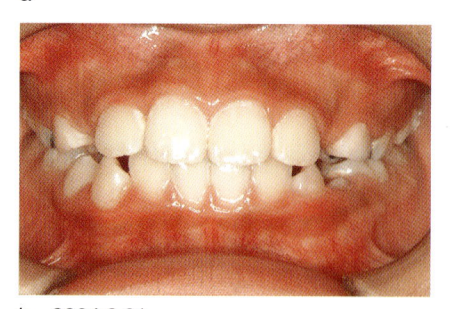
b　2004.2.21

1) 乳歯〜混合歯列期の反対咬合に対する早期治療

Keywords
RABP
ABP
咬合挙上
レジンオンレー
筋機能療法
前歯部咬合挙上板

小川 晴也
●おがわ はるや

態癖の改善と機能的矯正装置（ABP / RABP）の利用

　小児期における反対咬合症例の治療目標は，個々の患者がもつ正常な成長パターンを推測し，阻害要因を排除し，その固有の成長を実現することである．治療手段としては，チンキャップや上顎前方牽引などの顎外整形力，あるいは機能的矯正装置を用いた早期治療が一般的である．しかし，私たちは反対咬合になった原因にこそ注目する必要がある．態癖の関与などの機能的要因によって咬合高径の低下や歯の干渉が生じた結果，反対咬合になるケースも少なくない．このような場合には，改良型前歯部咬合挙上板（ABP；Anterior Bite Plate，図1A-a）[1, 2]や乳臼歯部レジンオンレー（図1A-b）による咬合挙上と態癖指導が有効であると考えている[1]．骨格的に重篤な反対咬合でも，機能的な発育阻害要因を排除することで一定の改善は得られる（図1B〜1G）．とくに態癖が反対咬合に大きな影響を及ぼしていると考えられる場合には，繰り返しの説明で患者に悪影響を理解させ，態癖の改善に最大の努力をしたい．骨格性だと診断された反対咬合でも，態癖の改善とともにレジンオンレーやABPの利用で早期に被蓋が改善する例は少なくない．早期に被蓋の改善を図ることは，患者本人にとって大いに利益となるだろう．

　レジンオンレーの作製は，前歯部にパラフィンワックスを咬合させた状態で乳臼歯部の側方からエグザバイトを注入して咬合採得し，間接法にて作製する．同様に前歯部咬合挙上板の一種である前歯被蓋付き改良型上顎前歯部咬合挙上板（RABP；Reverse Anterior Sliding Bite Plane）ならびに下顎用のABPもこのレジンオンレーと同じ咬合採得法にて作成する．筆者（小川）は，反対咬合症例では前歯の叢生の状態や歯軸角度等の状況により下顎前歯部のABPと上顎前歯部のRABPを使い分けている．

図1A

レジンオンレー（右）は，前歯部にパラフィンワックスを咬合させた状態で乳臼歯部の側方からエグザバイトを注入して咬合採得し，間接法にて作製する．左は下顎の前歯部咬合挙上板（Anterior Bite Plate；ABP）．前歯部舌側はカマボコ型の隆起にして舌が上がりやすいようにする．

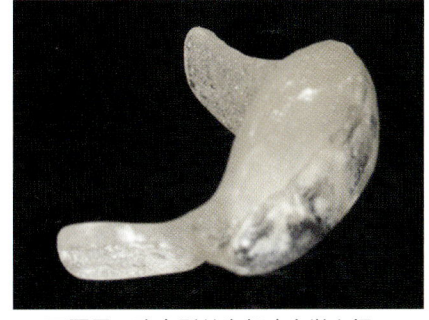

a　下顎用の改良型前歯部咬合挙上板（ABP）

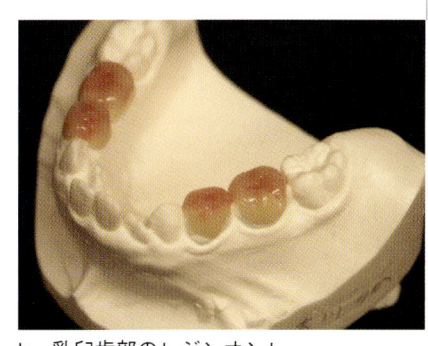

b　乳臼歯部のレジンオンレー

図1B
MFTとレジンオンレーによる咬合挙上のみによる下顎側方偏位と前歯部反対咬合の改善

図1Bは，初診時年齢7歳の女児，前歯部の反対咬合だけでなく下顎の左側への偏位も認められた（図1B-a）．筋機能療法（以下MFT）を行いながら，乳臼歯部へのレジンオンレー（図1A-b）装着による咬合挙上を行ったところ，それだけで下顎の側方偏位と前歯部反対咬合が改善した．

図1B-bはレジンオンレーを装着した日の口腔内写真で，切端咬合になるまで下顎が後退するとともに，歯列の正中の一致が認められた．リンガルアーチの主線を同日装着したが，結局は使用しなかった．レジンオンレー装着後3ヵ月で被蓋の改善が認められた（図1B-c）．その後，レジンオンレーの左右の高さを調整しながら，永久歯列まで経過観察を行った（図1B-e）．

その結果，歪んでいた顔つきもまっすぐになり，下顎偏位の明らかな改善が認められた（図1B-d）．永久歯列が完成した状態で左側側切歯のクロスバイトが残っているが，この改善のためには全体的な矯正治療が必要であることを患者に説明し，本人の希望があるまで待機している．

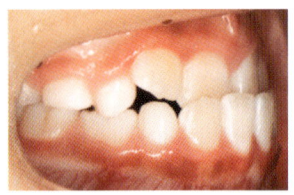

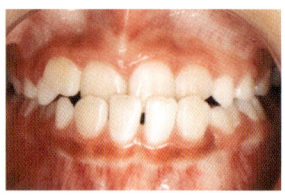

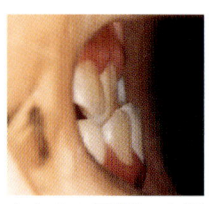

a　初診時年齢7歳7ヵ月の女児，主訴：受け口．反対咬合とともに下顎の左側への偏位も認められる．

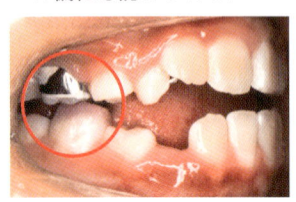

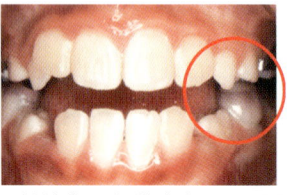

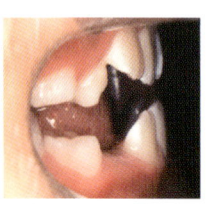

b　8歳2ヵ月．レジンオンレー装着当日．切端咬合まで下顎が後退するとともに，歯列の正中の一致が認められた．同日，リンガルアーチの主線を装着しているが，使わなかった．レジンオンレー装着後3ヵ月で被蓋の改善が認められた．

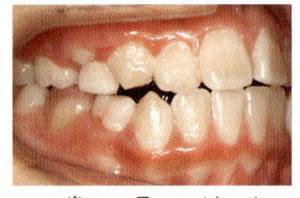

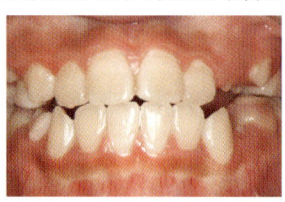

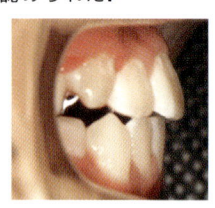

c　8歳5ヵ月．レジンオンレーの左右の高さを調整しながら，永久歯列まで経過観察．

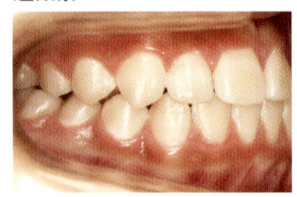

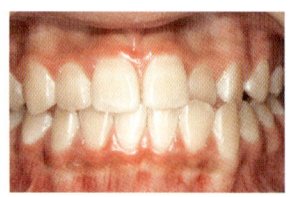

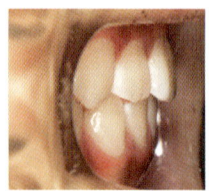

e　12歳7ヵ月．永久歯列完成．左側側切歯のクロスバイトが残っており，この改善のためには全体的な矯正治療が必要である．本人の希望があるまで待機している．

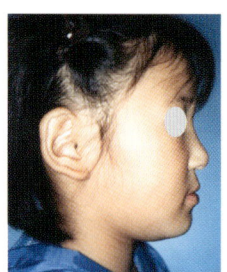

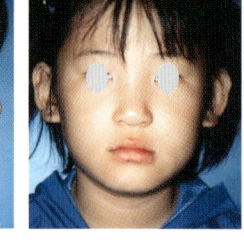

a　7歳7ヵ月

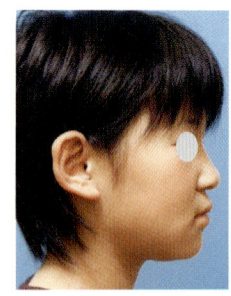

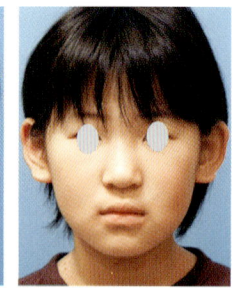

d　9歳2ヵ月
歪んでいた顔つきもまっすぐになり，下顎偏位の明らかな改善が認められる．

態癖――力のコントロール

図1C
多くの態癖をかかえ，舌を咬んで下顎を保持していた

乳歯列で下顎側方偏位を主訴として来院した4歳11ヵ月の女児（図1C），多くの態癖をかかえた患者で，その態癖による顎顔面の成長と歯列咬合への悪影響を患者および保護者に時間をかけて説明した．態癖によって骨格が歪まされているならば，態癖改善とともに咬頭干渉を解放することが，成長パターンを正常に近づけることに役立つのではないかと考え，改良型前歯部咬合挙上板を用いることにした．ここで用いた咬合挙上板は，上顎用のABPを図1A-bのレジンオンレーと同じ咬合採得法にて作成し，就寝時のみ装着してもらい経過を観察した．なお，下顎の第二乳臼歯にはレジンオンレーも装着した（図1C-c）．その結果，咬頭嵌合位における顕著な左側偏位は解消した（図1C-f）．

初診時（図1C-b）には，左側側方歯部より舌が見えている．咬頭嵌合位をとるために，無意識に低い左側の咬合高径を補うために舌を介在させて下顎を保持していたものと思われる．

骨格性の要因が極めて大きいと考え

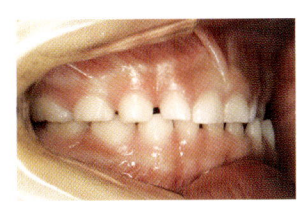

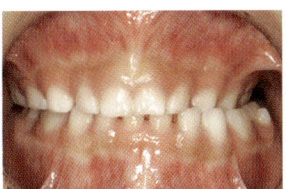

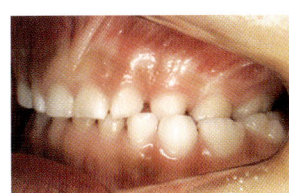

a 乳歯列，下顎側方偏位を主訴として来院した4歳11ヵ月の女児．

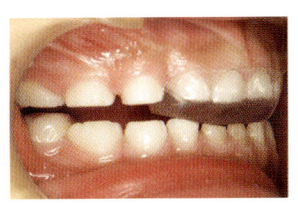

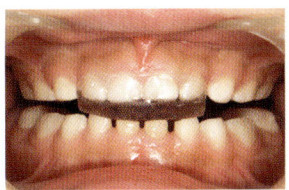

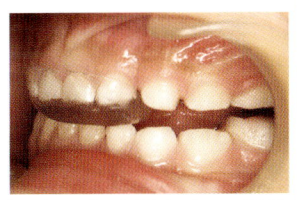

c レジンオンレーと同じ咬合採得法にて作成した咬合挙上板（ABP）を就寝時のみ装着してもらう．

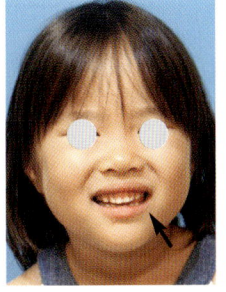

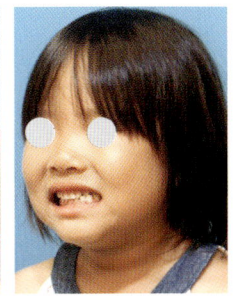

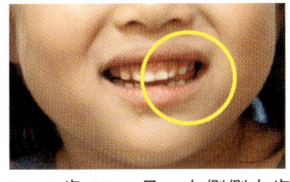

b 4歳11ヵ月．左側側方歯部より舌がみえている．左側の低い咬合高径を補うために舌を介在させているように思われる．

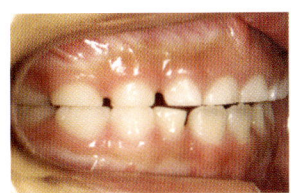

d 6歳3ヵ月

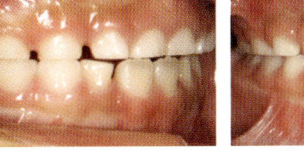

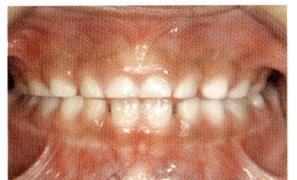

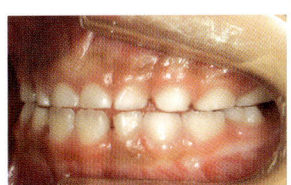

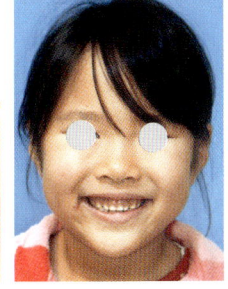

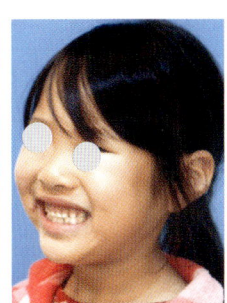

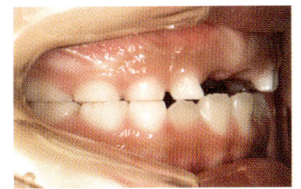

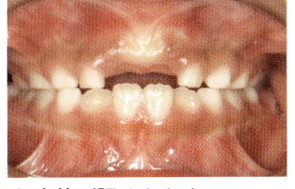

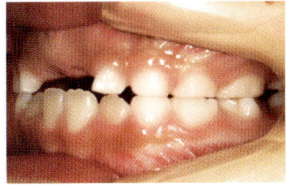

f 6歳10ヵ月．咬合の明らかな改善が認められた．

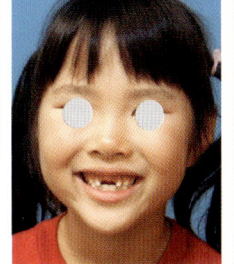

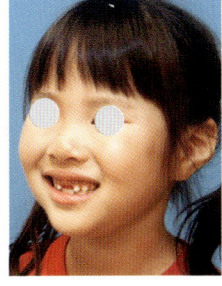

e 6歳3ヵ月

g 6歳10ヵ月

5．不正咬合の早期治療の意義

1）乳歯～混合歯列期の反対咬合に対する早期治療

図1D

骨格性の要因が大きな反対咬合で，機能性の成長阻害因子を排除し，顕著な改善を得た

られる反対咬合（7歳，男児）であるが，前歯部で切端位（edge to edge position）をとることができるため，機能性の要因を取り除くことを目的としてレジンオンレーを装着した．5|が先天欠如で，マイナスの水平被蓋の深い反対咬合を示す（図1D-a）．Wits値がマイナス8.7なので，下顎の位置はかなり前方にあると考えられた．咬合の低さを感じ，機能的な下顎の前方偏位があると予想し，レジンオンレーを乳臼歯部に装着して咬合挙上を行った（図1D-c）．その後，前歯部の咬合干渉を解消するために上顎リンガルアーチを使用した（図1D-d）．レジンオンレーとリンガルアーチを残したまま経過を観察した（図1D-e）．

その結果，効果的な咬合挙上により下顎の前方偏位が改善し，プロファイルのバランスは改善されたが，骨格的に下顎が大きいという事実は変わらない．11歳8か月で，7|7は萌出しているが|5は萌出遅延している．咬合関係は良好に維持されているが，骨格性の反対咬合患者の場合，17歳以降でも下顎成長のスパートが起こり得るため，引き続き経過観察が必要である（図1D-g）．

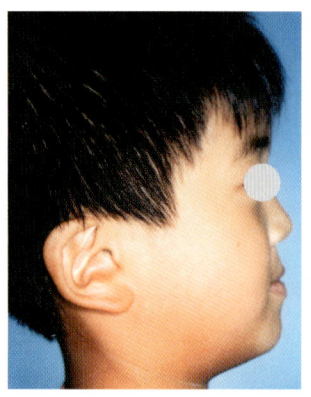

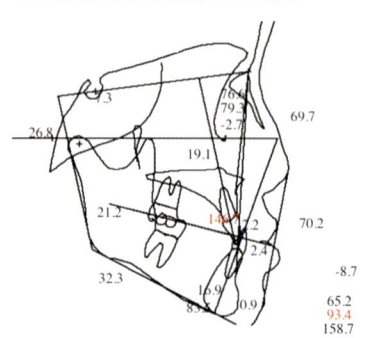

a　7歳，男児
骨格性の要因が極めて大きいと考えられる反対咬合である．

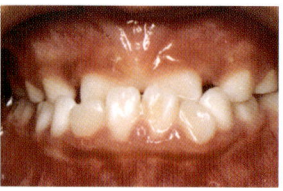

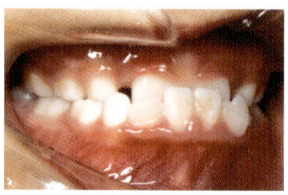

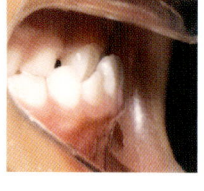

b　7歳，初診時

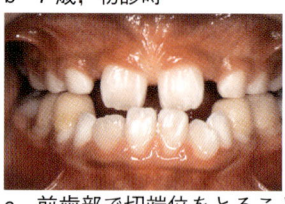

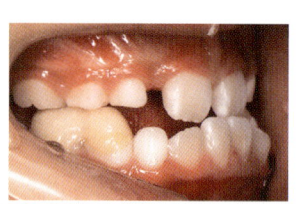

c　前歯部で切端位をとることができるため，機能性の要因を取り除くことを目的としてレジンオンレーを装着した．同時にMFTを開始した．

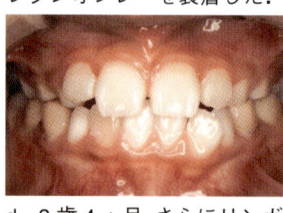

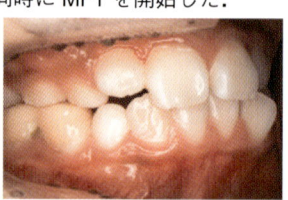

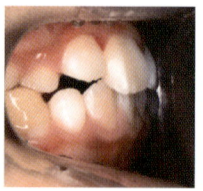

d　8歳4ヵ月，さらにリンガルアーチを併用したところ，前歯部被蓋が改善された．

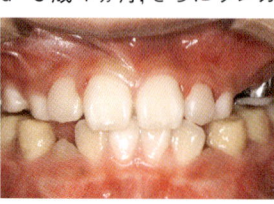

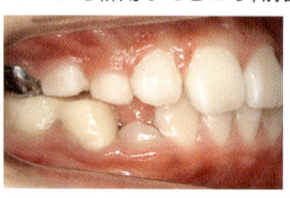

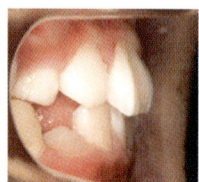

e　9歳8ヵ月，永久歯列期まで経過観察が必要だが，効率よく，主訴の改善が行われた．

態癖──力のコントロール

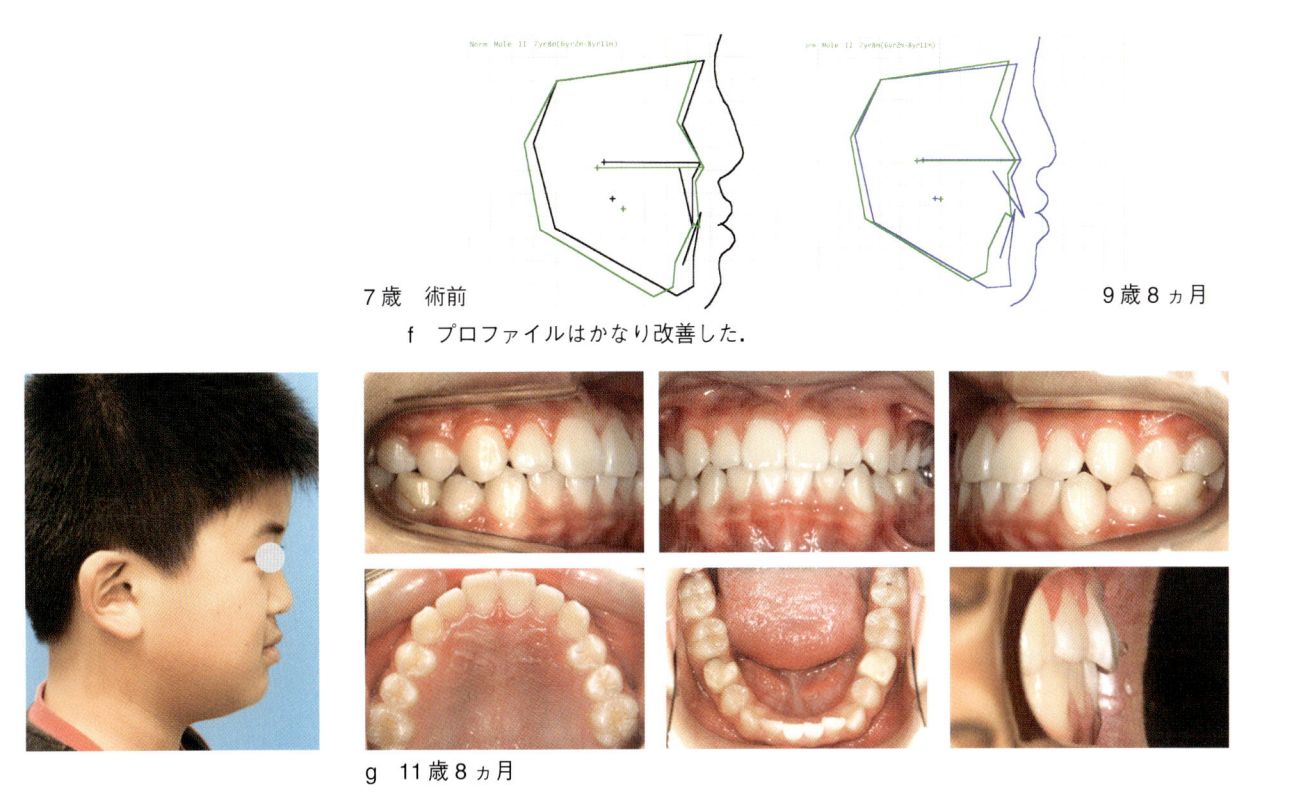

7歳　術前　　　　　　　　　　　　　　　　　　9歳8ヵ月

f　プロファイルはかなり改善した．

g　11歳8ヵ月

図1E
骨格的に重篤なⅢ級に見えても，ABPで被蓋の改善が容易なケースがある

初診時年齢10歳6ヵ月の男児（図1E-a），Wits値はマイナス7.6で，骨格的にみるとかなり重篤なⅢ級を示した（図1E-b）．下顎は切端位まで後退可能で機能的に下顎が前方位をとっていることも予想された．うつ伏せ寝や頬杖の態癖，猫背姿勢がある他，著しい低位舌と嚥下時の舌突出もみられたため，態癖指導，MFT，そして就寝時のみ下顎前歯部にABPを使用した結果，わずか2ヵ月足らずのあいだに反対咬合が改善した（図1E-d）．

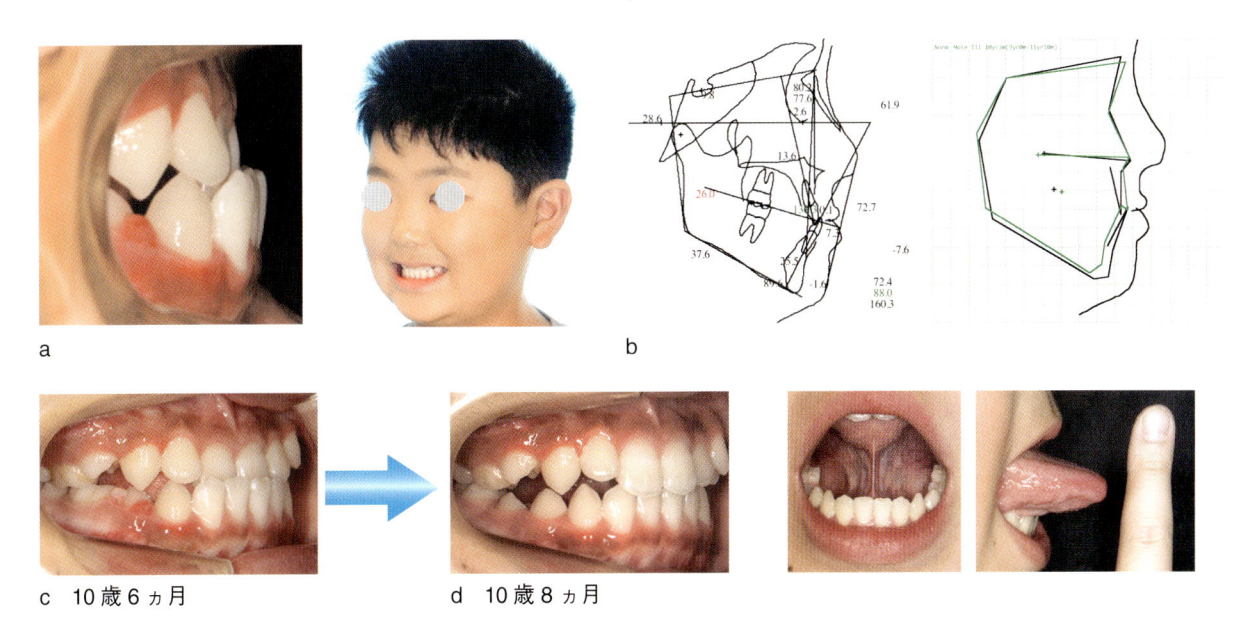

a　　　　　　　　　　　　　　　b

c　10歳6ヵ月　　　d　10歳8ヵ月

147

5．不正咬合の早期治療の意義

1）乳歯〜混合歯列期の反対咬合に対する早期治療

図1F

態癖による咬合高径の低下が反対咬合を重篤にしたと考えられるケースに対する態癖改善とRABPによる正常被蓋の回復

同様にWits値マイナス8.8の骨格性の下顎前突（図1F-c）である一面，切端位まで下顎は後退可能で機能的に下顎が前方位をとっていることも予想されるケース（初診時年齢10歳の男児，図1F）であるが，下顎乳臼歯部は高径が低く，下顎前歯部は挺出しているように見える（図1F-b）．この男児は，睡眠態癖はじめ，あらゆる態癖を持っていたので，態癖の悪影響を患者に理解させるため，来院ごとに繰り返し説明をした．そして下顎が前方に出ないような斜面を付与した改良型咬合挙上板の上顎用RABP（図1F-d）を就寝時のみ装着してもらい経過観察を行った．結果，咬合の明らかな改善が認められた（図1F-e）．

早期治療の結果，前歯部の被蓋改善後，形態的なIII級傾向は弱まり骨格パターンは正常に近づいた（図1F-f）．上顎の前方牽引をしていないにも関わらず，上顎は下顎に対してあたかもキャッチアップ・グロースをしたかのように前下方向に成長した（図1F-g, h）．咬合の挙上も効果的に達成され，コンケイブであったプロファイルはストレートに改善した（図1F-i）．

もしこの患者に与えた咬合高径がこの患者に高すぎるなら，すでに咬合のあと戻りが起きているはずだが，そのような徴候はない．さまざまな態癖による咬合高径の低下がこの患者の反対咬合の原因であったことが示唆される．

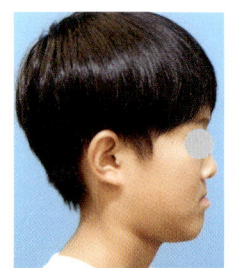

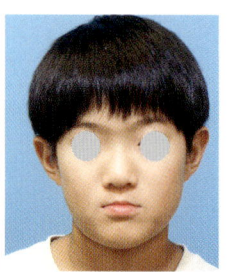

a 受け口を主訴として来院した10歳の男児

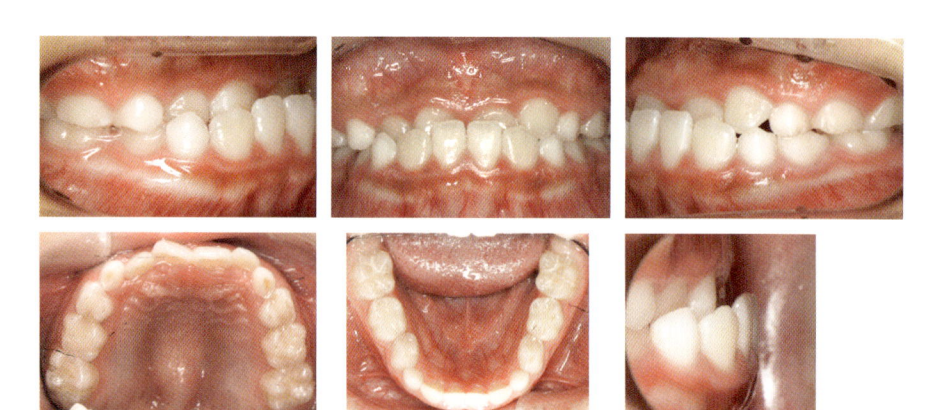

b 下顎乳臼歯部は歯冠高径が低く，下顎前歯部は挺出しているように見える．

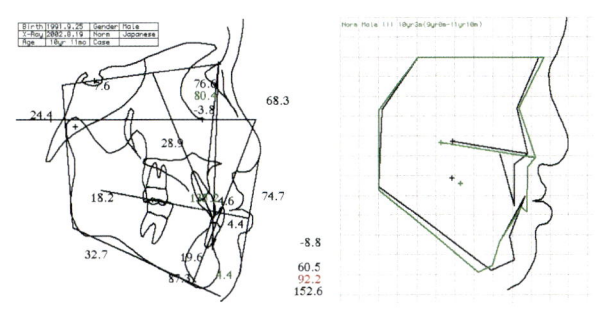

態癖——力のコントロール

c 咬合高径が低く，上顎も小さく，Witsもマイナス8.8で，骨格性の下顎前突であることが分かる．しかし遺伝的な要素ばかりでなく，睡眠態癖による影響も大きいと思われた．毎回の来院ごとに態癖の悪影響を患者に説明した．

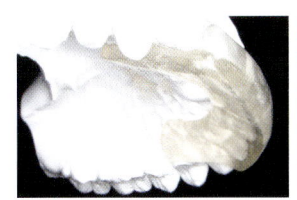

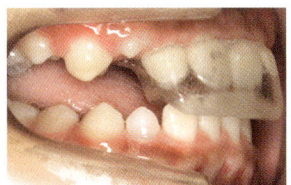

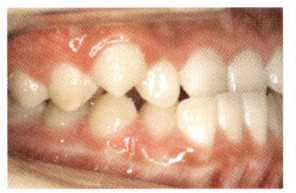

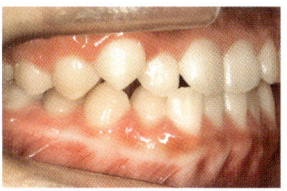

d RABPを就寝時のみ装着してもらって経過を追うと，咬合の明らかな改善が認められた．

e 14歳1ヵ月

f 14歳8ヵ月

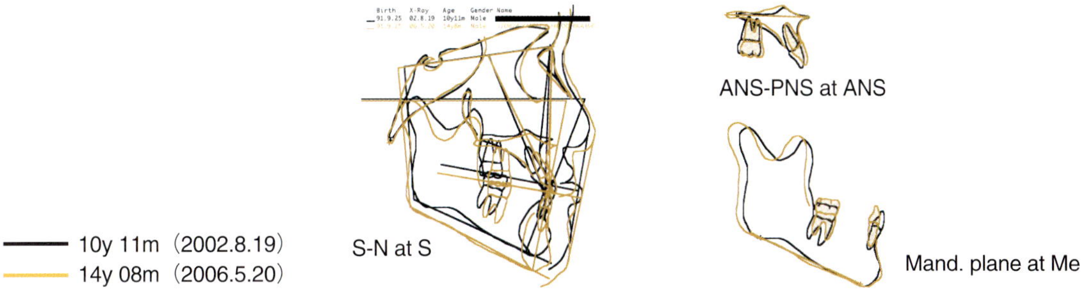

― 10y 11m（2002.8.19）
― 14y 08m（2006.5.20）

S-N at S

ANS-PNS at ANS

Mand. plane at Me

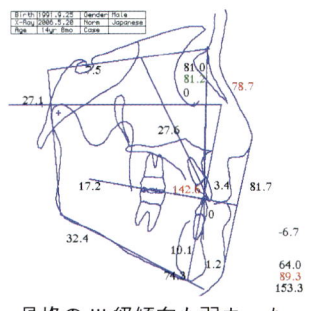

g キャッチアップ・グロース

h 骨格のⅢ級傾向も弱まった．

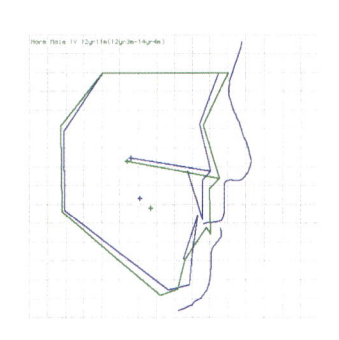

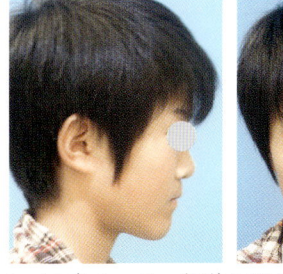

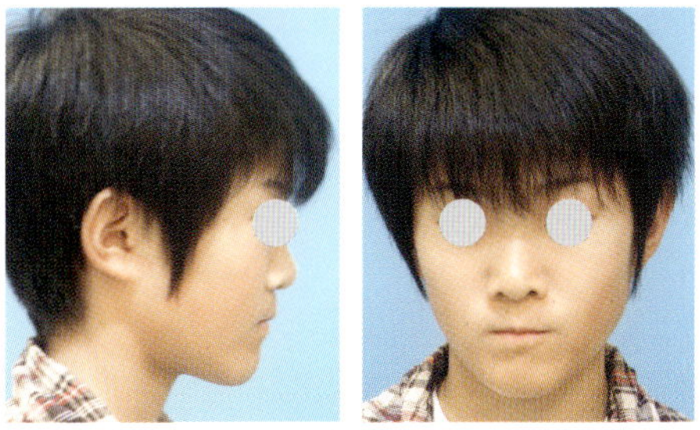

i 14歳8ヵ月，側貌も明らかに変化している．

149

5．不正咬合の早期治療の意義

1）乳歯～混合歯列期の反対咬合に対する早期治療

図1G

さらに重篤なⅢ級症例だが，態癖指導，RABP，Up & Down エラスティックによって短期間に正常な成長パターンを獲得した

初診時年齢11歳男児（図1G），咬頭嵌合位で，Wits 値はマイナス10.5の強い骨格性のⅢ級傾向を示すが（図1G-c），下顎は切端位まで後退可能で機能的に下顎が前方位をとっていることが予想された．姿勢が悪く，うつぶせ寝，頬杖など咬合高径を低下させる様々な態癖が認められた．態癖指導とともに，積極的な咬合挙上を行う目的で，上顎前歯部にRABP（図1G-d）を装着しながら臼歯部における Up & Down エラスティック（図1G-e）にて，臼歯部の挺出をはかったところ治療開始から1年足らずで，著しい咬合の改善が認められた（図1G-e～g）．遺伝的に与えられた以上の改善を行うことは困難であるが，態癖による骨格の歪みは改善され骨格のバランスおよび成長パターンは正常に近くなった（図1G-h）．しかしながらまだ，下顎の成長スパート以前の13歳なので引き続き経過観察が必要で，少なくとも，16歳以降になって再診査を行い，最終的な治療方針を決める予定にしている（図1G-k）．

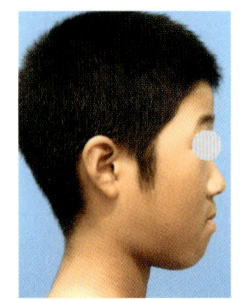

a　11歳2ヵ月

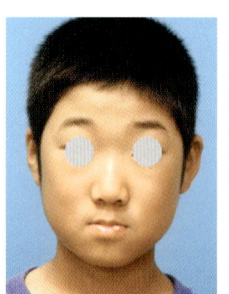

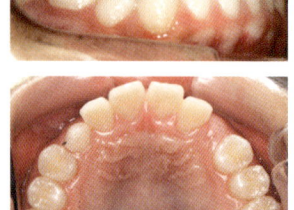

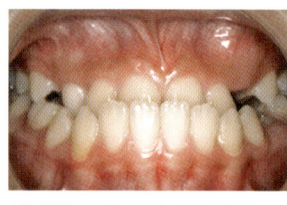

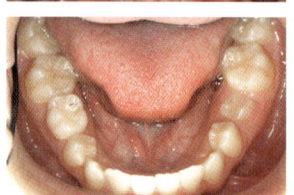

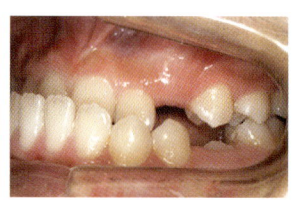

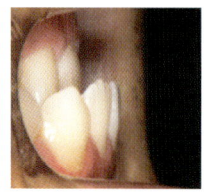

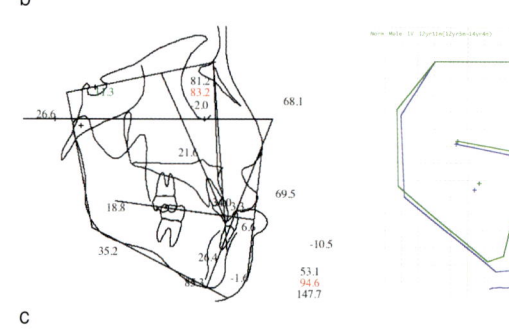

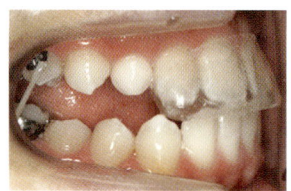

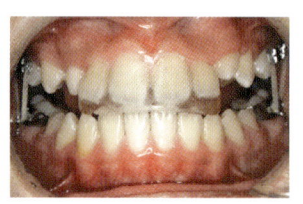

b

c

d　11歳5ヵ月，咬合挙上開始．就寝時を含む可能な限りの時間，RABP と臼歯部 Up & Down エラスティックを装着してもらった．

態癖──力のコントロール

e 11歳5ヵ月　　　f 12歳2ヵ月　　　g 12歳8ヵ月

h 13歳5ヵ月

i

j

ANS-PNS at ANS

S-N at S

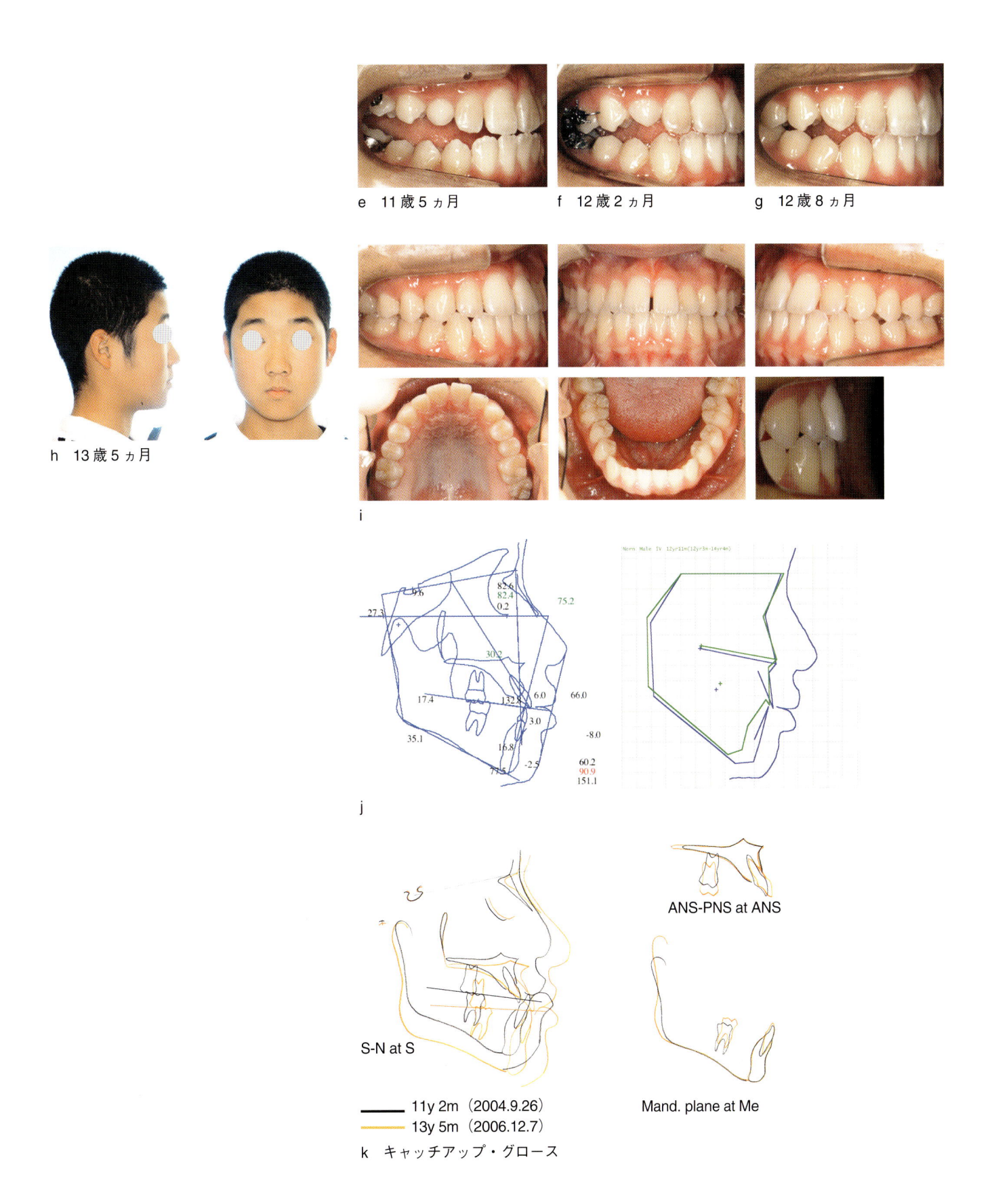

Mand. plane at Me

■ 11y 2m（2004.9.26）
■ 13y 5m（2006.12.7）
k　キャッチアップ・グロース

【参考文献】
1）小川晴也：小児期における顎偏位症例への咬合挙上と態癖指導．始めて，学んで，MTM．デンタルダイヤモンド増刊号，32(14): 124-139, 2007.

2）小川晴也：咬合療法の概念に咬合療法の概念に基づく歯科矯正臨床への取り組み─患者本来のカタチに近づけるために─，前編．矯正臨床ジャーナル，25(1): 29-50, 2009.に─，前編．矯正臨床ジャーナル，25(1)：29-50, 2009.

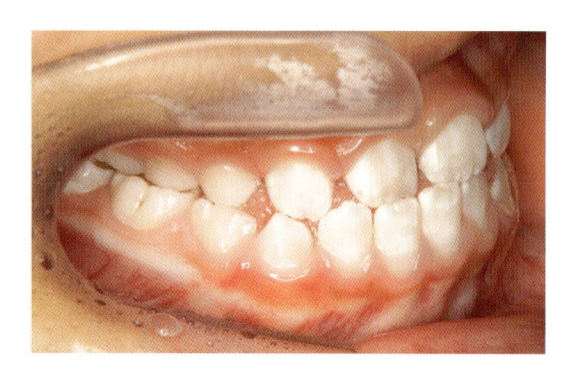

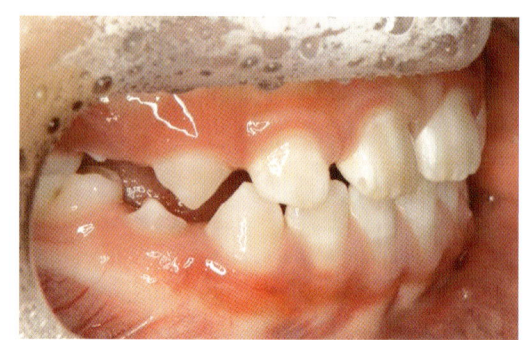

1）乳歯〜混合歯列期の反対咬合に対する早期治療

【症例】
中顔面発育不全に対する態癖の改善と顎外整形力の利用

筆者（上谷）は，遺伝的要因が大きくかかわっている骨格性のⅢ級症例に対し，乳歯列期では，態癖の改善と並行して顎外整形力を利用している．

Keywords
骨格性Ⅲ級
中顔面発育不全
前方牽引装置

上谷 智哉
●うえたに ともや

患　者：8歳，女性
主　訴：受け口を治したい

このような病態に至った経緯として以下のように想定した．

先天的要因：中顔面発育不全，歯牙形態異常
後天的要因：舌低位，態癖（右下向き寝）

先天的要因が大きく影響しており，中顔面発育不全（上顎骨劣成長）に態癖

5A-1
中顔面の発育不全を認めた8歳児に対し態癖の改善と顎外整形力を利用した症例．
顔貌所見として，中顔面の発育不全とともに下顎の右側偏位が認められた．
・下顎正中が右側に偏位

・前歯部から右側臼歯部にかけて反対咬合
・下顎前歯部の歯肉が薄い
・舌の突出がみられる（舌低位）
右側の歯列のフラット化
問診から横向き寝（右下多い）の態癖が確認できた．

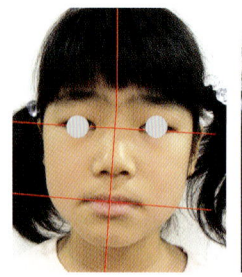

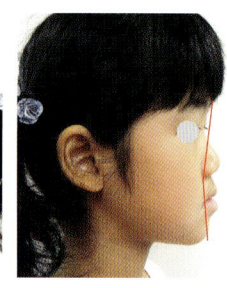

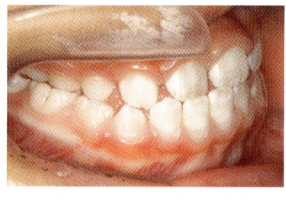

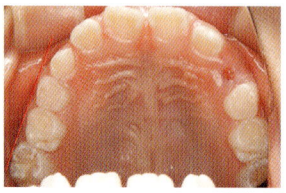

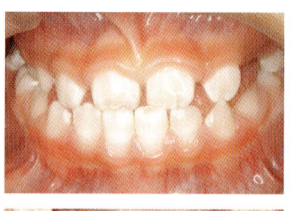

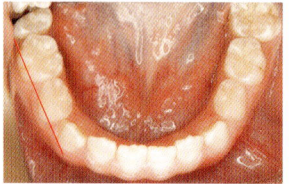

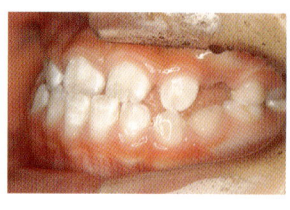

態癖──力のコントロール

と舌低位（後天的要因）により，上顎歯列の狭窄（とくに右側）が発生して前歯部〜右側臼歯にかけてのクロスバイトと下顎位右側偏位が生じたと考えられる．上顎左右側切歯が矮小歯（先天的要因）のため空隙歯列となっている．

こうした診断から治療方針としては，
①態癖指導と MFT（舌訓練）
②前方牽引装置を使用して上顎骨前方成長を促進し，被蓋の改善（上顎拡大）と考えた．

①舌訓練と上顎骨前方牽引を行うことにより効果的に前後的骨格のズレの改善が得られた．
②上顎2|2 は矮小歯傾向で，空隙があるので，永久歯列完成後に再考する予定である．

5A-2
治療前セファロ分析

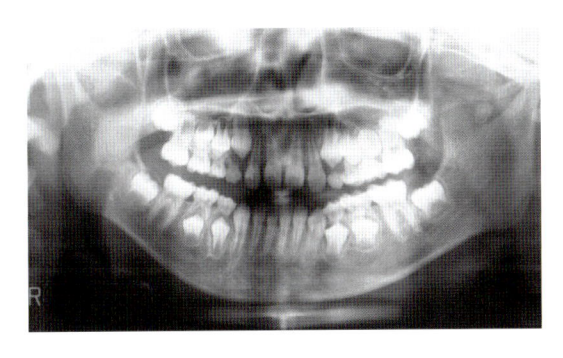

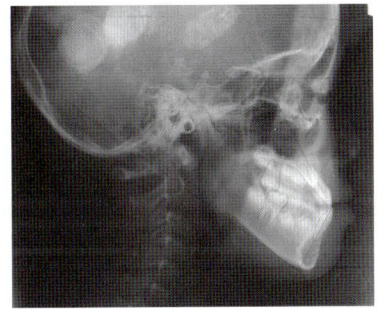

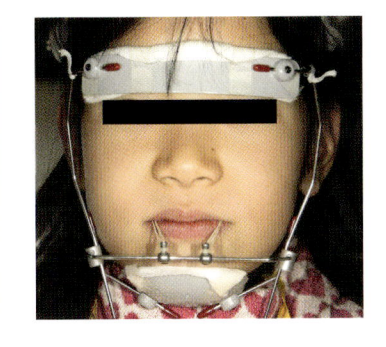

5A-3
術後

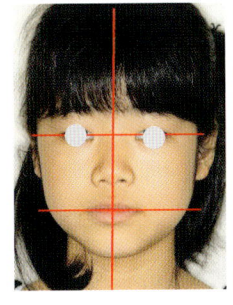

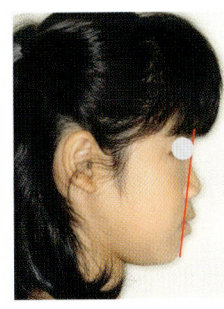

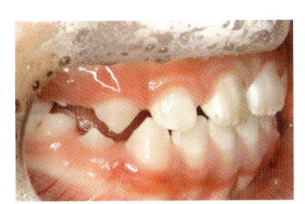

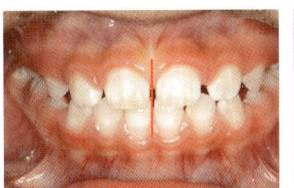

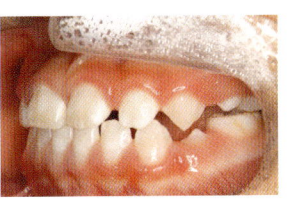

5A-4

	術前	術後
SNA	81°	83°
SNB	83°	82°
ANB	−2°	1°
U1 to SN	118°	118°
FMA	29°	29°
IMPA	86°	86°
I I	123°	123°
GO	131°	130°

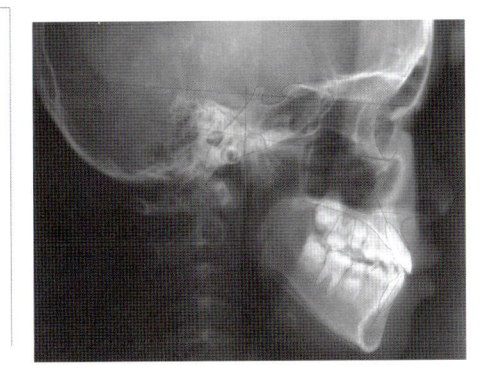

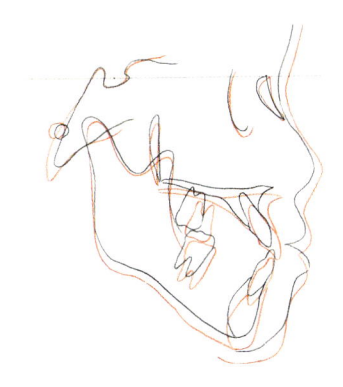

2) 乳歯～混合歯列期の上顎前突症例に対する早期治療

Keywords
ASBP
改良型前歯部咬合挙上板
サービカルヘッドギア
レジンオンレー
機能的Ⅱ級
咬合挙上

小川 晴也
●おがわ はるや

態癖の改善と機能的矯正装置（ASBP）の利用

　小児期における上顎前突の治療手段としては，2X4，ヘッドギア[1]，あるいは機能的矯正装置を用いた早期治療が一般的である．

　ここで上顎前突の原因を考察すべきであるが，原因が態癖などの機能的要因による咬合高径の低下や歯の干渉による過蓋咬合である場合は，上顎が前突しているだけでなく，下顎が後退させられていることが多い．すなわち見かけ上，深刻な上顎前突であっても，小児期の下顎の前方誘導によって，好ましい成長パターンを回復する可能性が高い．これは，骨格性のⅡ級の場合にも，ある程度の効果がある．

　そこで，態癖指導はすべての早期治療のもっとも重要な基本治療であるが，同時にフラップ付き改良型上顎前歯部咬合挙上板（Ante-rior Sliding Bite Plate, 以下 ASBP）[2〜4]による咬合挙上とヘッドギアとの併用によって適正な下顎位に誘導することが好ましい成長パターンに回復させるために有効であると考えられる．

図2A
機能的Ⅱ級咬合の初期状態に対する早期治療

　出っ歯を主訴に来院した9歳の男児で，下顎前歯が見えないくらいの過蓋咬合を呈するとともに上顎前歯の著しい唇側傾斜が認められたが，骨格はⅠ級で，機能的Ⅱ級咬合の始まりの状態と考えられた．下顎歯列のスピー彎曲は深く，下顎第一大臼歯の高径は低い（図2A-a）．ストレートタイプのプロファイルであるが反時計回りの下顎の回転が認められ（図2A-b），前歯部での干渉が疑われた．

　患者はうつ伏せ寝や頬杖などの態癖をもっていたので，その改善に努めてもらうとともに，咬合挙上の目的で乳臼歯部にレジンオンレーを装着し，ASBPを就寝時だけ装着してもらった．またサービカルタイプのヘッドギアも1日合計8時間装着してもらった（図2A-c）．

　約2年の早期治療の結果，咬合の挙上が達成され歯列と咬合関係の著しい改善が認められた（図2A-d）．下顔面高が大きくなりストレートな側貌に変化し（図2A-e），さらに成長パターンも正常に近づいた（図2A-f）．永久歯咬合になってから全体的な矯正が必要になるかもしれないことを説明し，経過観察を行っている．

態癖——力のコントロール

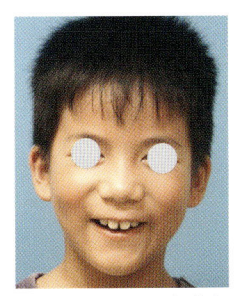

a　臼歯関係は End-on の Class II，大きなオーバージェットと前歯部の過蓋咬合，上顎前歯部の唇側傾斜が認められる．

b　側貌はほぼストレートなプロファイルを示す．I級の骨格だが，頬杖やうつ伏せ寝の態癖があるために咬合が低下し，それによって上顎前歯部の歯槽骨が唇側に押し出された機能的II級咬合の始まりの状態と考えられる．

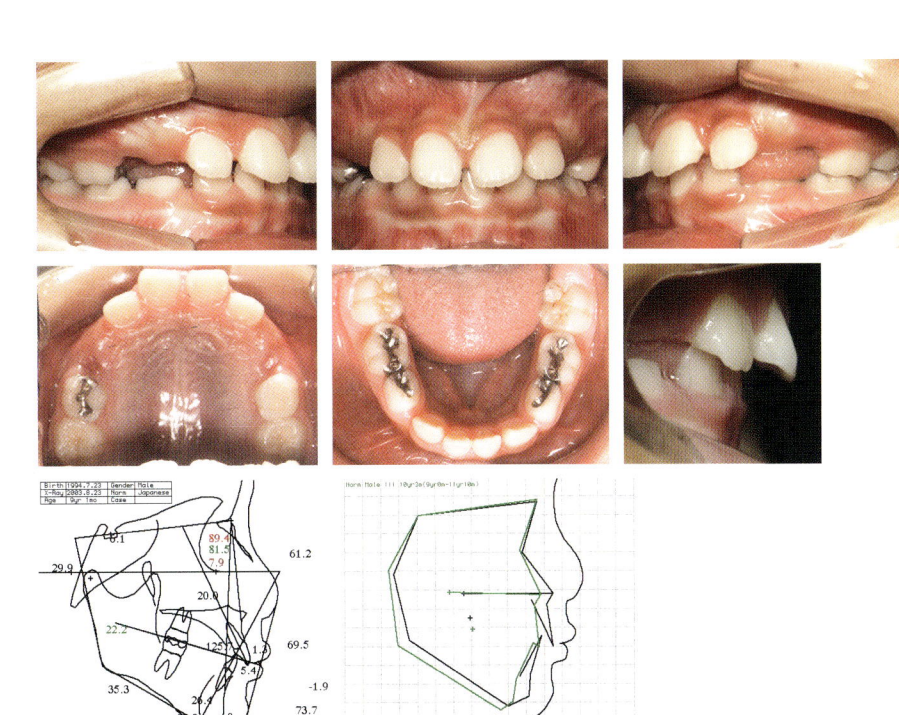

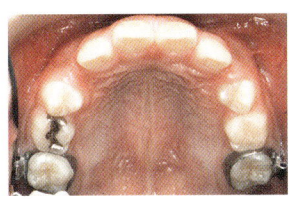

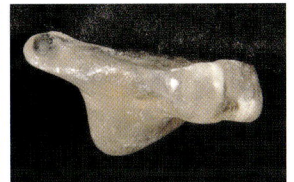

c　態癖指導を行いながら，ヘッドギアとともに下顎左右側第二乳臼歯にレジンオンレーを装着し，バイオネーターを就寝時に使用してもらった．

フラップ付き改良型前歯部咬合挙上板（ASBP）

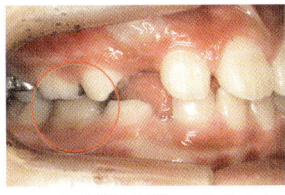

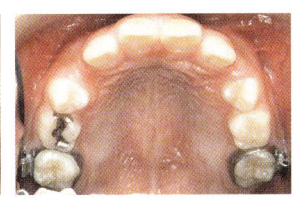

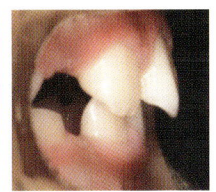

d　1年経過の後，バイオネーターを ASBP に換え，引き続きヘッドギアも装着してもらった．

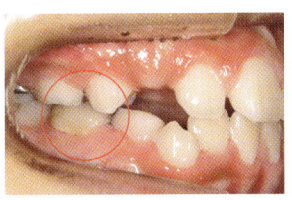

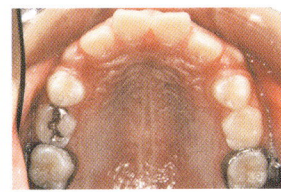

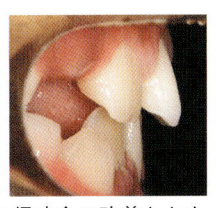

e　6か月間，ASBP を装着．咬合挙上は効率的に行われ，II級咬合の改善とともに，上顎前歯の前突も改善した．

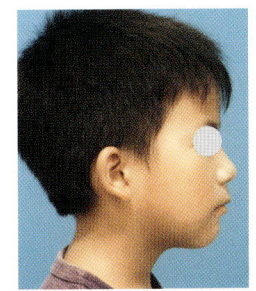

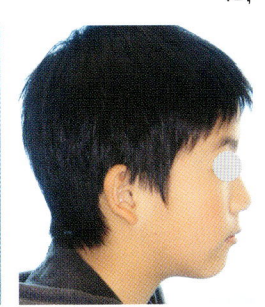

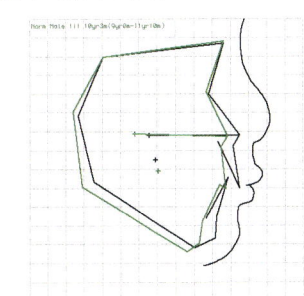

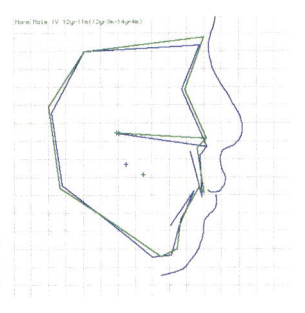

f　顔貌，成長パターンは明らかに改善している．左9歳，右10歳

5. 不正咬合の早期治療の意義

2）乳歯〜混合歯列期の上顎前突症例に対する早期治療

図2B

態癖指導，ASBPとサービカルタイプのヘッドギアを用いた深い過蓋咬合の改善

出っ歯を主訴に来院した9歳の女児（図2B），下顎前歯が見えないくらいの深い被蓋（過蓋咬合）を示し，上下顎歯列の正中からみると下顎は左側偏位している．上下口唇の翻転と突出も認められた（図2B-a）．反時計回りの下顎の回転が認められ（図2B-b），前歯部での干渉が上顎前歯の唇側傾斜と正中離開の原因として疑われた．

うつ伏せ寝や頬杖などの態癖があったので，その改善に努めてもらうとともに，ASBP（図2B-c）を就寝時だけに装着してもらった．またサービカルタイプのヘッドギアも1日合計8時間装着してもらった（図2B-d）．その結果，わずか1年余りで効果的な咬合の改善が認められた（図2B-e）．また，拡大装置は一切使用していないにも関わらず，横向き寝を改善した結果，自然と歯列の拡大も認められた（図2B-f）．

初期治療後，突出し，翻転していた口唇はすっきりとした形態になり下顔面の歪みにも改善が認められた（図2B-g）．また，成長パターンも正常に近づいた（図2B-h）．

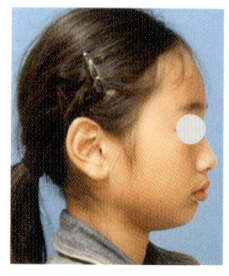

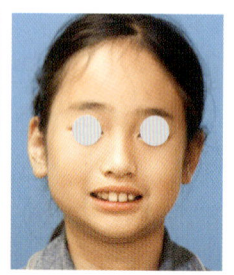

a　9歳，女児．「出っ歯」を主訴に来院した．

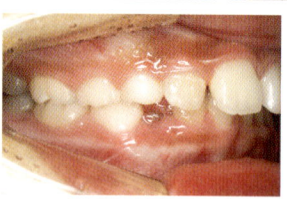

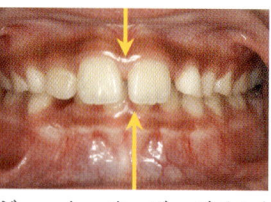

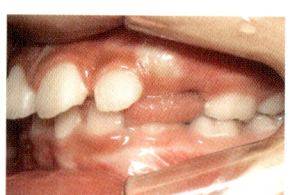

b

b　臼歯関係はⅡ級，オーバージェット，オーバーバイトともに大きく，上顎前歯は正中離開を生じていた．

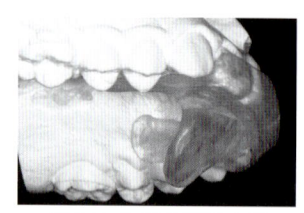

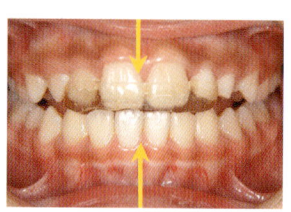

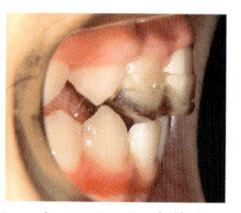

c　徹底した態癖指導を行い，8ヵ月経過の後，バイオネーターをASBPに交換し，さらに6ヵ月の経過を観察した．フラップの舌側はくりぬいて舌が上がるようにしている．

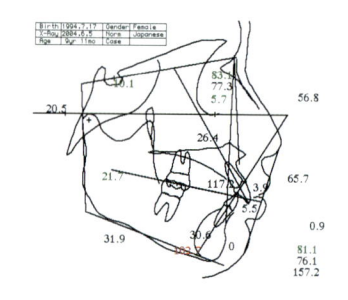

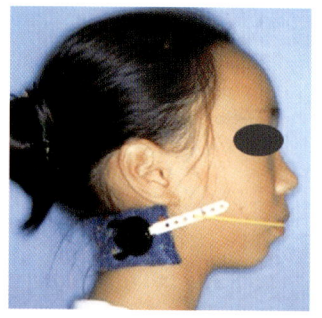

d　サービカルタイプのヘッドギアを1日合計8時間装着

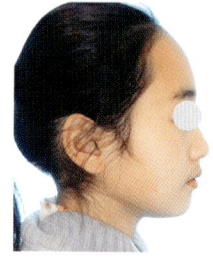

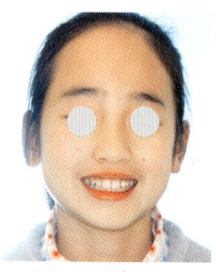

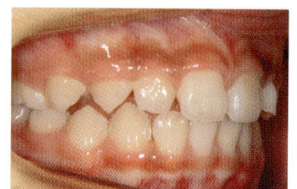

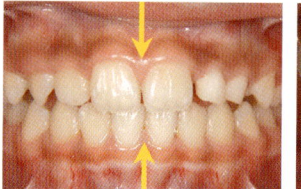

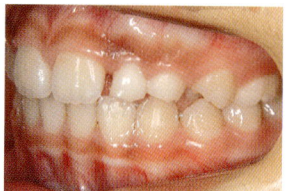

e　Ⅱ級の臼歯関係とともに前歯の被蓋関係，下顎の左側への偏位に著しい改善が認められた．

g　前後側方的な顔つきの歪みも改善されているように見える．

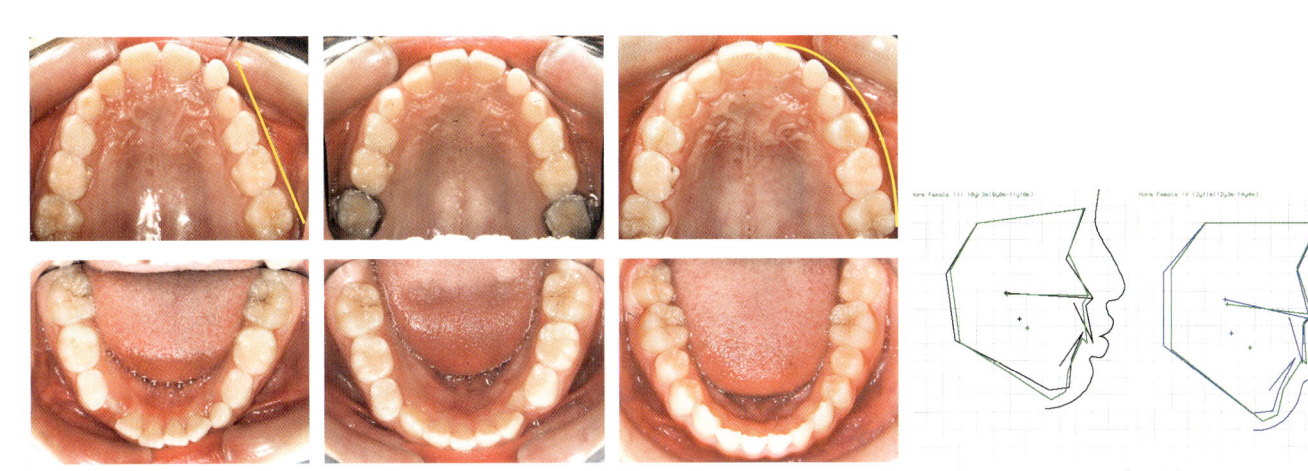

態癖──力のコントロール

f 上顎歯列弓は自然に拡大される．

h 成長パターンも正常に近づいた．

図2C

下顎の後退のために口唇閉鎖困難を伴う一見重症な前突症例の早期治療

同じく「出っ歯」を主訴に来院した10歳の男児であるが，II級の大臼歯関係とともに口唇閉鎖困難で著しく大きな水平的被蓋と歯列の狭窄が認められた（図2C-a）．プロファイルはドリコファイシャルタイプで，下顎の後退と開大傾向が認められた（図2C-b）．
うつ伏せ寝や頬杖など下顎を後退させ，咬合を低くする態癖をもっていたので，その改善に努めてもらうとともに，上顎前歯部および第一大臼歯にブラケットを装着し，2×4のフォースシステムを用いるとともに下顎歯列にはリップバンパーを装着し，上下顎歯列の拡大を行った．なお，サービカルタイプのヘッドギアも1日合計8時間装着してもらった．2×4システムを6ヵ月間で終了後，ASBPを就寝時だけに装着してもらった．またサービカルタイプのヘッドギアも継続的に装着してもらった（図2C-c）．
約2年の早期治療の結果，歯列と咬合関係の著しい改善（図2C-d）が認められるとともに下顎は前方へ位置づけられ（図2C-e），成長パターンも正常に近づいた（図2C-f）．永久歯咬合になってから全体的な矯正が必要であることを説明してある．

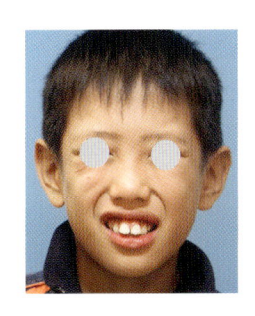

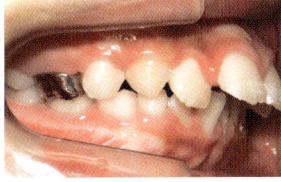

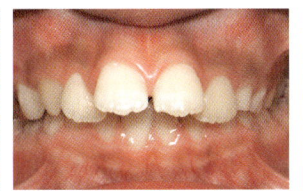

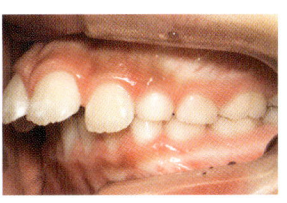

a 初診時：10歳，男子，主訴：「出っ歯」をなおしたい．
臼歯関係はEnd-onのClass II，上顎歯列の狭窄，大きなオーバージェットと前歯部の過蓋咬合，上顎前歯部の唇側傾斜が認められる．

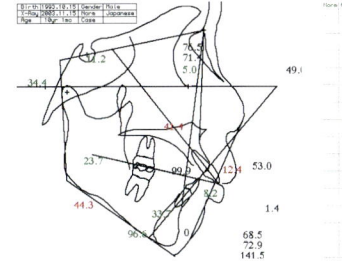

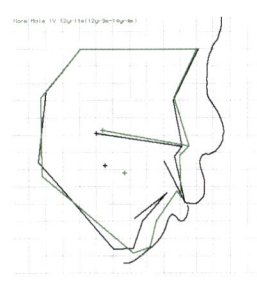

b ハイアングルだが，Witsは1.4で，重篤なII級ではない．垂直的な要素が関係して，上顎前歯が唇側に開き，また，下顎枝は短く，下顎は時計回りに回転しているように見える．

5. 不正咬合の早期治療の意義

2）乳歯〜混合歯列期の上顎前突症例に対する早期治療

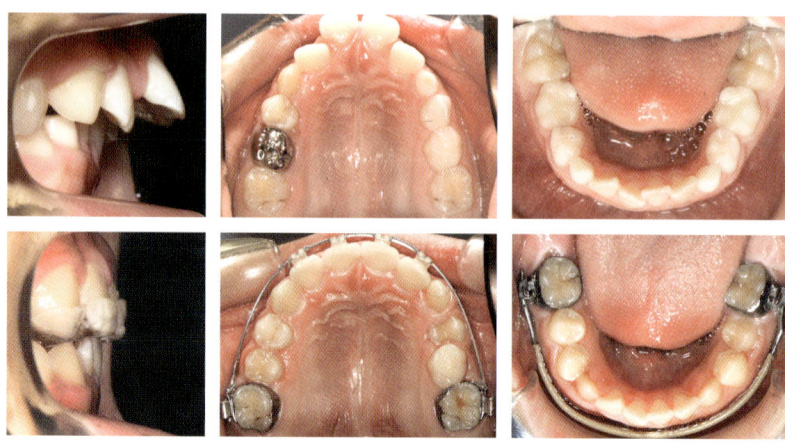

c 態癖指導を行いながら，上顎歯列に2×4とヘッドギア，下顎歯列にリップバンパーを装着．10ヵ月経過後に2×4およびリップバンパーを撤去し，ASBPを夜間就寝時のみ装着させた．ヘッドギアは，2×4を撤去後6か月間継続してもらった．2×4撤去後，ASBPを使用することにより，容易に咬合挙上が達成されるとともに，I級の大臼歯関係が確立できた．

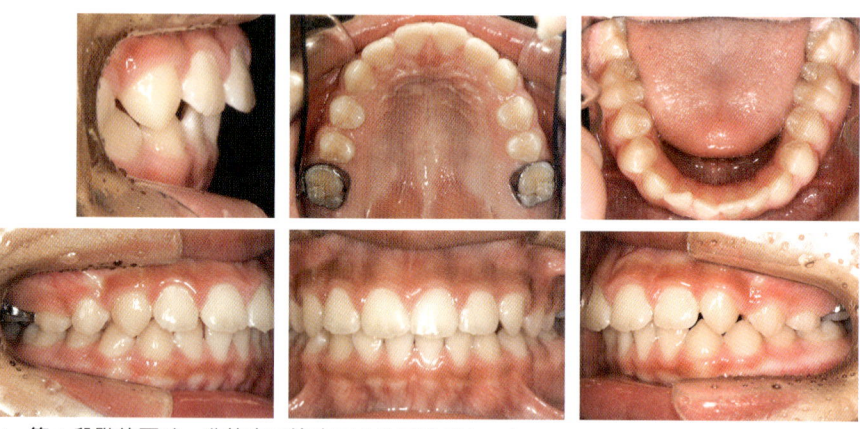

d 第1段階終了時．非抜歯で治療できる目途が立った．

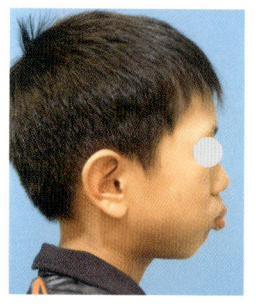

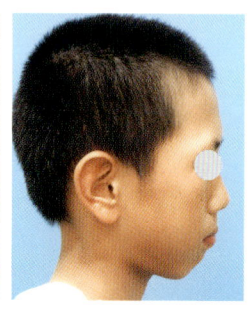

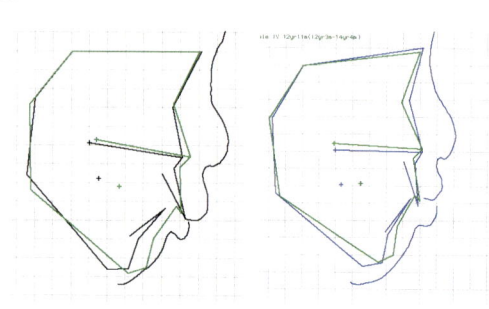

e　　　　　　　　　　　　　　　　f 側貌には顕著な変化が認められる．

【参考文献】
1) Elms TM, Buschang PH, Alexander RG: Long-term stability of Class II, Division 1, nonextraction cervical face-bow therapy: II. Cephalometric analysis. Ame J Orthod Dentofacial Orthop, 109(4): 386-392, 1996.
2) 小川晴也：小児期における顎偏位症例への咬合挙上と態癖指導．始めて，学んで，MTM．デンタルダイヤモンド増刊号, 32(14): 124-139, 2007.
3) 小川晴也，小川聖美：機能的下顎の後退を伴う上顎前突症例への前歯部咬合斜面板の有用性について，日本矯正歯科学会抄録: 287, 2006.
4) 小川晴也：咬合療法の概念に咬合療法の概念に基づく歯科矯正臨床への取り組み—患者本来のカタチに近づけるために—，前編．矯正臨床ジャーナル, 25(1): 29-50, 2009.

第6章

下顎位──与える？
　　　　見つける？
　　　　現れる

1) 咬合という全身を診る

Keywords
咬合という全身
加齢
垂直顎間距離
咬合高径低下
Stomatology

筒井 照子
●つつい てるこ

健やかな加齢のために

ヒトは，加齢とともに垂直高径（vertical dimension）を徐々に失う．それは，ヒトが重力に拮抗して生活している以上，避けがたい．咬合高径の低下は，そのひとつである．う蝕や歯周病を予防し，破折を防いだとしても，加齢とともに生じるエナメル質の咬耗は避けられない．また浦郷[1]は，歯根膜の細胞数が加齢とともに減少し，とくに歯槽骨側の細胞数の減少が著しいことを報告した．このため加齢によって付着の喪失が進むが，その量は毎年0.06mmにとどまる．100歳で1/2程度の歯槽骨が水平的に吸収する計算であるが，この吸収量であれば，100歳でも十分健康な植立状態を維持することができる．しかし，歯周炎に罹患することがあれば付着の喪失は急激に進む．歯の咬耗も同様で，チューイングパターンが逆三角型のグラインディングタイプの人の場合には，壮年期に象牙質が露出するほど歯の摩耗が進む．片側咀嚼やクレンチングによって歯は圧下され，歯の傾斜によって咬合高径は低下する．安静時に歯を接触させる癖があるだけでも，同様なことが起こる．またう蝕や歯周病，あるいは態癖によって歯列の統合性が破壊されると，歯を喪失するリスクは一段と高まる．そして，いったん歯を喪失すれば固有歯槽骨はたちまち吸収し，残った顎堤も加齢と共に，そして非機能的な力も加わって吸収が加速する．これに伴って，下顎頭の吸収も進む．

このように加齢に病的な要因が加わることによって，咬合高径の低下は加速する．修復治療とは，ひとことで言えば，この加齢に伴う生理的および病的な咬合高径の喪失を人工的に補う治療であるとも言える．

咬合高径の喪失と回復

加齢によって咬合高径は低下するが，健全な顎口腔系の維持のためには，咬合高径の低下を加速させる要因をコントロールする必要がある．咬合高径を低下させる要因をコントロールせずに，ただ修復歯科学的介入によって咬

図1A

上：歯喪失によって失われる範囲
左：頰-舌的断面における変化

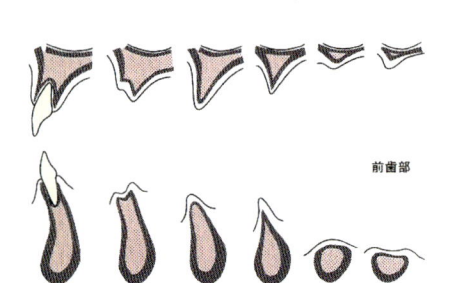

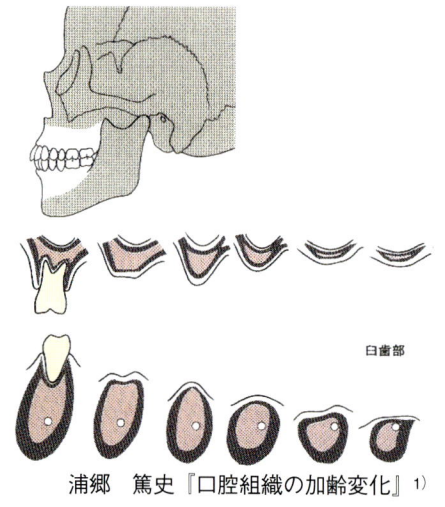

前歯部　　臼歯部

浦郷　篤史『口腔組織の加齢変化』[1]

合高径を回復したとしても，人為的に与えた形態は生体の恒常性によって維持されるものではない．

成長期にありながら，咬合高径の低下に危険信号が点滅した事例（図1B）を示す．この症例は，歯-歯周組織は比較的健全だが（炎症の問題は大きくないが），いくつもの咬合崩壊の予兆をもっている．II級2類の遺伝的骨格があり，そこに加わった態癖が咬合高径低下の加速因子になっていると考えた．このような仮説から，態癖を可能な限りなくし，歯を常時接触させない（安静時空隙の確保）など，本来の健康なII級2類に戻す手助けをすることとした．

咬合は，その崩壊のプロセスにおいて上下顎の垂直顎間距離を喪失するが，低下した咬合高径の回復によって反対に治癒能が引き出される．下顎頭はリモデリングを促され，臼歯の歯軸は自然に整直する．この治癒のプロセスの中に位置づけられてはじめて，歯冠形態を回復し，咬合支持を回復するために行われる修復歯科学的な介入が，大きな価値をもつのである．

こうした遺伝的に与えられた健康な形態を基準に病因を探る診断学的アプローチを，私たちは修復歯科学（Dentistry）と区別して口腔医学（Stomatology）と呼んでいる．

咬合という全身

咬合高径の喪失は，全身の高さの喪失の一部分である．全身の関節・骨組織は，からだの自重を支えて加齢とともに吸収する．二足歩行で直立するヒトは，全身の骨格の高さを加齢とともに減少させていくのであるが，バランスよく生理的に高さを減じるとは限らない．右ききのヒトは左足を軸足とし，右足を運動足とするように左右差をもっている．このため自然に直立したとき，重心はわずかに左に傾いていることが多い．このため多くの人は，左が低くなる条件をもっている．

どちらかと言えば，左で噛みしめる人が多く，左の咬合高径が低下しやすい．咬合平面は左上がり，下顎は左回転して左が後退しやすい．このため肩は左下がり，右前に回転し，骨盤は肩と反対に左上がりになりやすい．右足で蹴る歩き癖は，靴の減り方に表れる．

左右のバランスが崩れる歪みは，このように内包されているが，態癖がこれを加速させる．からだの傾きに合わせて，頬杖は左が多く，横寝の癖は右を下にすることが多い．顎関節の症状は左に出やすい．左の頬杖は左の臼歯部に窮屈な咬合をつくり，クレンチングにつながる．あるいは左の関節円板が転位することが多いが，左の頬杖で右の関節円板が転位する人もいる．二次性咬合性外傷の多くは左側に出ることが多い．この結果，リラックスポジションは大半右前に出る．このため歯列の側方拡大は，上顎は床スクリューで右，下顎はアライナーで左に拡大することが多いのである．

このように私たちは，咬合と全身を各々独立したものとして捉えて関係づけるのではなく，咬合という全身を診るという捉え方をすべきだろう．

【参考文献】
1) 浦郷篤史：口腔組織の加齢変化．クインテッセンス出版，東京，1991．

6. 下顎位──与える？ 見つける？ 現れる

1）咬合という全身を診る

■ 早期の咬合高径低下──将来の重篤な咬合崩壊が予想される場合の介入

患　者：15歳，男子
主　訴：|4　歯冠破折

　破折歯が急性化膿性歯髄炎を起こし，他院にて根充後来院した．一見してⅡ級2類，クレンチングがあり，その結果，過蓋咬合となっていると考えられた．

　歯科受診のきっかけは|4の歯冠破折による歯の痛み（急性化膿性歯髄炎）であったが，歯の動揺，エックス線所見における外傷像，深い被蓋からパラファンクションが推測される（図1B-1b～d）．オクルーザーで咬合力を測定すると，平均圧46.8 MPa，咬合力1037.4 Nという値である（図1B-1e）．典型的なブラキオフェイシャルタイプの顔貌で，セファロ分析によれば，FMA: 22.0，両親ともブラキオフェイシャルで，父親はⅢ級，母親はⅡ級2類の骨格で，遺伝的な素因がある（図1B-2）．以前に|3は低位唇側転位で抜歯されているが，しかし，それだけでは，15歳で咬合崩壊が進んだ病態の説明にはならない．

　問診によって，机にうつ伏せて寝る習慣や右の頬杖があることが明らかになったが（図1B-3），このような態癖で歯軸が舌側に倒れ込み，歯列単位できゅうくつな咬合になってクレンチングが引き起こされたものと想像される．緊張したときに上口唇を巻き込んでしまう自覚があり，これが深い過蓋咬合を加速させたと考えられる．ブラキオフェイシャルでⅡ級の遺伝的骨格に態癖が加わって，クレンチングが生

図 1B-1

|4の歯の痛みが主訴であるが，これは歯冠破折による急性化膿性歯髄炎で，歯の動揺，エックス線所見における外傷像など，15歳という年齢にもかかわらずⅡ級2類に典型的な咬合崩壊の徴候を示していた．咬合力は，1037.4 N（オクルーザー）という高値．下顎頭のCT像では，後方にポケットエロージョンを認めた．

（患者さん本人の了解を得て目を隠さず顔写真を用います）

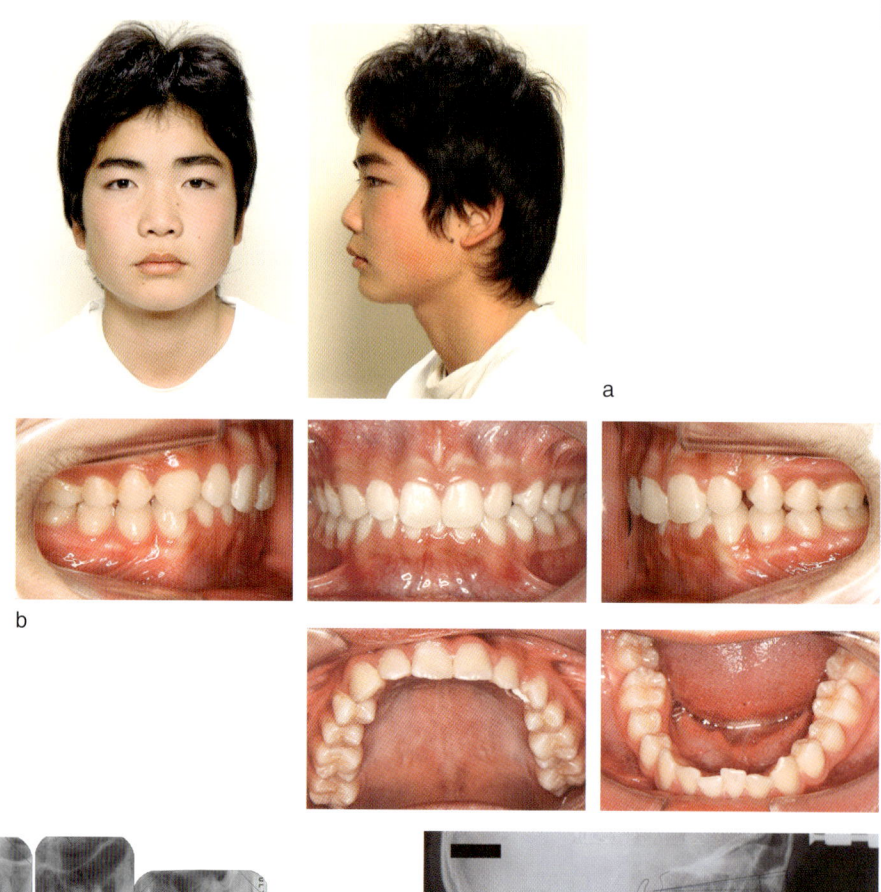

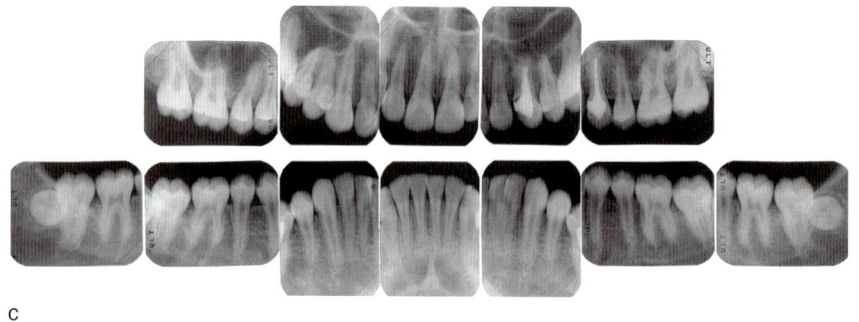

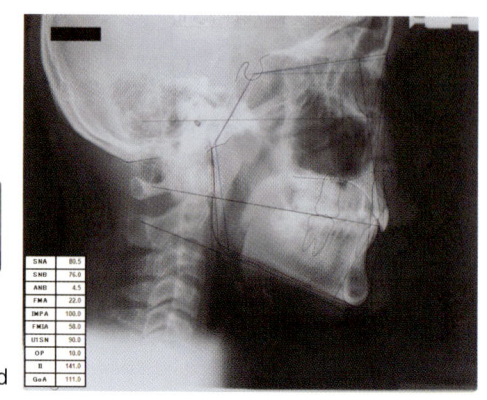

態癖――力のコントロール

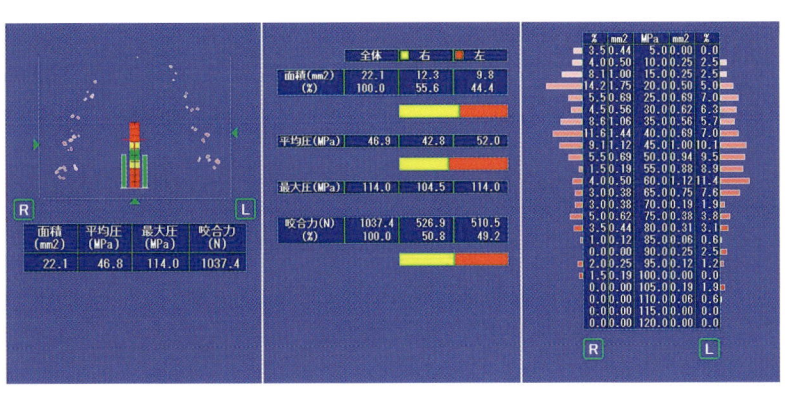

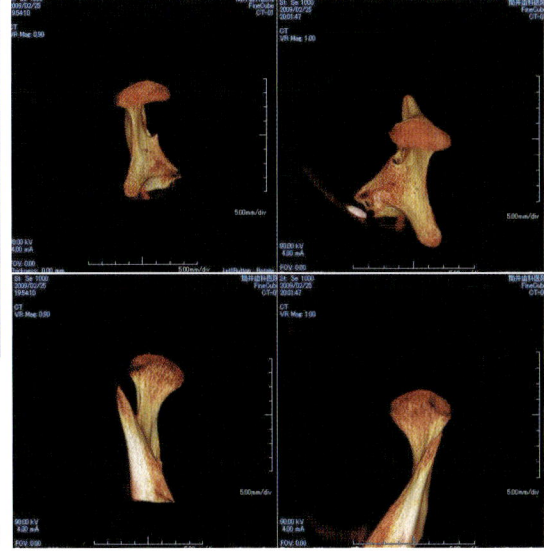

e

f

図1B-2
父親はIII級，母親はII級2類

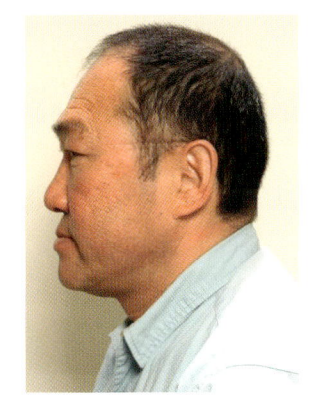

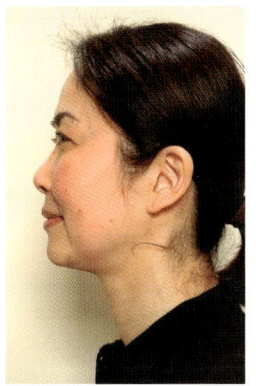

図1B-3
机にうつ伏せて寝る習慣や右の頬杖によって歯軸が舌側に倒れ込み，この結果，歯列単位ではまり込むきゅうくつな咬合になってクレンチングが引き起こされたものと想像される．緊張したときに上口唇を巻き込む習癖が，深い過蓋咬合を加速させた．

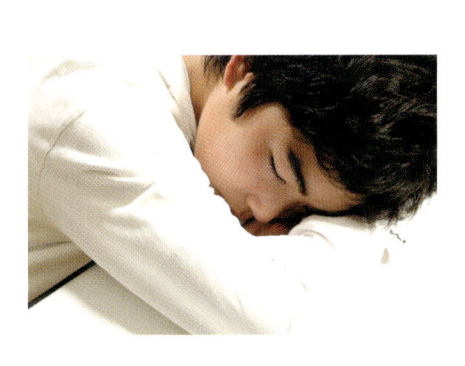

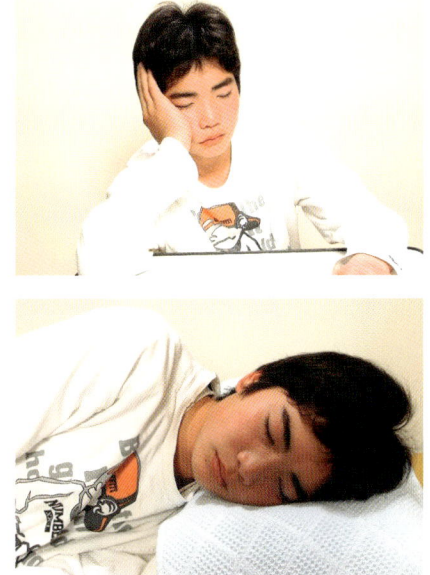

6. 下顎位──与える？ 見つける？ 現れる

1）咬合という全身を診る

じ，咬合高径が低下して，実際の年齢からは想像がつかないほど，加齢現象が進んでしまったのであろう．CTにより，下顎頭の後方にポケットエロージョンを認めた．

態癖を改善し，アムステルダム型のミニスプリントを装着し，臼歯の自然挺出を促し，咬合高径回復を期待した（図1B-4）．わずか約2ヵ月後であるが（図1B-5），咬合高径の回復に伴って前歯部の深い被蓋が少し改善し，オクルーザーの評価で咬合力のヒストグラムはやや正規分布に近づき，咬合力は490.4Nと半減した．

図1B-4
態癖を改善し，アムステルダム型ミニスプリントを装着し，臼歯部の咬合高径回復を期待した．|3が抜歯されているため，左側にボールクラスプのスペースがなく下顎にあたるため，クラスプを除去している．

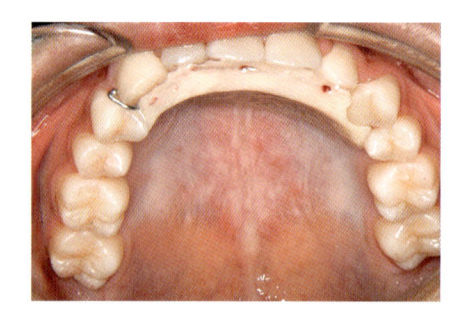

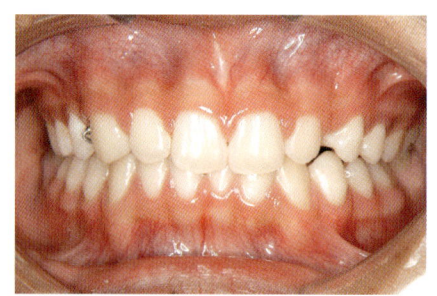

図1B-5
約2ヵ月後，咬合高径の回復に伴って前歯部の深い被蓋が少し改善し，下顔面がやや伸びている．咬合力のヒストグラム（オクルーザー）はやや正規分布に近づき，咬合力は490.4Nに半減した．からだの右傾斜が改善し，首の前傾が少なくなり，猫背の傾向も改善している．

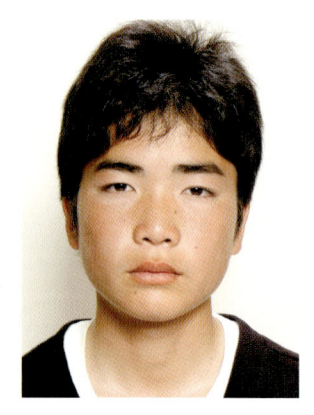

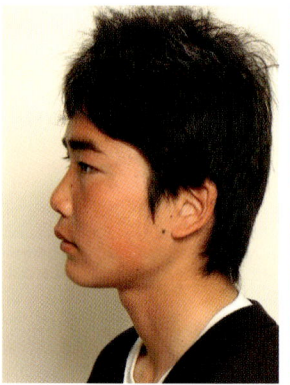

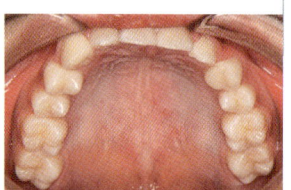

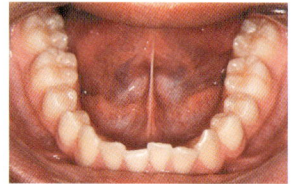

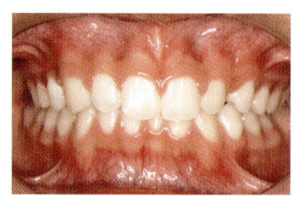

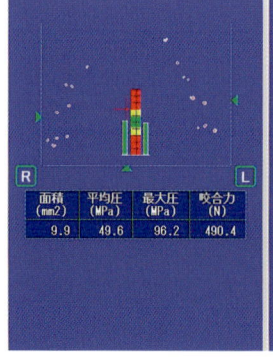

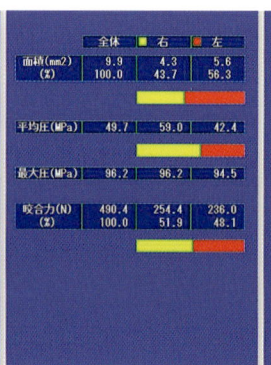

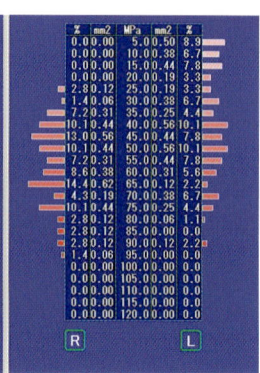

態癖——力のコントロール

図 1B-6
1ヵ月に一度の調整だが，その度に臼歯が当たって調整が必要になる．それだけ臼歯の咬合高径の回復が進んだ．写真は，3ヵ月後．

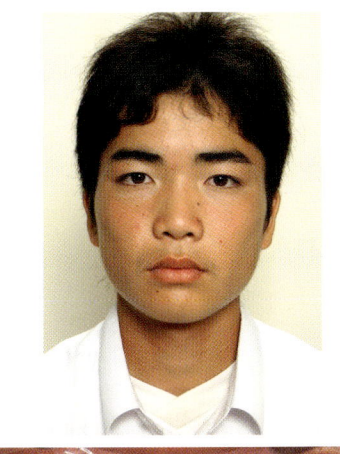

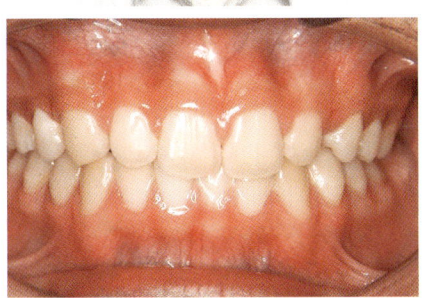

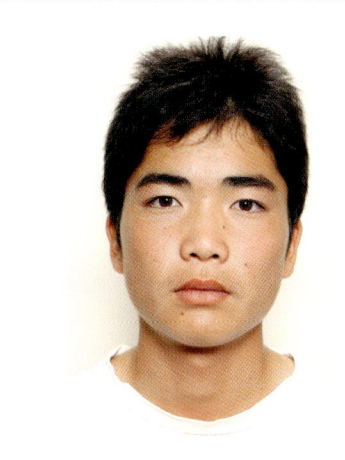

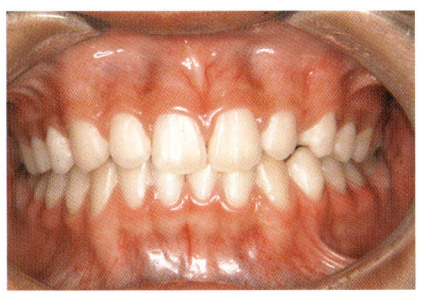

図 1B-7
さらに4ヵ月後，下顔面が長くなり，前歯の被蓋は正常になった．FMAは23.5（当初22）．下顎の前歯の傾斜角度（IMPA）は97.5（当初100）に改善した．咬合高径が上がって上口唇のたるみがなくなっている．

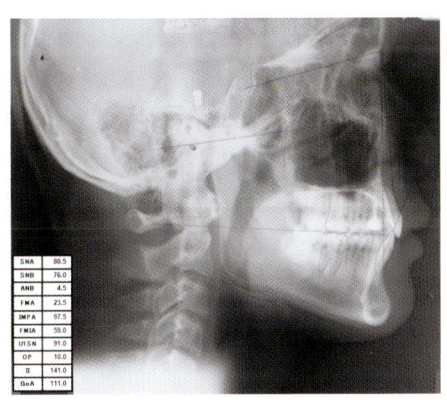

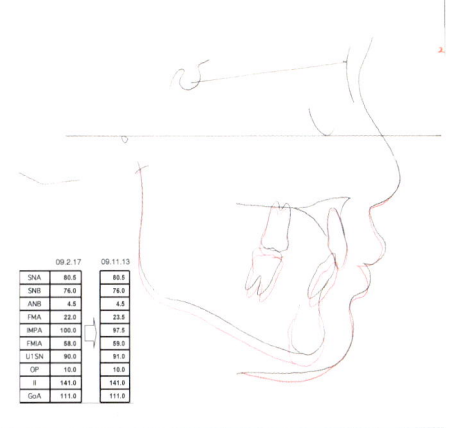

図 1B-8
体幹と顔を見るだけでも口腔の歪みが分かるはずである．
左：初診時上半身．体幹が右に倒れている．左からの口腔外圧が見える．
右：初診より約9ヵ月．体幹が整直している．

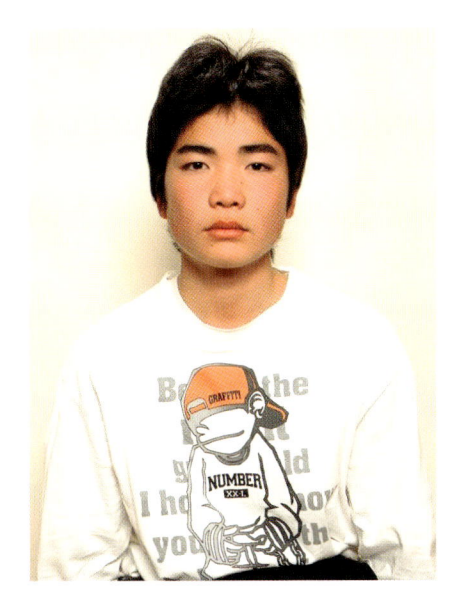

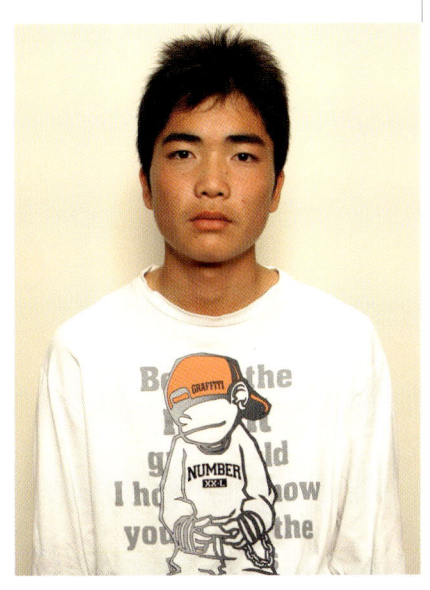

6. 下顎位——与える？ 見つける？ 現れる

1) 咬合という全身を診る

義歯装着者の咬合高径のメインテナンス

　義歯装着者は，顎堤の吸収と人工歯の磨耗のために，義歯装着時から程度の差はあるものの，時とともに確実に垂直顎間距離を失う．人工歯の磨耗は，長い時間をかけて進むので，多くの場合，弊害は自覚されないが，天然歯による咬合支持のある場合と比較すると，垂直顎間距離の喪失のスピードは確実で，かつ極めて速い．総義歯装着者は，最早，失う歯はないのだから悪くなりようがないと思いがちだが，歯を喪失した後の顎間距離の喪失は，加齢を病的に加速する．このため保険診療でもできるだけ硬質レジン歯を使用すべきである．局部床義歯の場合には，天然歯あるいは修復歯と人工歯の磨耗

図1C-1

左：64歳時（1993年初診．義歯装着60歳）．

右：75歳3ヵ月（2008年．人工歯の磨耗のために咬合高径の低下が顕著である．なお，2002年に上顎義歯を再製している）自覚症状はないが，元来，頸部に対して右寄りだった頭部のずれがひどくなっている

（患者さん本人の了解を得て目を隠さず顔写真を用います）

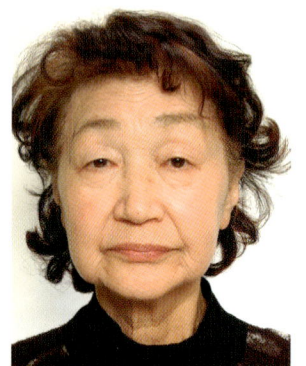

1997　　2008.3.7

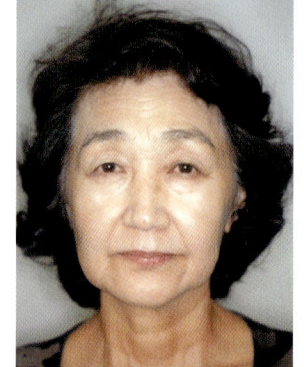

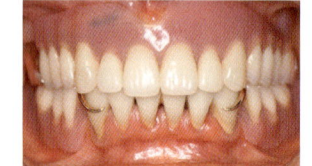

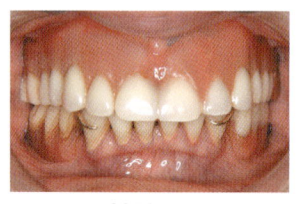

1995　　2008.3.7

図1C-2

2008.3.7 バイトアップ　　2008.4.9

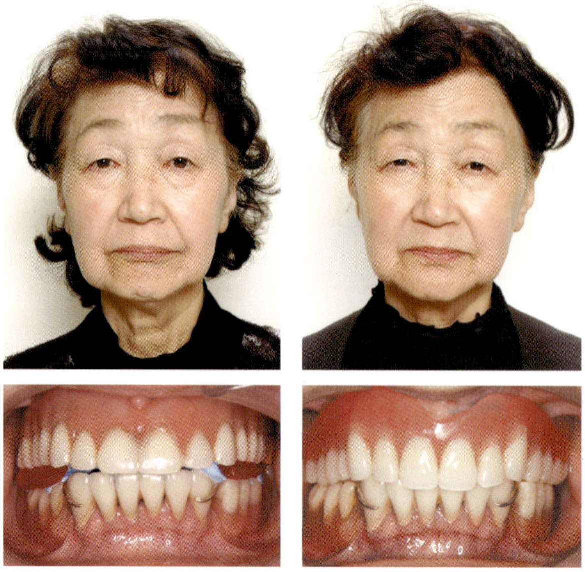

a　リラックスポジションを採ると，下顎が前に出て臼歯が離開する．基準とすべきは骨でなく筋肉である．骨は硬いが日々形を変えている．下顎義歯にレジンを足して咬合面を整えている．

b　その咬合高径で新義歯を製作する．次の来院時，前歯部口蓋側の歯肉に痛みがある．義歯を装着して次回に前歯部に痛みが出るのは下顎が前に出るリモデリングなので，再度リラックスポジションを採り，それに応じてレジンを盛って臼歯の空きを埋める．

態癖——力のコントロール

の違いが，咬合平面に大きな乱れをもたらし，さらに重大な口腔機能の崩壊に進む．義歯の適切な咬合高径を維持することは，健やかなエイジングに欠かせない「力のコントロール」のひとつである．

垂直顎間距離を失うと顔貌が老けて見えるが，垂直顎間距離の喪失がもた

図 1C-3
義歯の新製により首から顔面正中まで，直線的につながった．咬合高径は，姿勢の改善と相互に関係していると思われる．

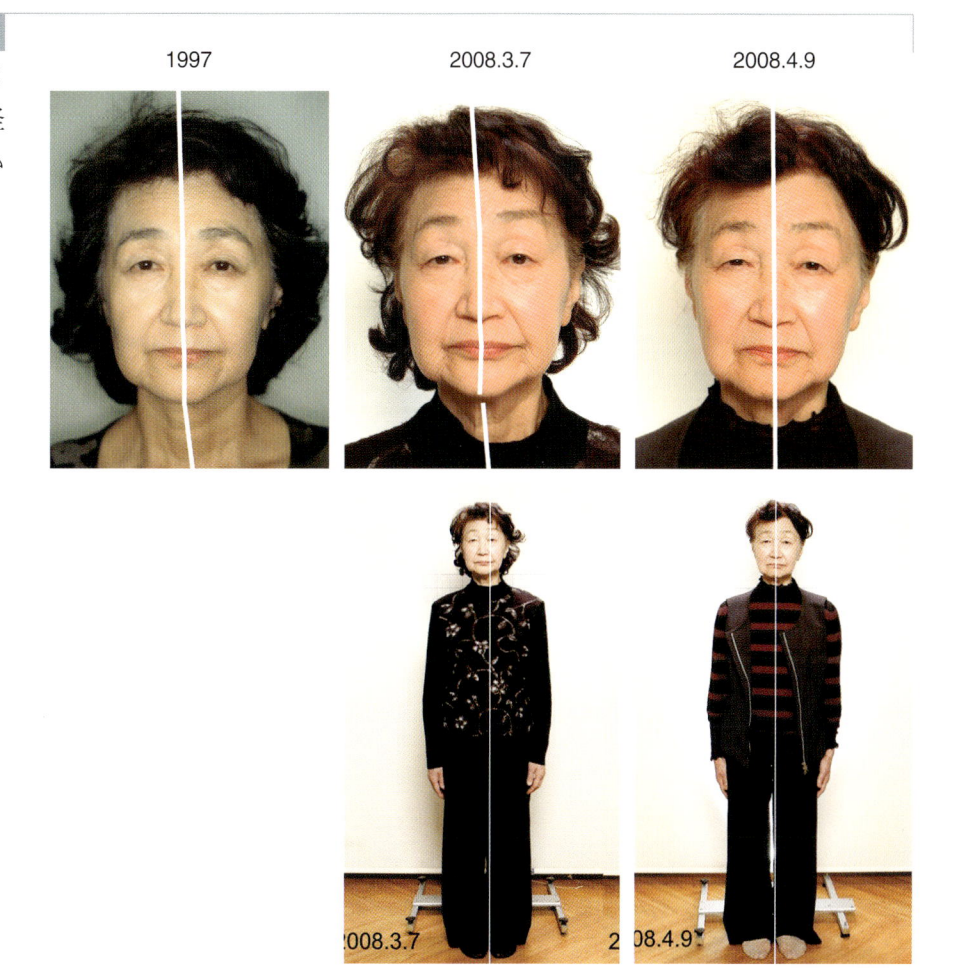

1997　　2008.3.7　　2008.4.9

2008.3.7　　2008.4.9

図 1C-4
さらに約3ヵ月後．さらにリモデリングは続く．リラックスポジションで下顎が前に出て，臼歯部が空く．リラックスしていた顔面に筋の過緊張が出る．「義歯の咬合高径が低い」と捉えているサイン．

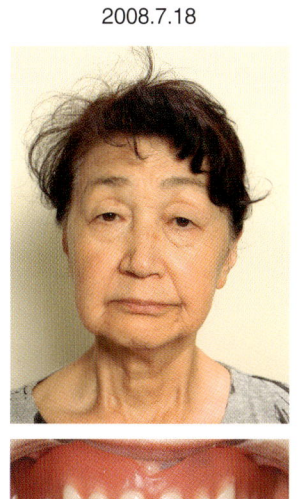

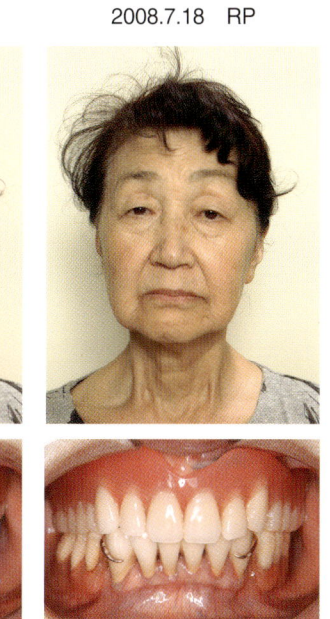

2008.7.18　　2008.7.18　RP

167

6. 下顎位──与える？ 見つける？ 現れる

1）咬合という全身を診る

らす問題はそれだけではない．咀嚼機能の低下はもちろん，姿勢や頭頸部痛，肩こりなど日常の体調にも影響する．しかし，咬合高径の低下した義歯の再製において，どのような顎位を回復す べきか，中心位に依存した総義歯咬合論は，顎関節の吸収・変形が著しい義歯装着者において，多くの場合，有効ではない．

図 1C-5
前歯部の咬合高径を挙上．何度もチェアサイドで臼歯部にレジンを補足しているのだが，下顎が前方に出て上顎前歯の位置を変えないと咬合が安定しなくなったため，咬合器にリマウントして3|3を前に出す．

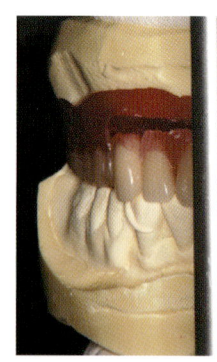

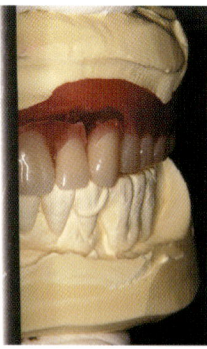

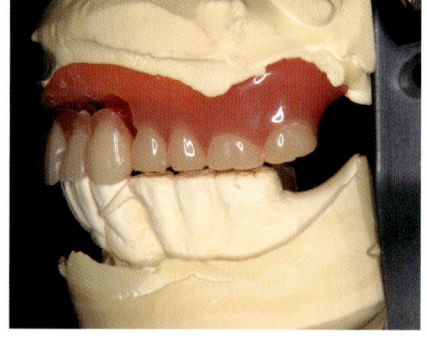

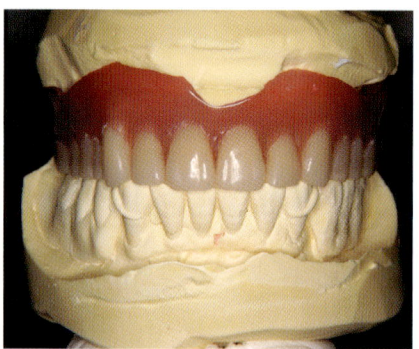

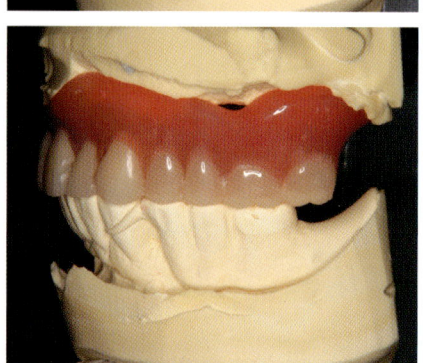

図 1C-6
75歳9ヵ月．3度目の義歯の新製を始めて6ヵ月．半年前より若返ったと本人は喜んでいる．まだ筋肉の過緊張が残っており気になる．体幹はほぼ真っ直ぐしている．患者さんとのおつき合いはずっと続く．

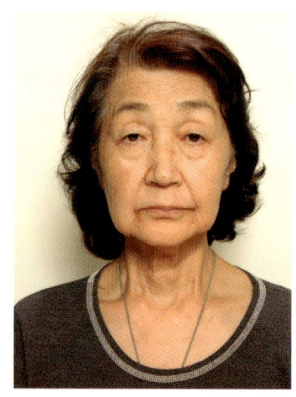

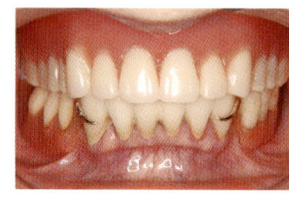

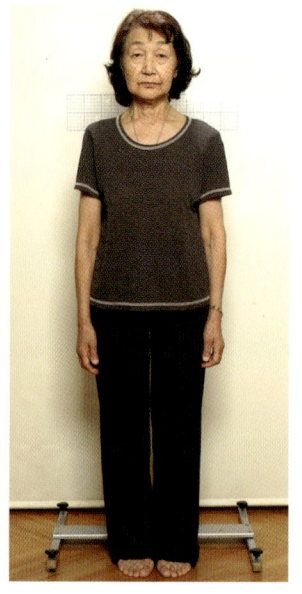

2）「中心位の概念」からの脱却

Keywords
- 機能的顎偏位
- 中心位
- 中心咬合位
- 咬頭嵌合位
- 咀嚼終末位

小川 晴也
●おがわ はるや

著明な顎偏位を示す症例に対して、徹底した態癖指導[1]と咬合高径の改善を組み入れることにより、矯正治療単独で良好な結果を得ることができた症例を示したい．筆者は、この経験をきっかけとして、「中心位の概念」から脱却し、筋機能を優先させる咬合論に目覚めることとなった．

全身所見

初診時年齢が25歳6ヵ月の女性、顔面の歪みを主訴として2001年3月に当院に来院した．全身症状では片頭痛、肩凝り、腰痛があるとのことだった．顔の歪みは子供の頃からあり、高校の頃ひどくなったように記憶しているとのことだった．なお、乳児期からうつぶせ寝で育てられ、習慣的な頬杖の癖をもっていたらしい．

顔面所見

正貌では咬頭嵌合位、スマイル時ともに下顎の左側偏位が認められた．また、側貌では下顎の後退感が認められた（図2A-1）．

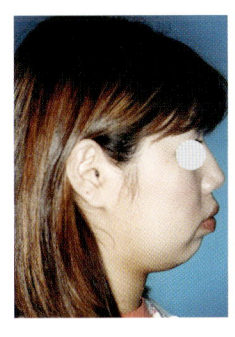

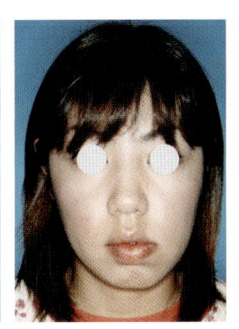

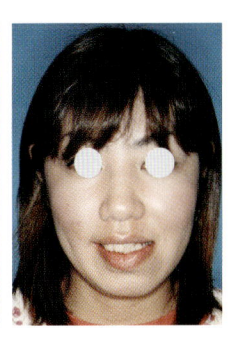

図2A-1
患　者：25歳6ヵ月，女性
初診時顔面写真．顔の歪みは子供の頃からあり、高校生の頃にひどくなったものらしい．

図2A-2
初診時口腔内写真．左側クロスバイトで大臼歯関係はⅡ級．著明な咬合面の傾きを示す．

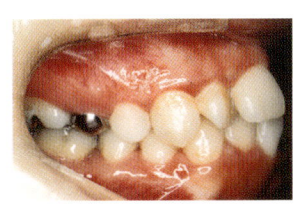

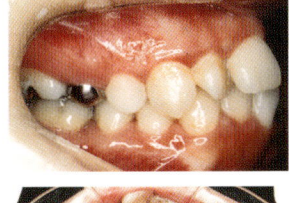

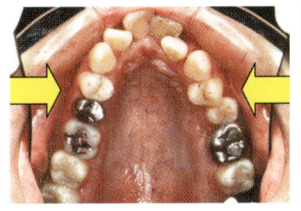

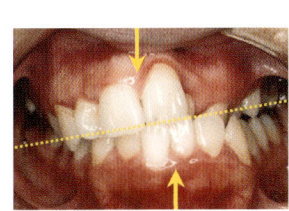

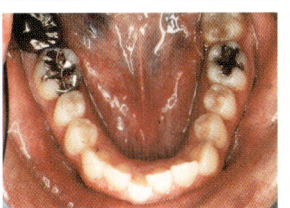

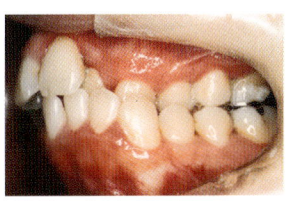

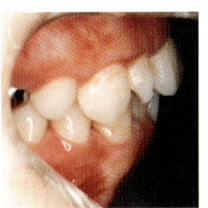

6. 下顎位――与える？ 見つける？ 現れる

2）「中心位の概念」からの脱却

口腔内所見

上下歯列ともに狭窄し，左側の著しいクロスバイトとII級の大臼歯関係，正中は約1歯分の偏位を示し，左上がりの咬合平面の傾斜などが認められた（図2A-2）．

エックス線所見

正面頭部エックス線規格写真（P-A）（図2A-3a）およびパノラマエックス線写真所見（図2A-3b）において明らかに上顎の左右の歯槽基底の高さに差が認められた．左側の下顎頭の形態は明らかに右側よりも短くなっているように見えた．側貌セファロ（図2A-3c）からドリコフェイシャルタイプであるがWits分析の値が2.1mmなので，骨格的には重篤なII級ではないことが分かる．

シュラー氏法顎関節規格写真の所見（図2A-4）においては，特に左側にお

図2A-3
初診時エックス所見

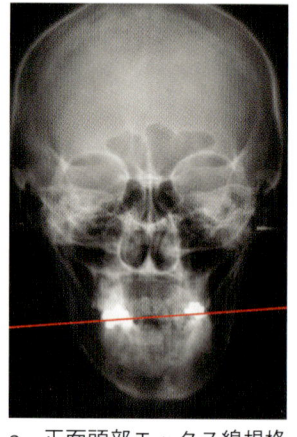

a　正面頭部エックス線規格写真

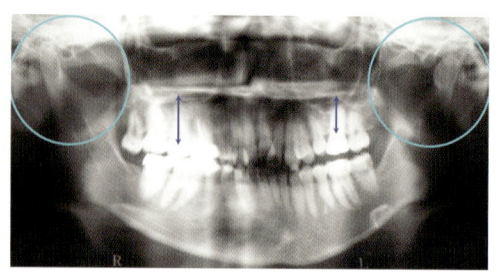

b　パノラマエックス線写真
上顎の左右の歯槽基底の高さに差が認められた．左側下顎頭は短い．

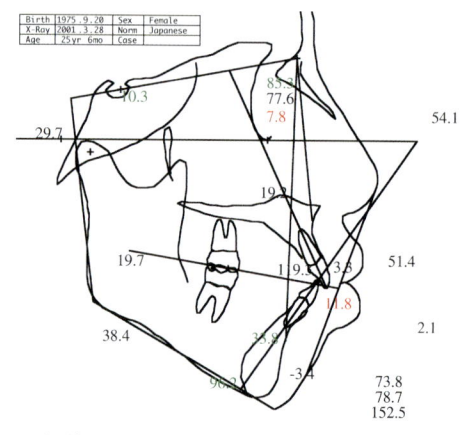

c　側貌セファロトレース

図2A-4
初診時のシュラー氏法顎関節規格写真．左側の下顎頭の位置が咬頭嵌合位と安静位で大きくずれている．

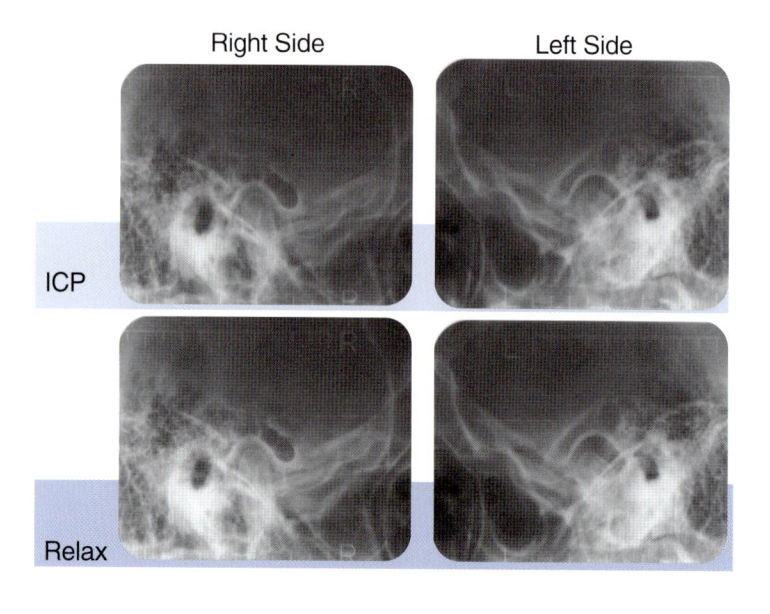

Right Side　　Left Side

ICP

Relax

態癖──力のコントロール

いて咬頭嵌合位と安静位で下顎頭の位置に明らかな違いが認められた．すなわち安静位では咬頭嵌合位に比べて関節空隙が広くなっており，下顎頭の位置が下方に位置していることが認められ，左側の下顎頭が咬頭嵌合位で安静位よりも押し込まれていることが推察された．

機能検査所見

シロナソグラフにて咀嚼時下顎運動 2～4) の他に 1 分程度で読める文章を用いて発語時下顎運動 3～5) の計測を行ったところ，正常な発語域と比べると発語域は側方的に狭く運動域が規制され右側に偏位していた（図 2A-5）．模型をパルキュレーター咬合器に装着し精査したところ，この発後域の偏位は，発語時に咬合の干渉，特にクロスバイトとなっている左側の側切歯，犬歯および第一小臼歯の干渉により下顎が咬頭嵌合位では左側に偏位させられ，発語時には顎偏位を生ずる咬合異常から解放されて咬頭嵌合位とは異なる右側に顎位をとる立花の分類タイプ I 5) であった．

診断

顎顔面の歪みは幼少期からの態癖が大きな原因として関係があると考えられ，さらに下顎の偏位には，上顎を含めた咬合高径の不足が関与していると考え，この症例を，「習慣的な態癖が関係した左右の咬合高径の不調和と左側臼歯部のクロスバイトと左側のII級咬合関係を伴う下顎の側方偏位」と診断した．

治療方針

1) 態癖の改善指導
2) 臼歯のアップライトと歯列の拡大
3) 左右の咬合高径の不調和の改善
4) 顎偏位の改善
5) 咬合関係の改善
6) 主訴である顔面の歪みの改善
7) 形態および機能の改善

なお，咬合高径の改善については，矯正治療後に補綴処置が必要になる可能性を患者に説明したうえで，非抜歯にて矯正治療を開始した．

図 2A-5
個性正常咬合者の発語時下顎運動域（淡い緑色）と初診時の発語時下顎運動
発語域は狭く規制され右側に偏位していた．

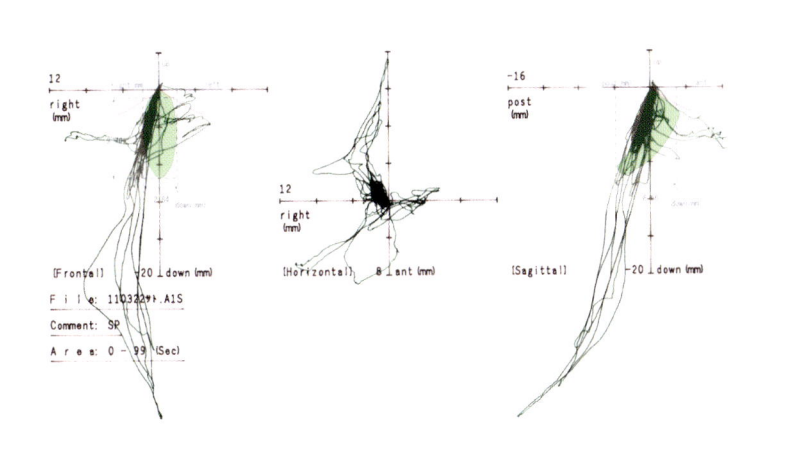

6. 下顎位──与える？　見つける？　現れる

2）「中心位の概念」からの脱却

治療経過

まず上顎歯列の拡大のためにクワッドヘリックスを装着し（**図2A-6a**），下顎両側第一大臼歯に光重合レジンを添加して咬頭干渉を防ぎながらレベリングを行った．なお治療を進めるにあたり，毎回のように患者に態癖について注意を促した．

治療開始から12ヵ月後（**図2A-6b**），上顎左側臼歯部のワイヤーを切断し，高径が低いと考えられる上顎左側臼歯部にアップアンドダウンエラスティックの装着（1日18時間以上）を指示しながら，積極的な歯の挺出を試みた．顎間ゴムは**図2A-7a**のように装着し，正中の一致を図り，治療開始から15～16ヵ月経過すると習慣的な咬頭嵌合位はかなり安定してきた（**図2A-7b**）．21ヵ月後，挺出させた上顎左側第一大臼歯に高径の低いクラウンが装着してあったため，咬合高径を確保するため

図2A-6

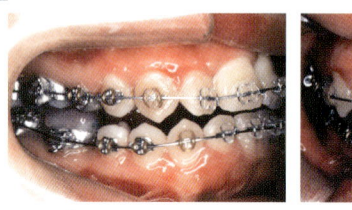

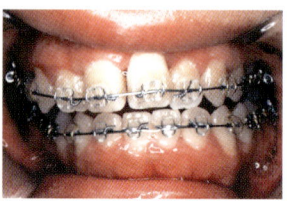

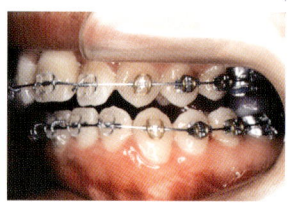

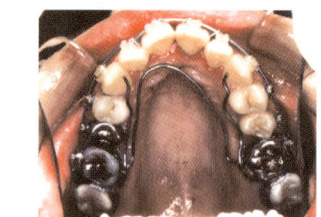

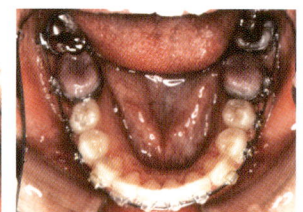

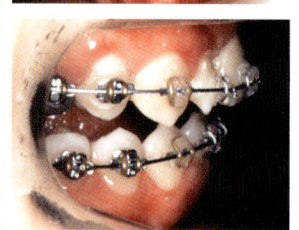

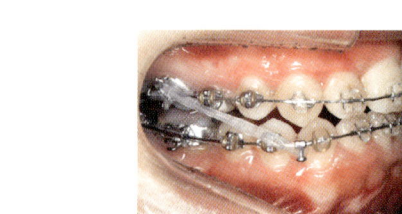

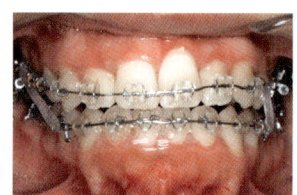

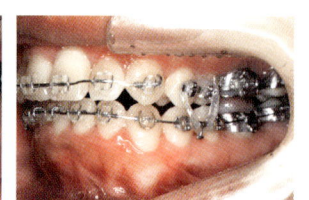

a　治療開始から5ヵ月経過
クワッドヘリックスで上顎を拡大し，6|6にレジンを添加して咬頭干渉を防ぐ．

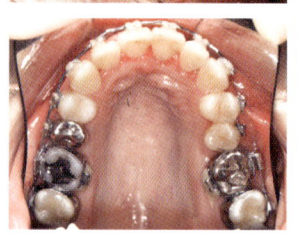

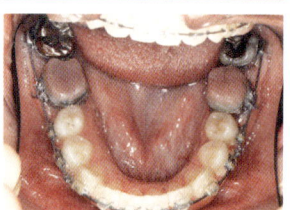

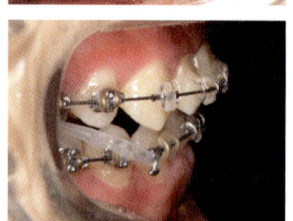

b　治療開始から12ヵ月経過
アップアンドダウンエラスティックスにて左側臼歯部を挺出．

図2A-7
治療開始から15ヵ月，16ヵ月経過

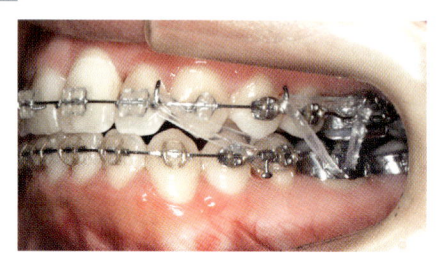

a　15ヵ月経過 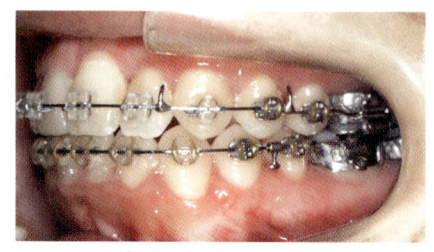　　　　　　b　16ヵ月経過

態癖――力のコントロール

にシーネを上顎左側第一大臼歯のところで咬合させた状態でエグザバイトにて咬合採得し（図2A-8a），光重合レジンにて間接法にてレジンオンレーを作成して装着した（図2A-8b）．その後，咬頭嵌合位が一層安定したため，矯正治療を開始して25ヵ月後，上顎左側第一大臼歯のレジンオンレーを残したまま装置を撤去した（図2A-9）．

治療結果

2年3ヵ月の歯科矯正治療を行った結果，上顎左側中切歯の歯肉に多少問題が残ったものの，.018スロットアレキサンダーブラケット[6, 7]に組み込まれている適正なトルクとアンギュレーションが反映された良好な咬合が得られ，顔面の歪みが改善された（図2A-10）．側貌の比較および側貌頭部エッ

図 2A-8

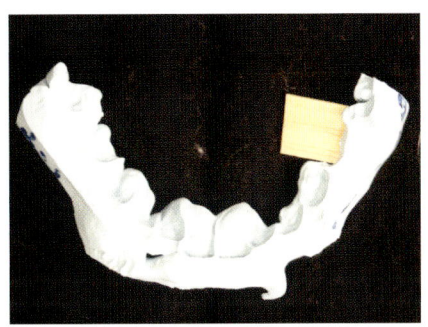

a　レジンオンレーの咬合採得 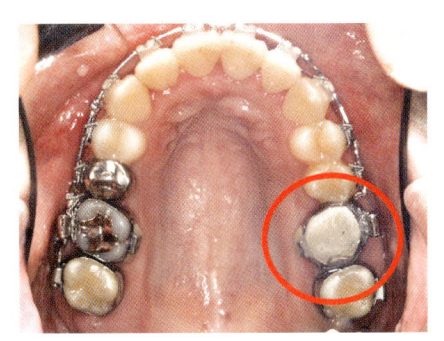　　b　治療開始から21ヵ月経過．|6 にレジンオンレーを装着．

図 2A-9
治療開始から25ヵ月経過．動的矯正治療を終了した．|6 レジンオンレーは残したままにした．
28歳1ヵ月

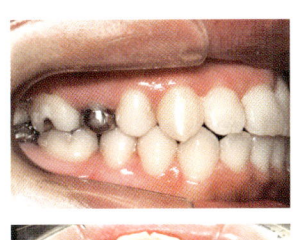

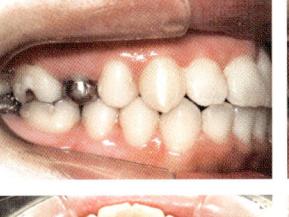

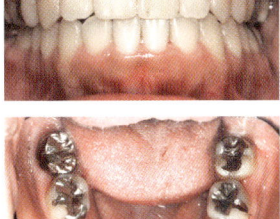

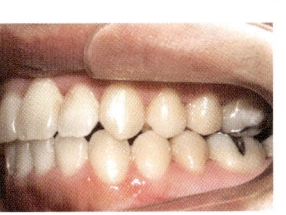

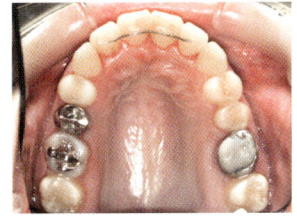

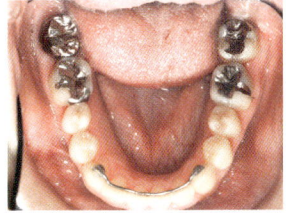

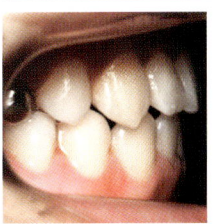

図 2A-10
治療後の顔面写真
28歳1ヵ月

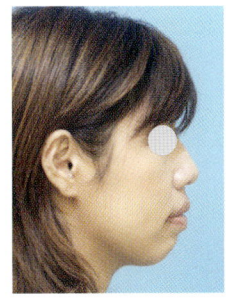

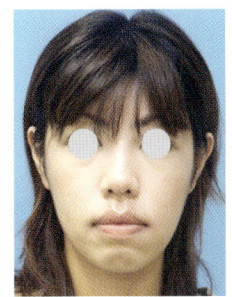

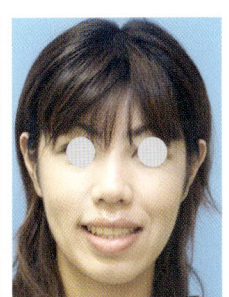

6. 下顎位──与える？ 見つける？ 現れる

2)「中心位の概念」からの脱却

クス線規格写真所見の重ね合わせ（図2A-11a, 11b）において，明らかに下顎の前下方への位置変化が認められた．治療前後におけるシュラー氏法顎関節規格写真の定性的な比較（図2A-12a）では，左に偏位していた下顎を右側に是正したために特に左側の下顎頭が咬頭嵌合位において下方に偏位した．治療後2年経過しても治療直後と変わらない位置を維持していた（図2A-12b）．治療後2～6年の顔貌，口腔内は，矯正治療で得られた状態が維

図2A-11
治療後の顔面写真（28歳1ヵ月）

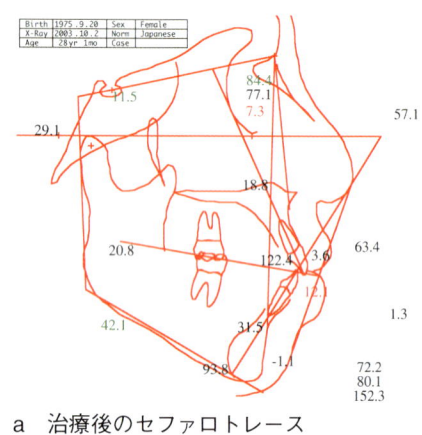

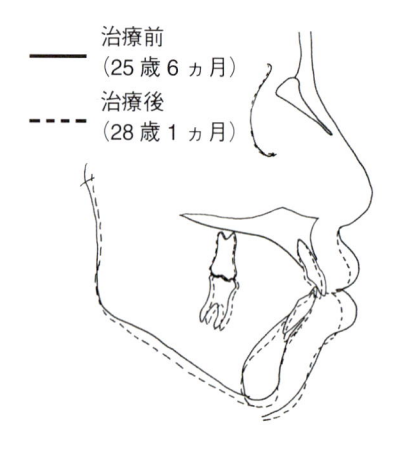

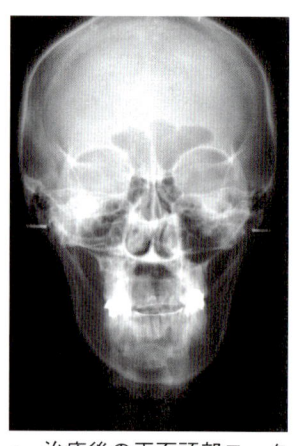

a　治療後のセファロトレース

b　Superimposed on SN at S

c　治療後の正面頭部エックス線規格写真（P-A）

図2A-12
治療後2年経過してICPと安静位での下顎頭の位置はほぼ同じ位置に維持されている．

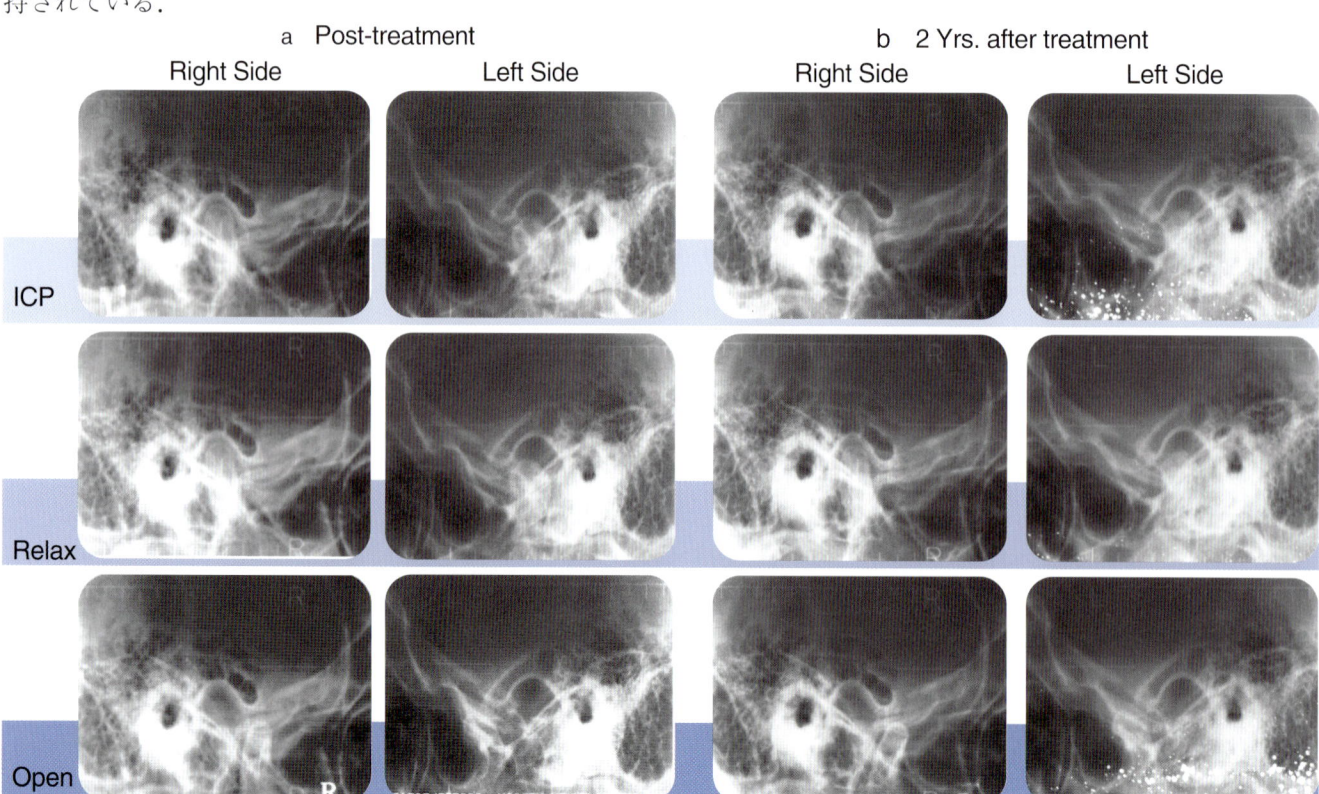

a　Post-treatment
b　2 Yrs. after treatment

Right Side　Left Side　Right Side　Left Side

ICP

Relax

Open

態癖——力のコントロール

持されている（図2A-13）．

咀嚼時下顎運動パターンの変化について，治療前，治療2年後を比較すると，咀嚼幅が広がり，咀嚼運動パターンの著しい改善が認められ，下顎右側第二大臼歯や上顎右側第二小臼歯などの不良補綴物がいくつか残っていた治療直後よりさらに安定した咬合関係が維持されていた（図2A-14）．発語パターンについては，矯正治療後2年経過しても治療直後の状態が維持されていた（図2A-15）．パノラマエックス線所見では，矯正治療後の歯根の平行性は維持され（図2A-16），また片頭痛，肩凝り，腰痛には著しい改善が認められた．

治療前後の重ね合わせ（図2A-11b）によれば，今回の顎偏位症例では治療前に下顎が機能的に後左方に偏位させられていたことが推察される．矯正治療により下顎が右前下方に位置付けられた結果，治療後の咬頭嵌合位と安静位においてシュラー氏法顎関節規格写真で左側の下顎頭の位置が通常望ましいとされる関節窩内の前上方の位置から著しく前下方に偏位した（図2A-12）．これについては，治療前までの機能障害により，下顎頭にはすでに実質欠損が生じていて，治療によって下顎頭が元々の位置である下方に偏位した．換言すれば，下顎は元々あるべき位置に戻ったが下顎頭の骨吸収が生じていて，あたかも関節から下顎頭が抜けているように見える（図2A-17）．エックス線写真では，下顎頭の骨吸収を推測させる所見が認められる．

そして治療後，左右側の下顎頭は咬頭嵌合位と安静位でほとんど同じ位置にあること（図2A-12a，12b）と，咬頭嵌合位と咀嚼の終末位が一致し患者

図2A-13
治療後2年経過時点における所見
30歳1ヵ月

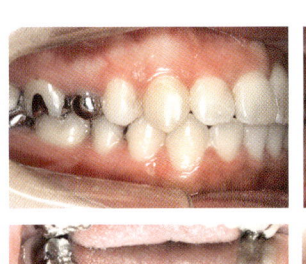

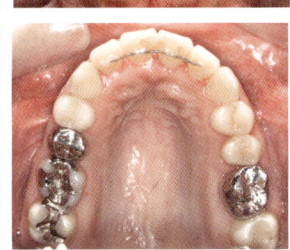

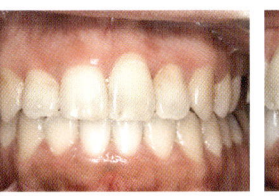

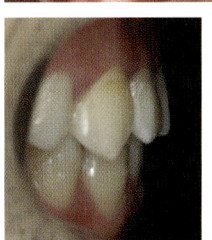

a　治療後2年経過時点における口腔内写真

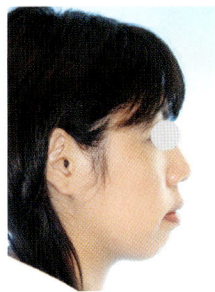

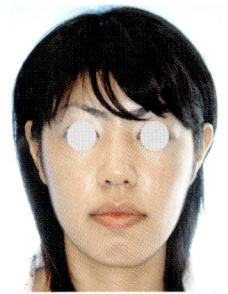

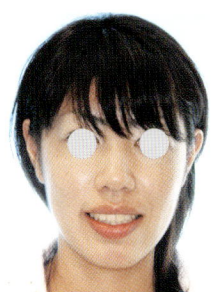

b　治療後2年経過時点における顔面写真．

175

6. 下顎位──与える？ 見つける？ 現れる

2)「中心位の概念」からの脱却

図 2A-14
治療前後および治療後 2 〜 6 年経過時点における咀嚼時下顎運動
治療後から咀嚼幅が拡大したことがわかる．

治療前

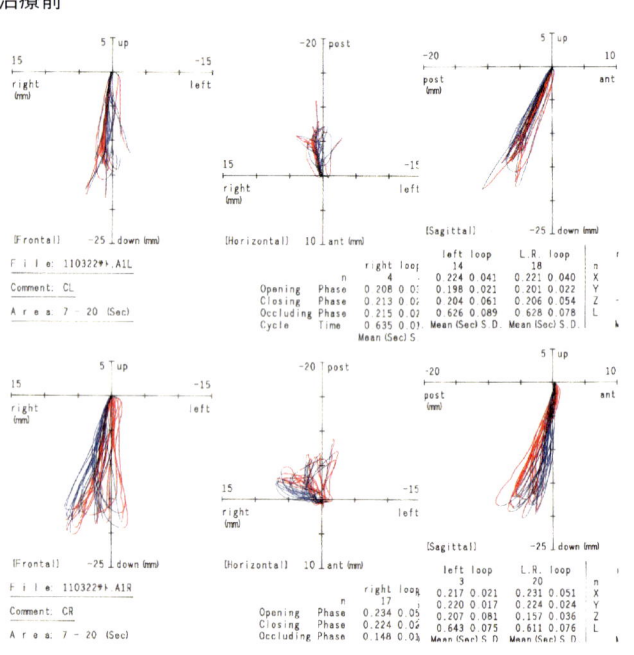

治療後

治療後 2 年

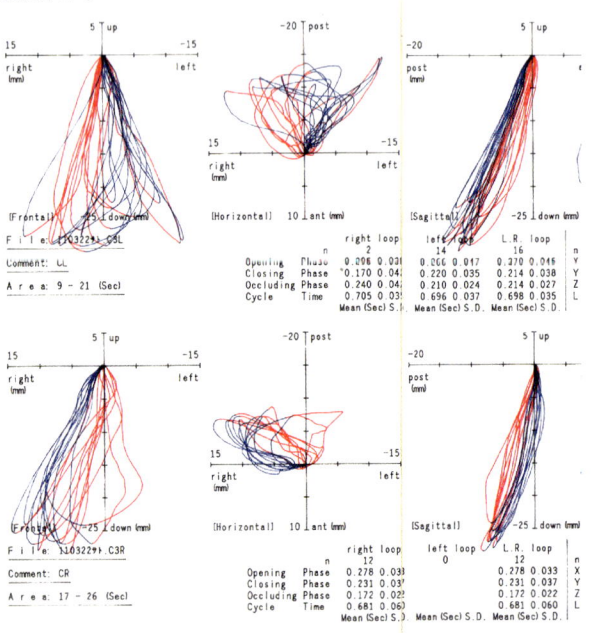

治療後 6 年

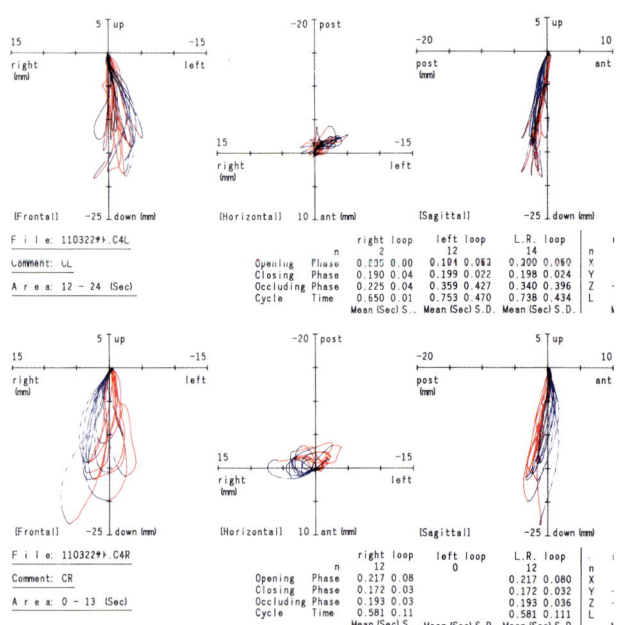

態癖──力のコントロール

自身の咬頭嵌合が安定していることとそれらの状態が治療後6年経過しても安定して維持されている（図2A-14b〜14d）ことから，下顎頭が下顎窩の中で前上方に位置していなくても，治療後の顎位は機能的に安定していることが示唆された．6年後，下顎頭の位置に変化はない（図2A-19）．咬合の基準とされていた中心位の概念[8]を否定し，筋機能を優先させる咬合論を肯定する[1, 3, 4, 9]報告が近年行われている裏付けにもなる症例であると考えている．

すなわち下顎窩内における下顎頭の絶対的な位置（CO = CR）にとらわれず，咬頭嵌合位で臼歯部がしっかりと

図2A-15
治療後2年経過時点における発語時下顎運動（淡い緑色は個性正常咬合者の発語時下顎運動域）

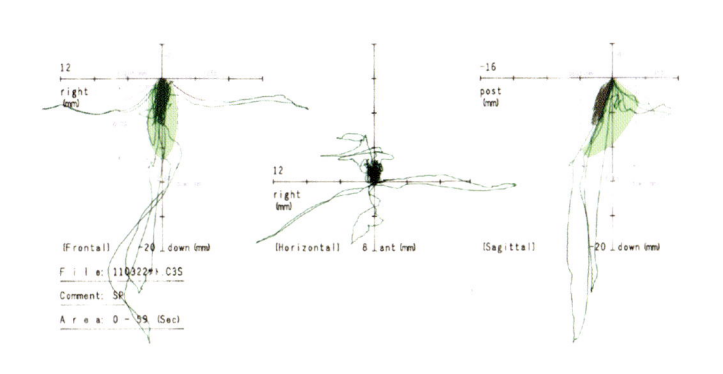

図2A-16
治療後および治療後2年経過時点におけるパノラマエックス線写真

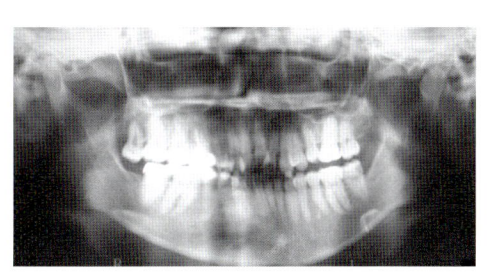

a 術前 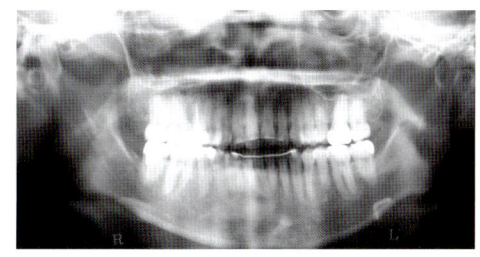　　　b 術後2年

図2A-17
シュラー氏法顎関節規格写真でのICPにおける左側下顎頭の骨吸収についてのイメージ．治療前では右図の赤い部分が吸収していたことが予想される．28歳1ヵ月

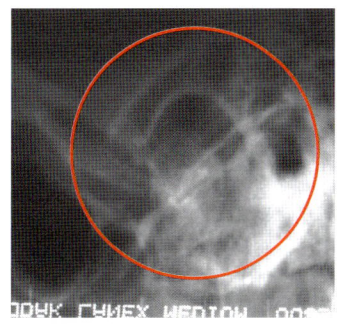

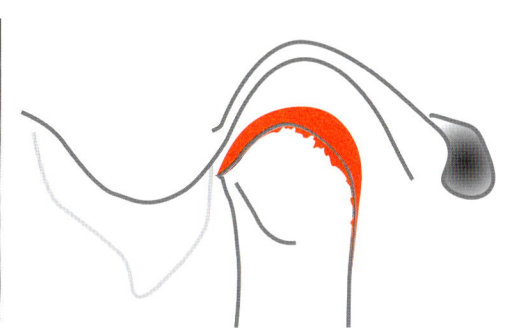

177

6. 下顎位——与える？ 見つける？ 現れる

2)「中心位の概念」からの脱却

力を受け止めて，関節に過剰な付加がかからない環境で，咬頭嵌合位（ICP）と咀嚼の終末位すなわち中心咬合位（CO）が一致（ICP＝CO）していることが適正な下顎のためのひとつの条件であると考えられる[7]．

なお，下顎頭の実質欠損量が極めて少ない場合は，リモデリングによる形態の回復が見込める可能性もあるが，この症例では左側下顎頭の実質欠損量が多いことから，治療後6年経過してもその形態には変化がほとんど認められなかったものと考えられる（図2A-20）．

図 2A-18
34歳0ヵ月

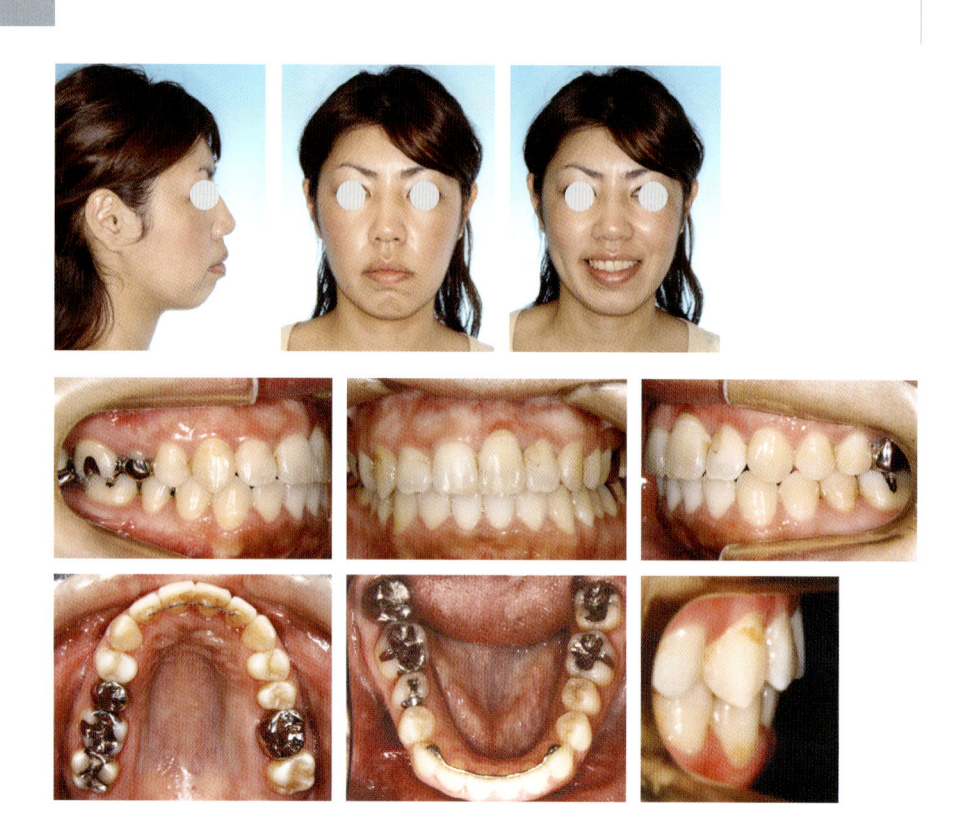

図 2A-19
治療後6年経過時（34歳）のシュラー氏法顎関節規格写真．前下方に下がった下顎頭の位置に変化はない．

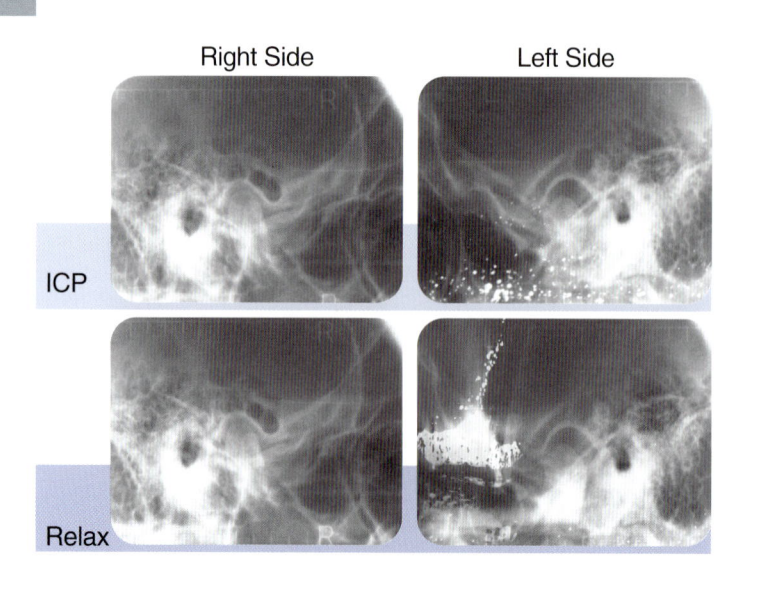

態癖――力のコントロール

図2A-20
シュラー法での左側顎関節の経過．治療前に押し込められていた狭くなっていた関節空隙は，治療によって下顎が前下方に位置を変えたため，広くなった．さらに6年経過しても関節空隙の広さは維持されている．

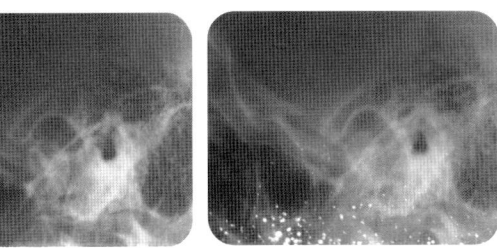

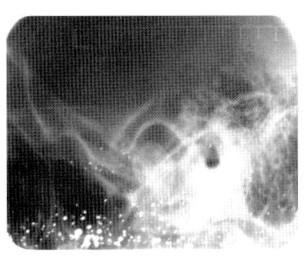

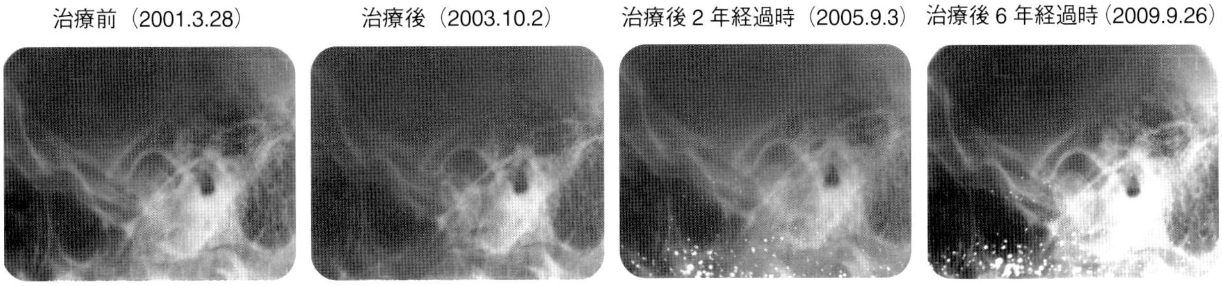

治療前（2001.3.28）　　治療後（2003.10.2）　　治療後2年経過時（2005.9.3）　　治療後6年経過時（2009.9.26）

【参考文献】

1) 筒井昌秀ほか：包括歯科診療．クインテッセンス出版，東京，2003．
2) 大西馨，黒田康子，小川晴也，ほか：矯正臨床におけるシロナソグラフアナライジングシステムによる機能分析―その1．咀嚼運動分析―．日本臨床矯正歯科医会雑誌，14(1): 2-16, 2002．
3) 丸山剛郎：咬合と全身の健康．医歯薬出版，東京，2000．
4) 丸山剛郎：臨床生理咬合―顎口腔機能の診断と治療―．医歯薬出版，東京，1998．
5) 黒田康子，立花京子，大西馨，ほか：矯正臨床におけるシロナソグラフアナライジングシステムによる機能分析―その2．発語時下顎運動について―．日本臨床矯正歯科医会雑誌 14(1): 17-31, 2002．
6) 高木伸治：日本人に合ったマルチブラケットシステム．甲北信越矯正歯科学会雑誌，10(1): 7-11, 2002．
7) Alexander RG: The 20 Principles of the Alexander Discipline. Quintessence Publishing, Chicago, 2008.
8) Bauer A, Guitowski A, 潤田和好，保母須弥也 共訳: ナソロジー．クインテッセンス出版，東京，1977．
9) 小川晴也：咬合高径のコントロールが有効であった下顎の側方偏位症例．日本臨床矯正歯科医会雑誌，19(1): 2-9, 2007．

2）「中心位の概念」からの脱却
――機能的下顎位の確立

Keywords
- 機能的顎偏位
- 中心位
- 中心咬合位
- 咬頭嵌合位
- 咀嚼終末位
- TAD
- ASBP

小川 晴也
● おがわ はるや

■咬合療法の概念を踏まえたフォースシステム

近年，Temporary Anchorage Device（TAD）の矯正歯科臨床への応用[1,2]がポピュラーになっているが，絶対的固定源としてのTADの長所を最大限に引き出すためにも本格矯正治療を行う際には，態癖について注意するとともに患者への態癖に対する啓発を行う必要がある．態癖の影響力はTADの固定力の比ではない程に大きいものであるからである．

現在筆者（小川晴也）が独自に行っている歯科矯正臨床の新しいフォースシステムは，①Temporary Anchorage Device（TAD）を利用した大臼歯遠心移動，②夜間就寝時には，クレンチングによる咬合干渉をリリースして大臼歯遠心移動の効率化と下顎位の安定を目的として考案したフラップ付き改良型上顎前歯部咬合挙上板[3]（ASBP：Anterior Sliding Bite Plate）の使用，③頰杖や睡眠態癖，舌癖などの態癖改善を行うなどの態癖に関する患者への知識の啓発などの「咬合療法の概念」[4]から成り立っている．そして2005年以来，Jeil社製デュアルトップアンカースクリュー[2]を多数臨床応用し，良好な治療結果を得ている[5]．

■「出っ歯」を主訴とした下顎後退の患者

顔面・口腔内所見ならびにエックス線所見（図2B-1～3）

下顎の後退とともに顔面の歪みが認められる．習慣的な頰杖や横向き寝の態癖を持っており，微笑んだ状態では，上顎が右側に偏位しているように見える．臼歯関係はFull Class II．上顎歯列は狭窄しているとともに上顎の左側の歯列が舌側に傾斜している．そして上下歯列の正中は上顎が右側に偏位している．歯冠幅径はやや大きく，Basal arch width，Basal arch lengthは上下顎ともに小さくはない（図2B-2b）．

FMAは約39°のHigh angle，ドリコフェイシャルタイプ（図2B-2a）で上顎前歯の突出とともに下顎が後退している．パノラマでは下顎頭は吸収しているようにみえ（図2B-3a），シュラー氏法顎関節規格写真では，左右側ともに安静位よりも咬頭嵌合位（ICP）で関節空隙が狭く，ICPで下顎頭が下顎窩の中に押し込められているように観察される（図2B-3b）．

診断および治療方針

問診において，習慣的な頰杖や横向き寝の態癖が明らかになった．下顎の後退が認められるHigh angle ClassII不正咬合と診断し，頰杖，睡眠態癖，肩が前方に位置する猫背と低位舌などのあらゆる態癖の改善指導，上顎歯列の遠心移動，水平被蓋（overjet）と上顎前歯部歯軸傾斜の改善，圧迫されて狭

態癖——力のコントロール

窄している関節空隙の拡大と下顎位の改善などを行い，主訴の改善とともに咬合の改善を行うこととした．

治療方針として，7|7の抜歯とTADを固定源とした上顎大臼歯の遠心移動，ASBPを使用しながら下顎をリリースし，患者本来の下顎位で咬合の確立を行うこととした．

治療経過

ASBPを就寝時に装着しながら下顎歯列のレベリングを行い，早期接触の改善を始めた．治療開始から4ヵ月目の大臼歯関係はFull ClassⅡだが，そのわずか8ヵ月後になるとこの大臼歯関係が劇的に，良好なClass Ⅰに改善した

図2B-1

患　者：14歳1ヵ月，女性
FMA：38.9°のHigh angle.
下顎の後退と顔面の歪みを認める．微笑んだ状態では，上顎の右側偏位を感じさせる．手の上に顎をのせて休息する態癖をもつ．

臼歯関係はFull classⅡ.
上顎歯列は狭窄し，左側は舌側傾斜．
上顎正中が右に偏位．

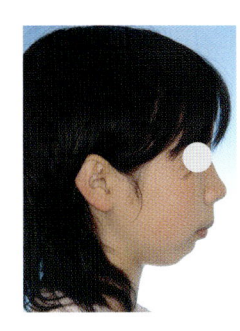

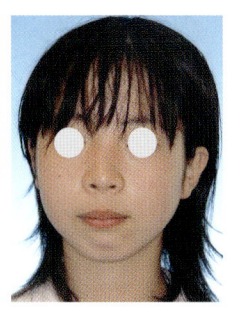

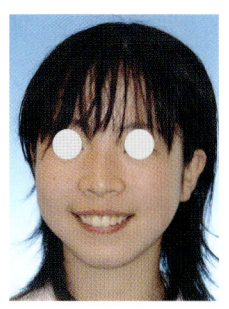

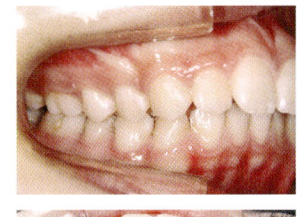

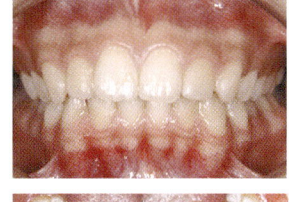

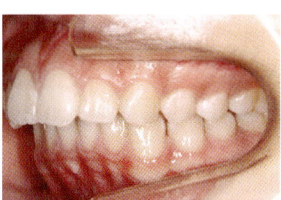

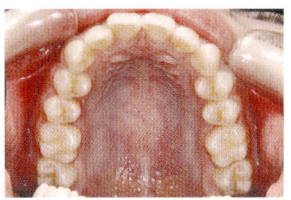

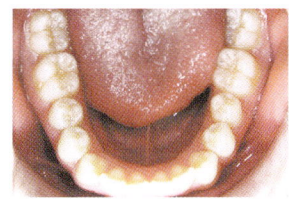

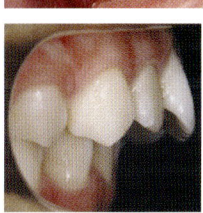

図2B-2

FMA 39°のHigh angleのドリコフェイシャルタイプで，上顎の突出とともに下顎が後退している．

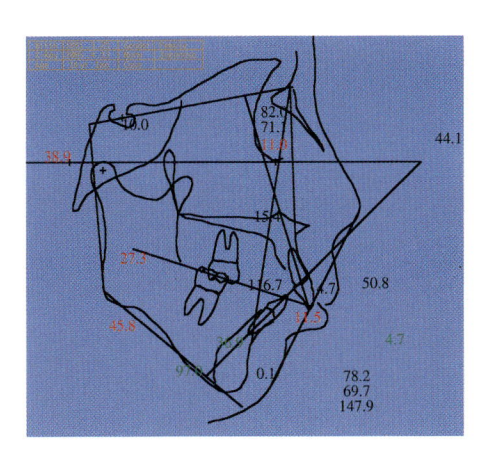

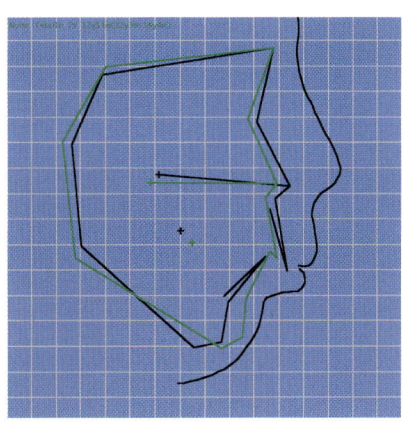

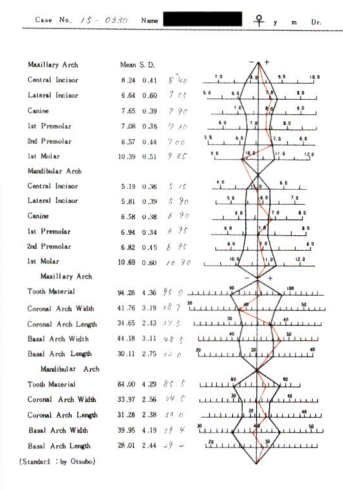

歯冠幅径はやや大きくBasal arch widthとBasal arch lengthは小さくない．

6. 下顎位──与える？ 見つける？ 現れる

2)「中心位の概念」からの脱却

（図 2B-5）．この時点では，すでに 7|7 は抜歯してあり，ASBP を就寝時に装着しながら上顎大臼歯の遠心移動を行っている．overjet も著しい改善が認められるとともに，下顎が前方に位置を変えてきたように見える．フォースシステムは頬側から口蓋側に変更した．

これは open coil spring が脱落しやすく，TAD が脱落した場合には再埋入する場所に困ると考えたためである．治療開始から 16 ヵ月目，上顎前歯部にブラケットを装着する直前である（図 2B-6）．

図 2B-3
14 歳 1 ヵ月（2005.4.13）

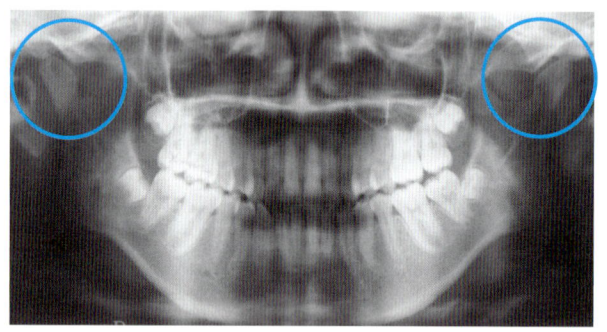

パノラマ X 線写真では，下顎頭の吸収がうかがわれる．

シュラー氏法顎関節規格写真では，左右側ともに安静位よりも咬頭嵌合位で関節空隙が狭く，下顎頭が咬頭嵌合位で下顎窩に押し込められているようにみえる．

図 2B-4
上顎大臼歯の遠心移動を行っている間は，フラップ付き改良型上顎前歯部咬合挙上板（ASBP）を夜間就寝時に装着させる．ASBP はブラケットと同時に使用することもできる（ブラケット装着の写真は別の患者）．

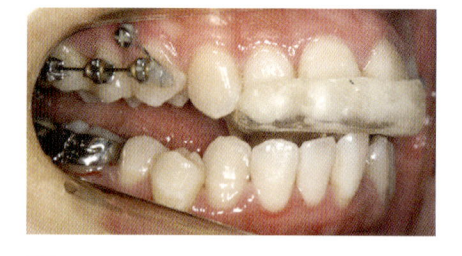

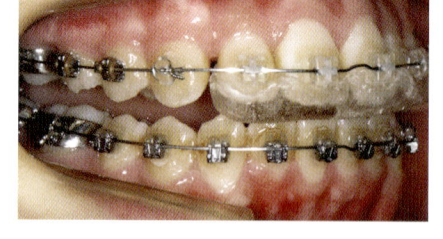

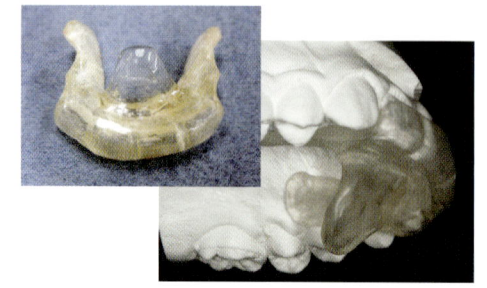

態癖——力のコントロール

治療開始から 19 ヵ月目，大臼歯の遠心移動と ASBP の使用を終了し space close を開始した（図 2B-7）．その後，8|8 のコントロールおよび detailing を経て，装置を撤去した（図 2B-8）．

治療結果

後退していた下顎は明らかに前方に出てきたように見える．初診時に歪んでいた正貌は著しく改善された（図 2B-16）．上下顎歯列の正中は一致し overjet も改善され，良好な Class I の咬頭嵌合が確立された（図 2B-8）．8|8 も 7|7 の位置に配列することができ，上下顎歯列は著しく拡大された（図 2B-9）．

上顎大臼歯の遠心移動はわずかであるが，下顎は著しく前方へ位置を変えた．7|7 を抜歯して 3 2 を遠心移動したこと，下顎臼歯をアップライトするとともに態癖を改善し，ASBP を使用しながら下顎が後方に押し込まれない

図 2B-5
7|7 を抜歯，矯正用のインプラントを固定源として大臼歯の遠心移動を行いながら，ASBP を使用した．治療開始 4 ヵ月から 12 ヵ月の 8 ヵ月間で，臼歯関係の劇的な変化が認められた．顎位が前方に変化したことが考えられる．

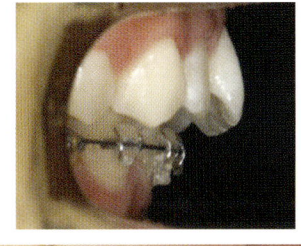

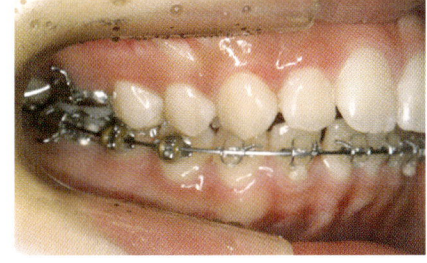

治療開始 4 ヵ月　　　　治療開始 12 ヵ月

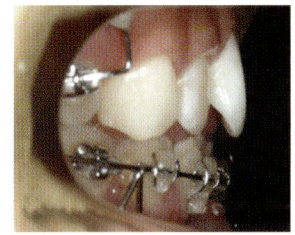

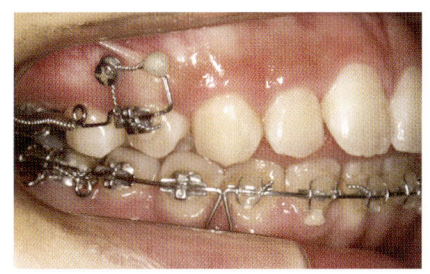

図 2B-6
治療開始 16 ヵ月目．下顎位はこの位置で安定している．ASBP を夜間就寝時に使用している．

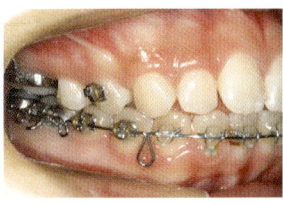

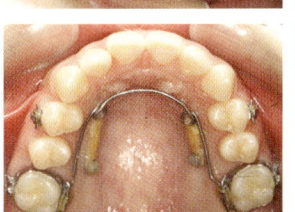

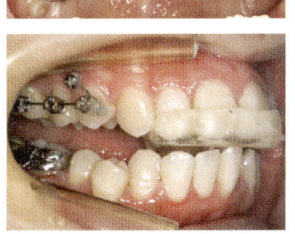

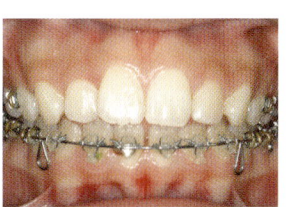

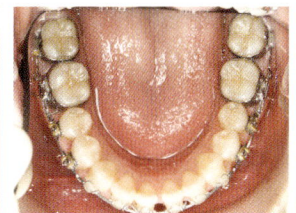

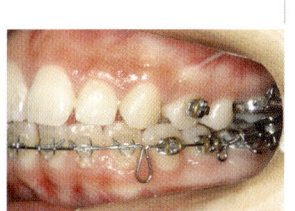

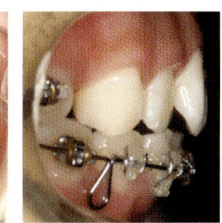

183

6. 下顎位──与える？ 見つける？ 現れる

2)「中心位の概念」からの脱却

図 2B-7
治療開始 19 ヵ月
大臼歯の遠心移動と ASBP の使用を終了し space close を開始した．

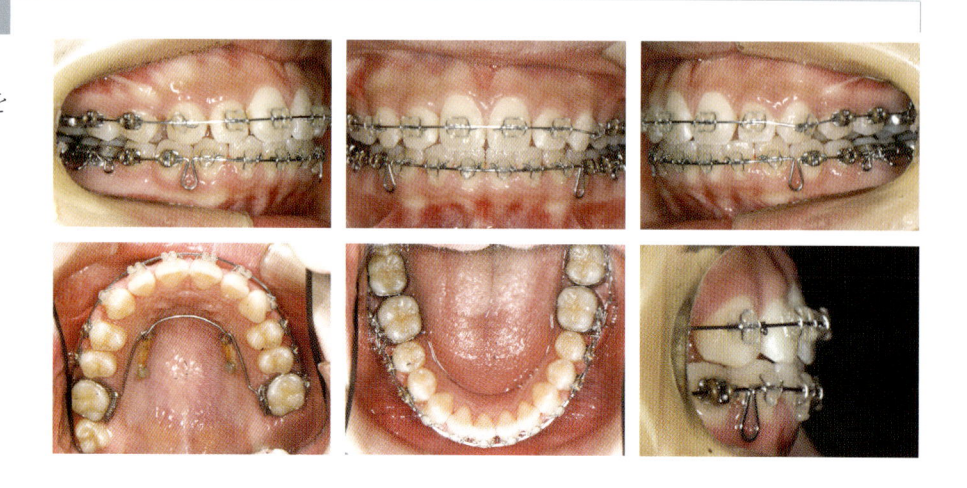

図 2B-8
治療開始 28 ヵ月（16 歳 11 ヵ月）
矯正装置を除去．良好な上下歯列の嵌合が確立した．

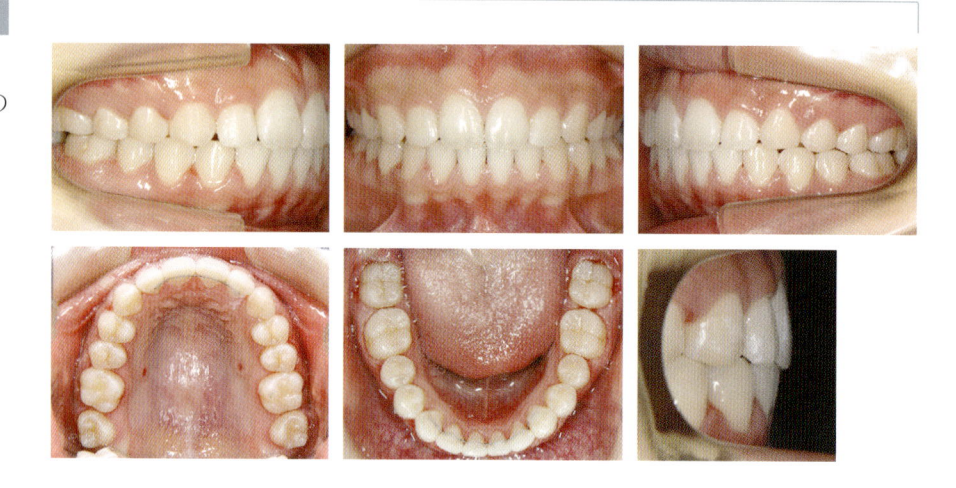

図 2B-9
上下顎歯列は著しく拡大された．

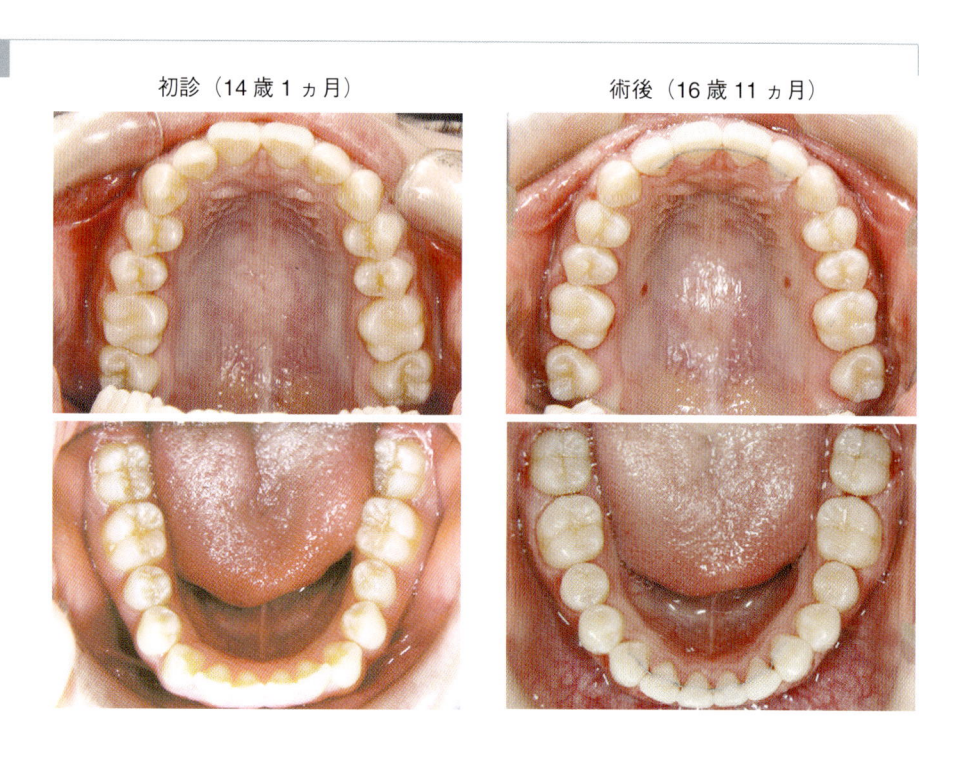

初診（14 歳 1 ヵ月）　　　　　術後（16 歳 11 ヵ月）

態癖──力のコントロール

ように治療を行ったことが，この治療結果につながっていると考えられる．

さて，顎運動記録装置（シロナソアナライジングシステムIII）を用いて計測したこの患者の治療後におけるガム咀嚼時下顎運動パターンを示す（図2B-12）．咬頭嵌合位（ICP）と咀嚼の終末位が一致していてデュアルバイトは解消されている．

治療後のシュラー氏法顎関節規格エックス線写真（図2B-13）によると，左右側ともに安静位と咬頭嵌合位で関節空隙の大きさがほぼ同じになっている．これは，咬頭嵌合位で臼歯部がしっかりと力を受け止めて，関節に力がかかっていない一つの証拠であると思われる．

さらに咬頭嵌合位におけるシュラー氏法顎関節規格エックス線写真を治療前後で比較すると，左右側ともに咬頭嵌合位における関節空隙量が治療後で著しく拡大している．これは治療前に関節窩に押し込められていた下顎が治療後に前方に位置を変えたことを証明していると考えられる．また，治療後2年経過しても，咬合関係は安定しており，顔面の対称性はさらに回復し，均整がとれてきている．本人も，睡眠態癖をはじめ，あらゆる態癖に注意しているとのことであった．治療後に前方に位置を変えた下顎位も安定しており，治療後2年のシュラー氏法顎関節規格エックス線写真においても，治療後と同じく，左右側ともに安静位と咬頭嵌合位で関節空隙がほぼ同じになっていた（図2B-15）．治療によって広がったICPにおける関節空隙は，治療後2年を経過しても維持されているように見えた．

図2B-10
術後（16歳11ヵ月）
上顎の智歯は第二大臼歯の位置に移動している．

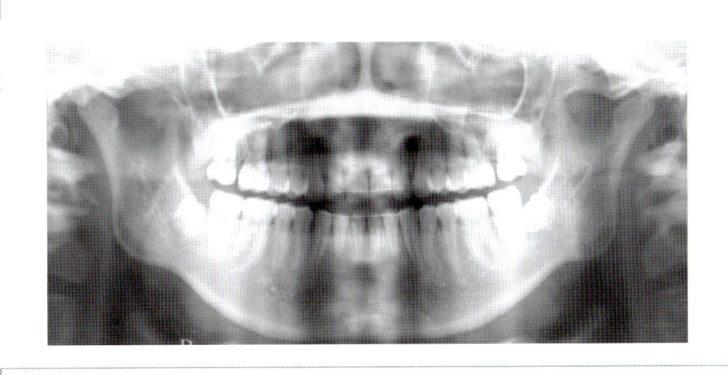

図2B-11
術後2年経過時（19歳0ヵ月）

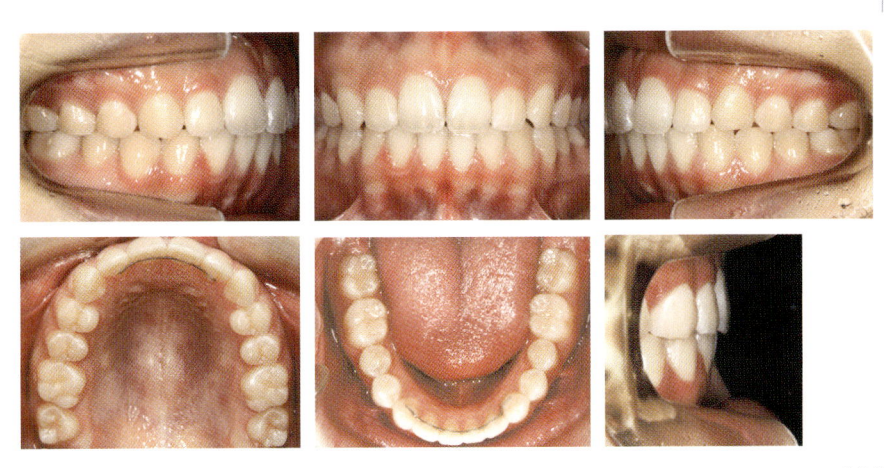

185

6. 下顎位──与える？　見つける？　現れる

2)「中心位の概念」からの脱却

すなわち，関節窩の中での下顎頭の位置にかかわらず，治療後に前方に位置を変えた下顎位が安定していると考えられる．また，初診時には，様々な態癖によって中顔面の右側偏位と下顎の後方偏位が引き起こされていたのだと考えられる．治療2年後のガム咀嚼時下顎運動パターン（図2B-14）においても，原点である咬頭嵌合位（ICP）と咀嚼の終末位である中心咬合位（CO）とが一致していて，決してデュアルバイトにはなっておらず，このICPの位置からスムースな下顎運動ができていることが，適正な下顎位が獲得できたことを証明していると言えよう．

考察

適正な下顎位について

筋肉主導で機能的に安定した咬頭嵌合位[4, 7]を確立し，その患者がもともとどういう形になるべきであったのかという本来の姿に近づけることが我々矯正医の治療目標であると考えている．筒井ら[6]は，適正な顎位を求めるにあたり，以下の5項目を「五大禁忌」として提唱している．

図2B-12

術後のチューイングパターン
ICP=CO

上段は左咀嚼，下段は右咀嚼．それぞれ左から前頭面，水平面，矢状面で赤が開口運動，青が閉口運動を示す．左咀嚼で原点が左側にずれているのは計測作業上の過誤であるが，ここで大切なことは原点である咬頭嵌合位（ICP）と咀嚼の終末位が一致していてデュアルバイトになっていないことである．

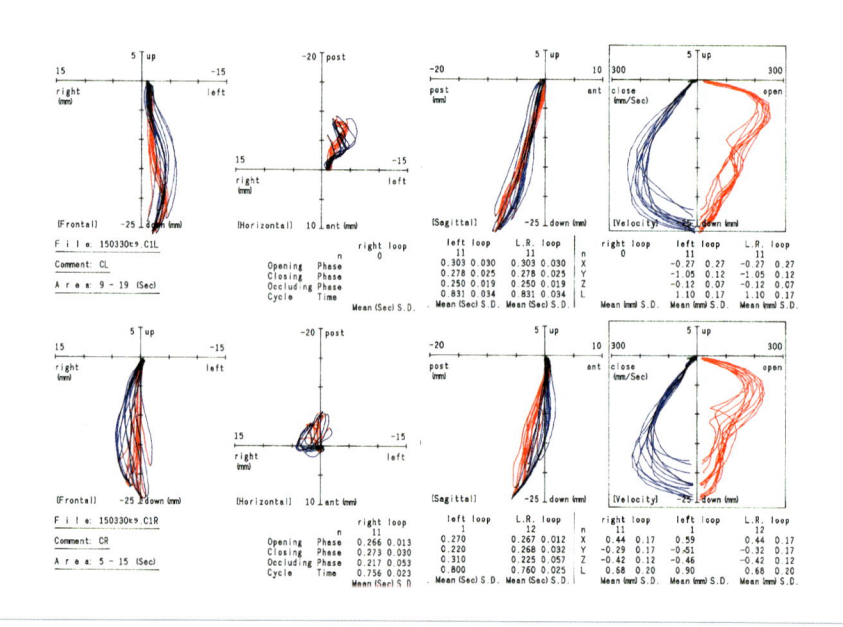

図2B-13

治療後のシェラー氏法顎関節規格写真から咬頭嵌合位と安静位の下顎位に違いがなくなった．咬頭嵌合位で臼歯がしっかり咬合力を受けとめることによって関節への負荷がかからない．

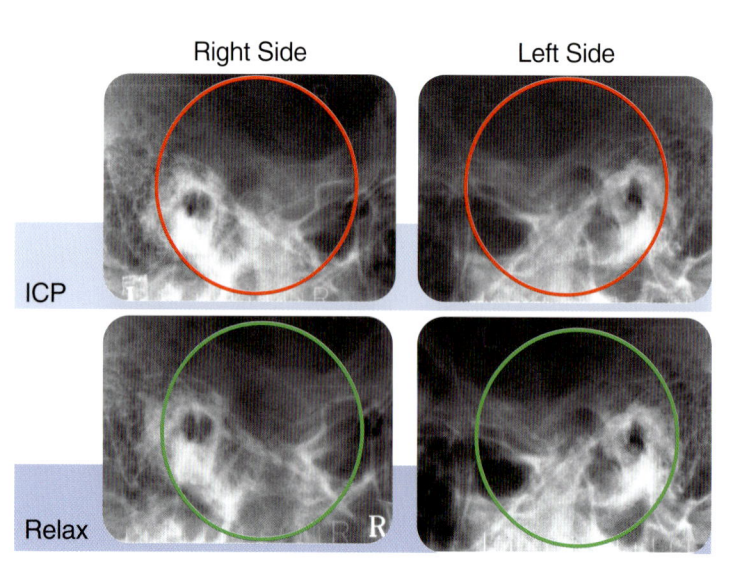

態癖──力のコントロール

1）Vertical dimension を低くすること
2）下顎を押し込むこと
3）歯列を狭くすること
4）顎関節に負荷をかけること
5）歯列・歯牙単位ではまりこむこと

適正な下顎位は，関節窩の中での下顎頭の位置にとらわれず，スパズムをとった筋肉が導く下顎に合わせた咬頭嵌合位，すなわち咬頭嵌合位が咀嚼の終末位と一致していて，そこからスムースな下顎運動が行える位置[4,7]であるが，患者の協力を得ることなく，あるいは変形・偏位した上下顎がリモデリングする時間を経ずして，適正な下顎位を見出すことはできない．

また，顎関節という器官は決してセンシティブなものではないので，ピンポイントで適正な下顎位を探す必要はない．このことを，西林滋は「ホールインワンを狙うのではなくてグリーンオンさせるだけでいいという気持ち」と表現している．何かきっかけさえあれば，その時々の環境に合わせ，患者自身が自ら適正な下顎位を決めるべく適応し，さらにリモデリング[6]してゆくと考えられる．したがって，下顎頭の位置を基準とせず，下顎を後方に押し込まず，咬合高径のコントロールとともに，口腔内容積が広くなるような矯正学的アプローチを行いながら習慣的な態癖によって引き起こされている問題の大きさを患者に気づいてもらう．そのように患者の治る力を引き出しながら改善することが重要である．

まとめ

機能的要素が大きい顎偏位患者は，原因として習慣的な態癖が疑われるので，態癖が顎顔面の形態や咬合状態に

図 2B-14
治療から 2 年後のガム咀嚼時下顎運動を示す．咬頭嵌合位（ICP）と咀嚼の終末位である中心咬合位（CO）が一致していて，この位置からスムースな下顎運動ができていることが，適正な下顎位の必要十分条件である．（左咀嚼で原点が左側にずれているのは記録上のエラー）

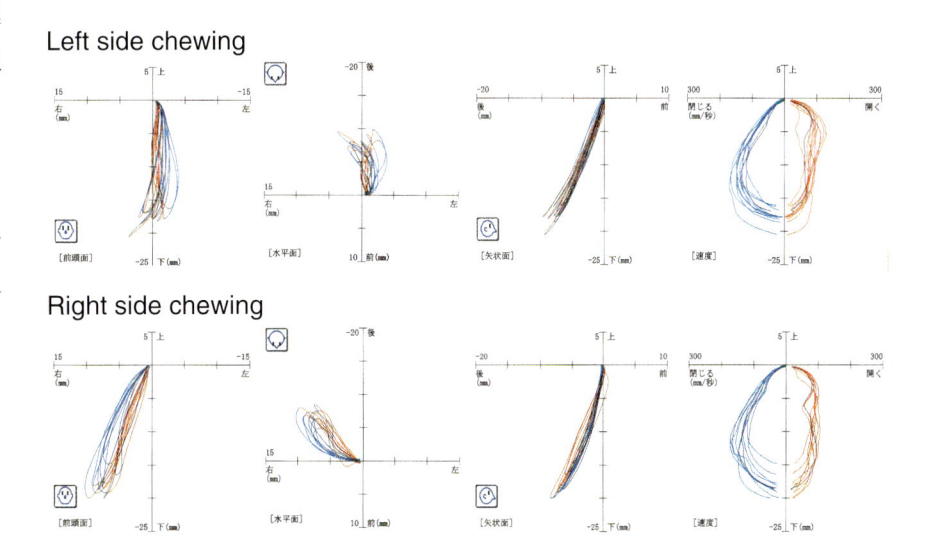

図 2B-15
治療後 2 年のシュラー氏法顎関節規格エックス線写真．治療後と同じく，左右側ともに安静位と咬頭嵌合位で関節空隙の大きさがほぼ同じになっている．

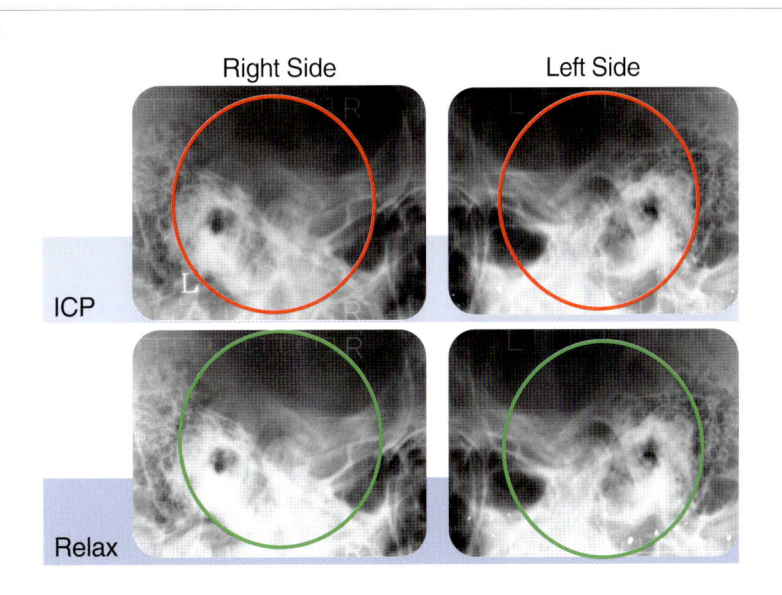

6. 下顎位──与える？ 見つける？ 現れる

2)「中心位の概念」からの脱却

及ぼす影響について患者への啓発を粘り強く継続することが重要である．

そして矯正歯科医は，決して下顎を後方に押し込むことなく，咬合高径を維持し，口腔容積が小さくならいような矯正学的アプローチとともに，態癖の啓発を継続しながらその患者が元々どういうカタチに発育すべきであったのかという「患者本来の姿」に近づけることを治療目標とすることが重要で，可能な限り小児期からの啓発と咬合管理が必要であると考えている．

なお，フラップ付き改良型上顎前歯部咬合挙上板（ASBP）の考案は，長年にわたり臨床生理咬合をご指導頂いた丸山剛郎大阪大学名誉教授の示唆によるもので，またTADの臨床応用にあたっては小山勲男先生，植木和弘先生，嘉ノ海龍三先生から貴重なご助言を頂いた．「咬合療法の概念」のご指導を頂いている筒井照子先生への感謝は言うまでもない．

図 2B-16
術後2年での変化

初診（2005.4.13）14歳1ヵ月　術後（2008.2.9）16歳11ヵ月　術後2年（2010.3.18）19歳0ヵ月

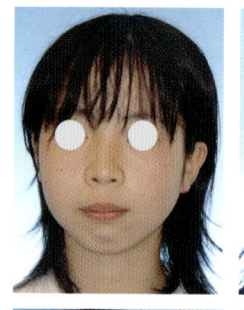

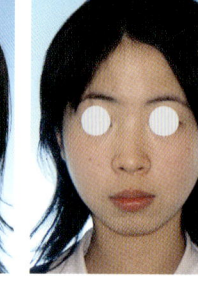

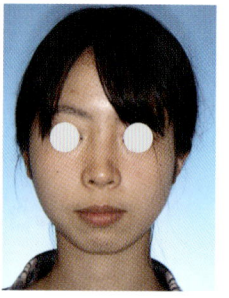

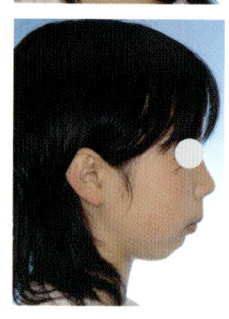

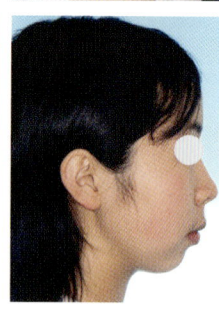

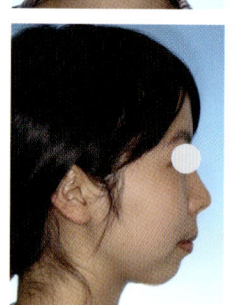

a　顔面の対称性はますます均整がとれてきている．本人も，睡眠態癖をはじめ，あらゆる態癖に注意しているとのこと．

b　治療後に前方に位置を変えた下顎位も維持されている．

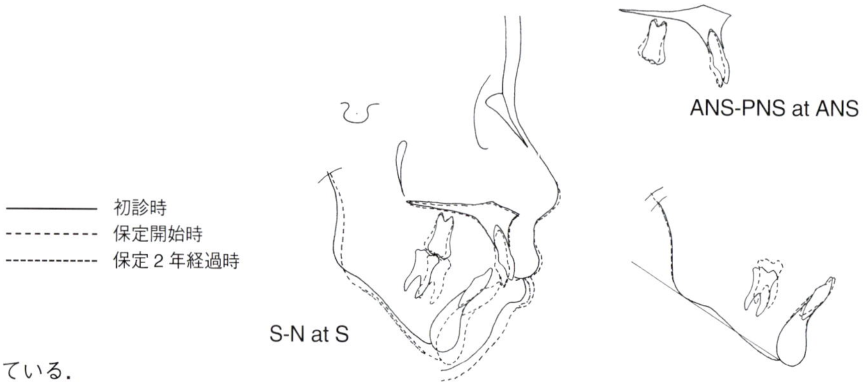

――― 初診時
------- 保定開始時
------- 保定2年経過時

ANS-PNS at ANS
S-N at S

c　下顎位は安定している．

【参考文献】

1) 小山勲男, 宮脇正一, 山本照子：歯科矯正臨床におけるチタンスクリューの応用. 日矯歯誌, 60(5): 313-318, 2001.
2) 大谷淳二, 砂川紘子, 植木和弘, ほか：より安全で確実な矯正歯科用インプラントの植立. 矯正臨床ジャーナル, 25(1): 99-104, 2009.
3) 小川晴也：小児期における顎偏位症例への咬合挙上と態癖指導, 始めて, 学んで, MTM. デンタルダイヤモンド増刊号, 32(14): 124-139, 2007.
4) 丸山剛郎：咬合と全身の健康. 医歯薬出版, 東京, 2000.
5) 小川晴也：咬合療法の概念に咬合療法の概念に基づく歯科矯正臨床への取り組み─患者本来のカタチに近づけるために─, 前編. 矯正臨床ジャーナル, 25(1): 29-50, 2009.
6) 筒井昌秀ら：包括歯科診療. クインテッセンス出版, 東京, 2003.
7) 丸山剛郎：臨床生理咬合─顎口腔機能の診断と治療─, 医歯薬出版, 東京, 1998.

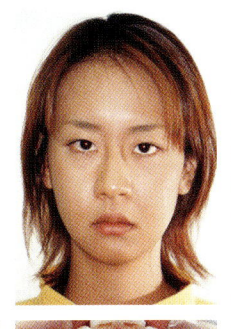

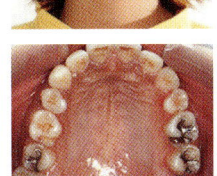

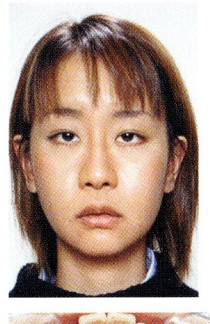

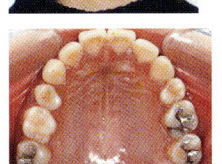

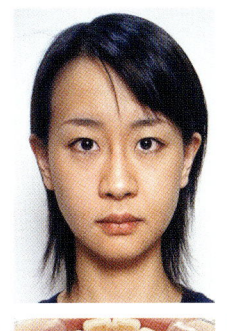

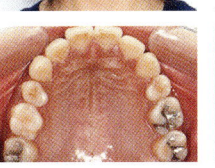

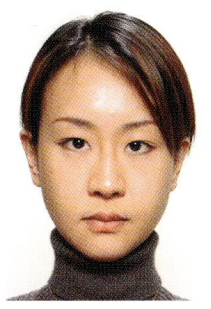

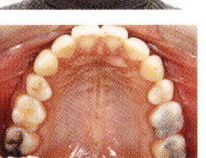

2)「中心位の概念」からの脱却

【症例】
顆頭位に依らずに，歪められた咬頭嵌合位の改善をどのように評価するか

Keywords
非復位性関節円板前方転位
開咬
下顎頭の変形
咀嚼終末位

筒井 照子
●つつい てるこ

14歳のとき，上顎前突の矯正治療のため上下顎第一小臼歯4本を抜歯して矯正治療を受けたが，矯正治療の途中から顎関節部の痛み，背中の痛みなどがひどくなり，矯正治療を中止した．患者は，9歳のころに顎関節部の痛みを感じたことがあった．5年間にわたってマルチブラケットによる矯正治療

6A-1
矯正治療前後の模型
矯正治療後も |7 は，治療前と同じように近心舌側に倒れている．なぜだろう．

(患者さん本人の了解を得て目を隠さず顔写真を用います)

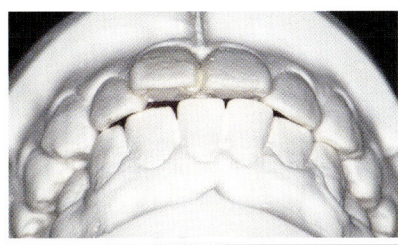

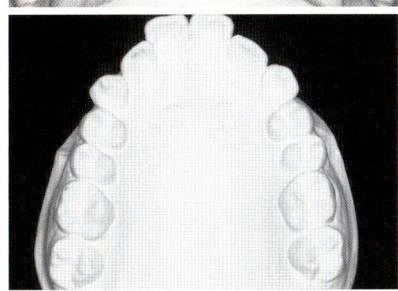

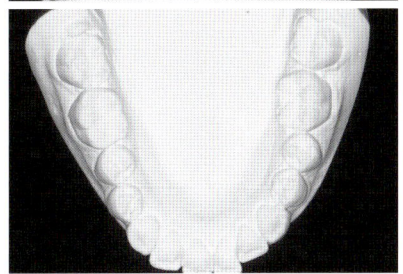

14歳時，矯正治療前の模型（1993.1）　　当医院初診時の模型（2001.5）

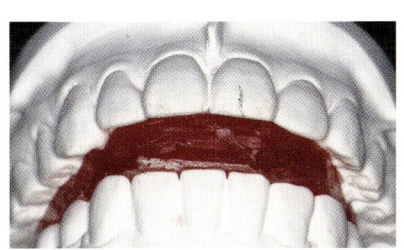

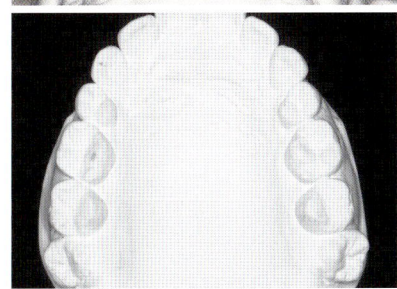

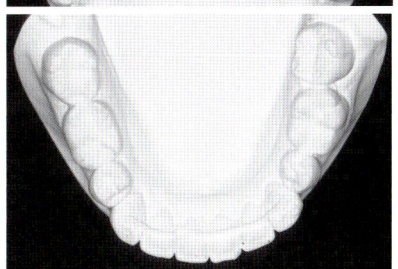

6. 下顎位──与える？ 見つける？ 現れる

2)「中心位の概念」からの脱却

を継続していたが，本人の申し出により装置を外し，どこでも噛めない状態になってしまった（6A-1）．相談に行った大学病院の矯正歯科では，外科矯正をしなければ治らないと言われ，セカンドオピニオンを得るために一般歯科を受診した．上顎にスタビリゼーション型のスプリントを装着してもらい，そこからの紹介で来院した．

初診時所見（6A-2）

$\frac{|7}{7|}$ しか接触していない状態で下顎が不安定なため，ちょうど歯の上に義歯をいれるような要領でスプリントを装着した状態で来院した．このスプリント様の装置を入れていなければ30分も耐えられないと訴える．マルチブラケットをかけていたにもかかわら

6A-2
22歳，女性（2001.8）

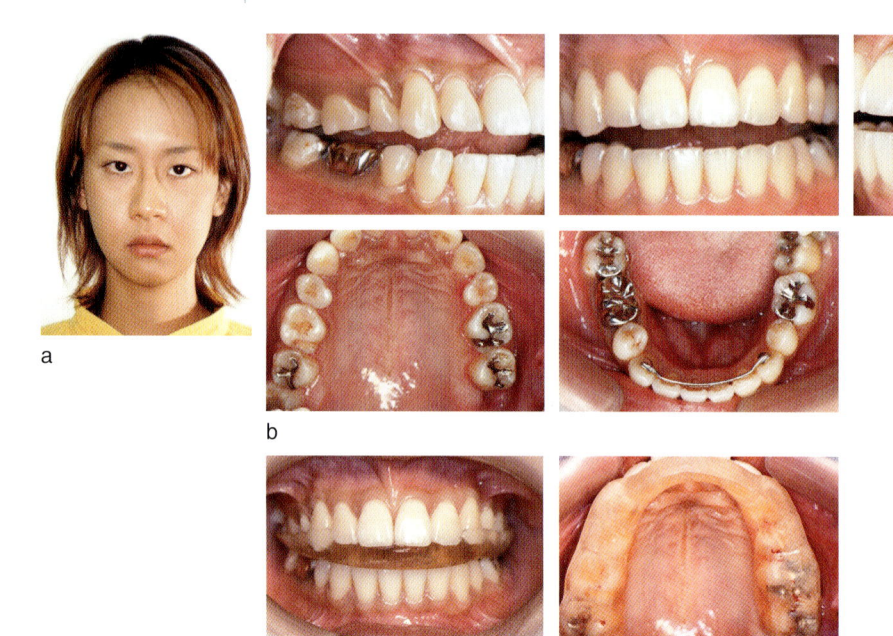

a

b

c 患者は，矯正装置を外して以来，ずっとこの装置を装着した状態で，「私は一生これを入れていなければ生きられないのでしょうか」と尋ねられた．

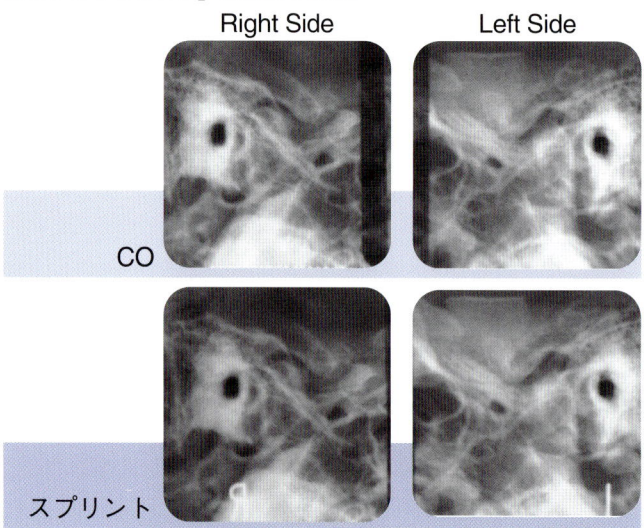

Right Side　Left Side

CO

スプリント

d シュラー氏法顎関節規格写真では下顎頭の辺縁が不鮮明

態癖――力のコントロール

ず, |7 が舌側に傾斜している.

シュラー氏法顎関節規格写真では下顎頭の辺縁が不鮮明（とくに左）だったので、吸収を疑ったが. この当時は、CT撮影による確認もできないため,「吸収・変形がおこっている」と推測することしかできなかった（2005年にCT導入）.

顎関節の痛みや開咬の原因

問診により小児期からつづく様々な態癖（6A-3）が明らかになった. 矯正治療中は嵌合関係が一時的に失われるため, 顎位が変化しやすいが, この症例では, 態癖の影響から下顎の著しい後退が引き起された. そもそも, この患者は, セファロ分析（6A-2f）から,

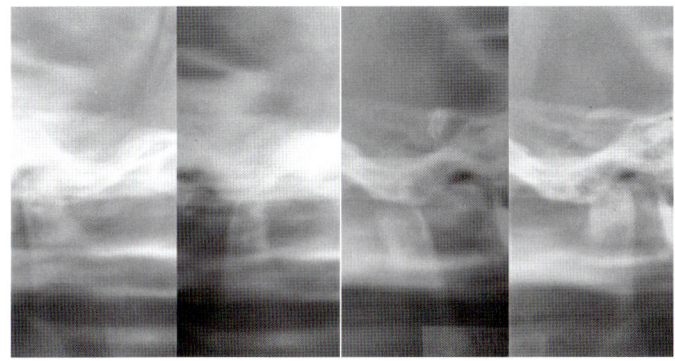

e スキャノグラムでも下顎頭の形態, 辺縁の鮮明さに問題を感じたが, この程度しか明らかにならなかった.

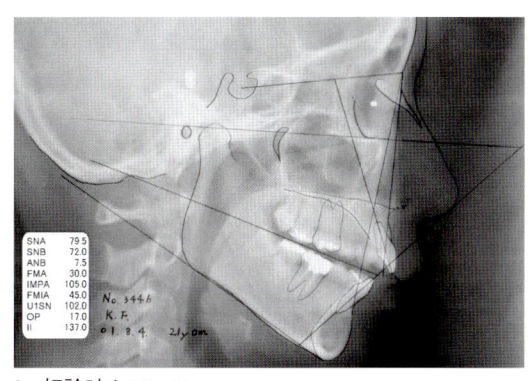

f 初診時セファロ

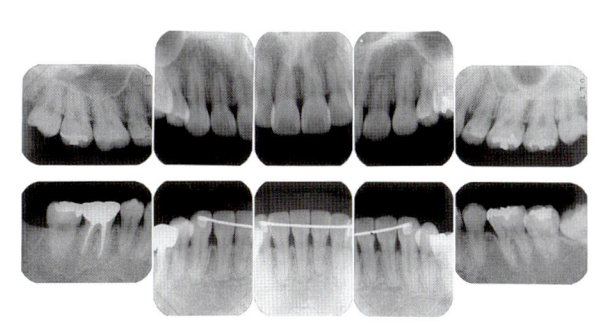

g 初診時デンタルX線写真
下顎左側大臼歯の近心傾斜を認める. なぜ, 左右同様にマルチブラケットを入れてレベリングしているのに, 左下が倒れるのだろう. シュラー氏法顎関節規格X線でも左顎関節の吸収が大きく, 関節の痛みも左側が強い. 左側に過度の力がかかっているはずである.

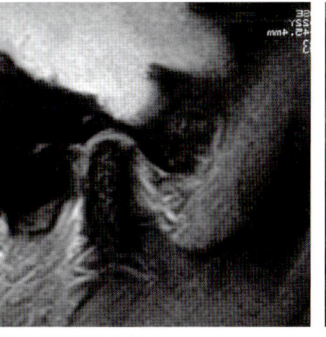

最大咬頭嵌合位

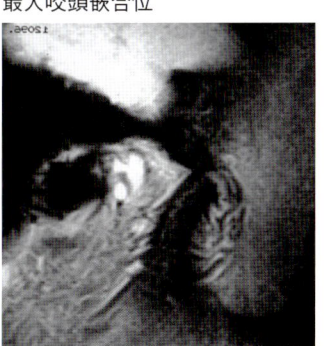

最大開口位

h MRIで非復位性の関節円板前方転位であることが明らかである. 下顎頭に吸収が起こり, 左右下顎頭ともに変形が確認できた.

6. 下顎位——与える？　見つける？　現れる

2)「中心位の概念」からの脱却

骨格的にはⅠ級であることがわかるが，おそらく小児期の態癖のために仮性のⅡ級関係を呈するようになっていたのであろう．矯正治療中の態癖の継続が上下顎の後退を生み，下顎が後下方に回転して下顎頭が吸収・変形をきたし，一層の下顎の回転をもたらした．結果として，舌癖も併発し，最後臼歯しか咬合接触のない開咬状態を呈している．矯正治療の質は高いが，幼少期からの，そしてとくに矯正治療中の生活習慣の確認がないまま矯正治療が続行されたため，患者さんの不快症状を引き起こすことになった．

MRI（6A-2h）により，非復位性の関節円板前方転位と診断され，下顎頭にエロージョンが起こり，左右とも変形が確認できた．コーンビームCT MercuRay（日立メディコ社）により，右側下顎頭が扁平に吸収し，左側下顎頭の中央部が陥凹し，内側が鋭利に立ち上がっている形態が観察された（6A-4）．

治療経過

態癖の改善が何よりも優先されるが，歯の上に載っているスプリントの咬合面がフラットな状態であるが，一日中装着しているスプリントなので，天然歯のように咬合面形態をもったスプリントを再製作した（6A-5a）．咬合面がツルツルのままでは，咀嚼時に臼歯部に力を入れる結果，顎関節部には負荷がかかり，下顎の歯は圧下され下

6A-3
問診により小児期からつづく様々な態癖が明らかになった．（写真は患者自身による再現）

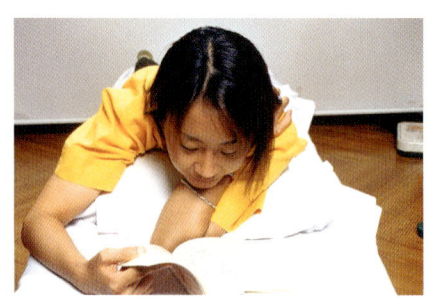

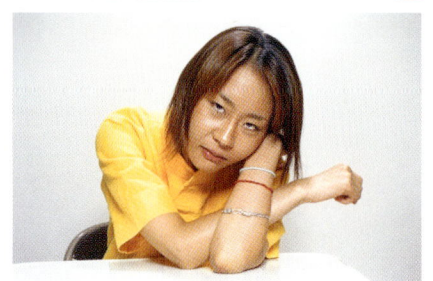

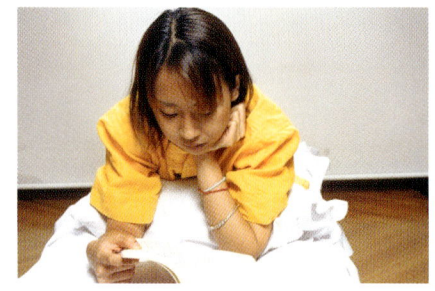

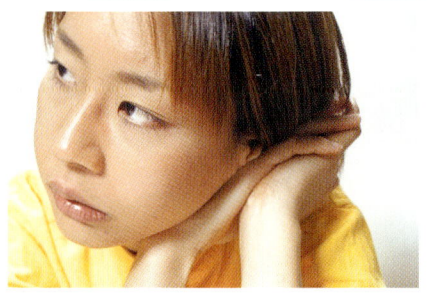

6A-4
コーンビームCTマーキュレイ（日立メディコ社）で下顎頭の吸収・変形が明らかになった．とくに左側で顕著（2005年）．

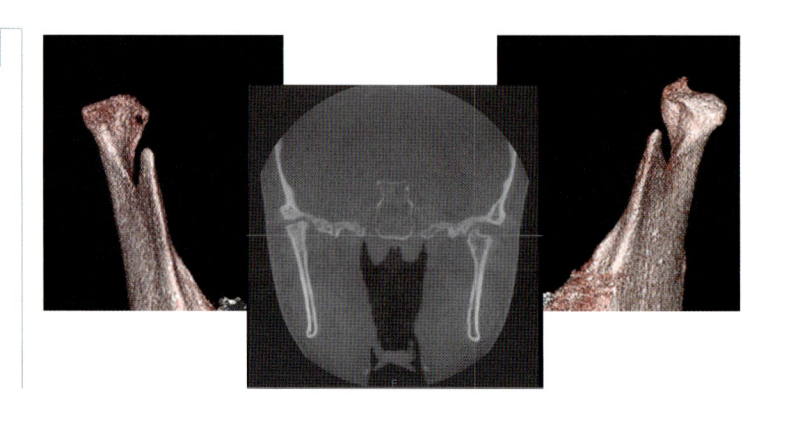

態癖──力のコントロール

顎は後退する．

下顎の前上方への回復に伴って，スプリントを徐々に削合して開咬状態を改善し，下顎はリラックスするに従って次第に右前に出てきた．下顎が右前に出たため，臼歯の側方のオーバージェットが合わなくなる（6A-6b）．

上顎には，3 2|にフラップのついた

6A-5

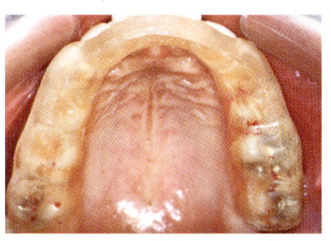

a　フラットな咬合面では噛めないため，顎関節，筋肉，骨，歯に余分な負荷がかかる．これでは生体は，良い方向へリモデリングしない．まず咬合面形態をもったスプリント（オクルーザルスプリント）に作り替え，噛める状態にした．

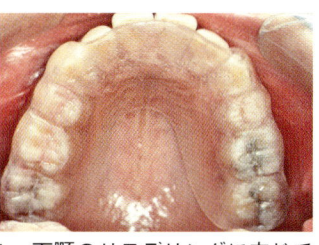

b　下顎のリモデリングに応じてスプリントを削合していく

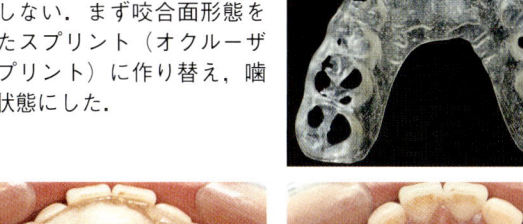

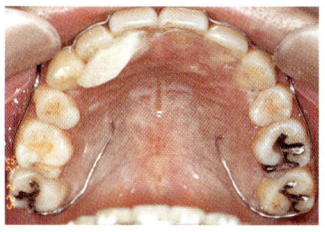

c　右上 3 2|にフラップのついたリポジショニングスプリントを装着し，顎位を右に保つ．

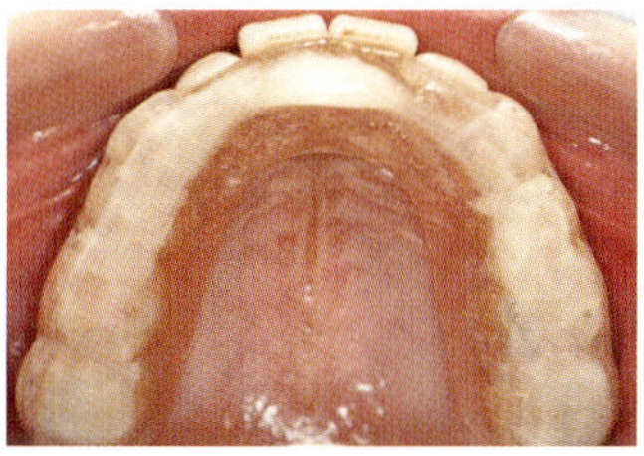

d　夜間用スプリント（患者さんの状態に応じて様々なスプリントを多用した）

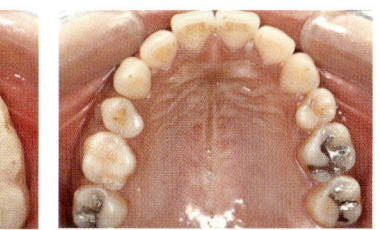

e

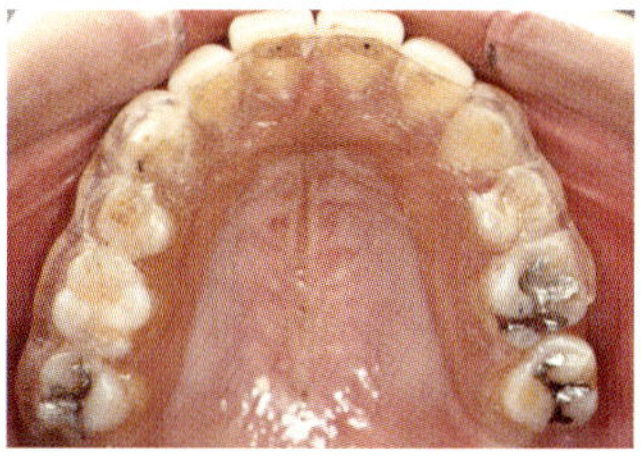

f　昼間用スプリント

6A-6

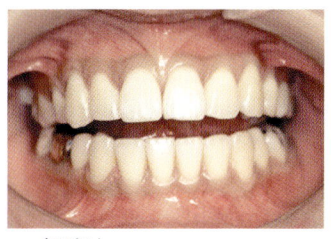

a　初診時

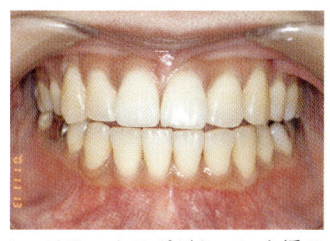

b　リラックスポジションを採ると下顎は，その度に前に出てくる．

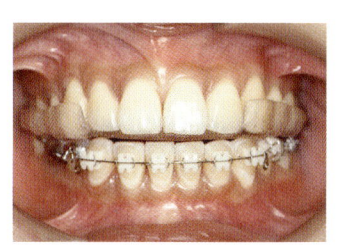

c～e　右側臼歯部をツイステッドワイヤーで止めて，左側の歯軸を頬側に起こし，前歯部を右に移動して，左側片側の拡大を行う．

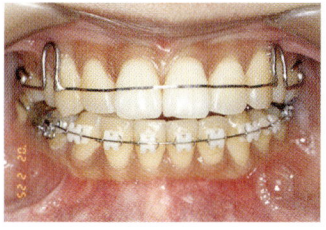

d

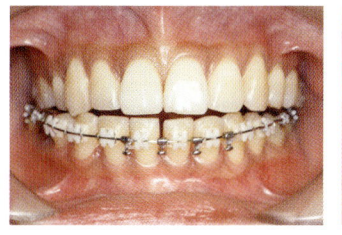

e

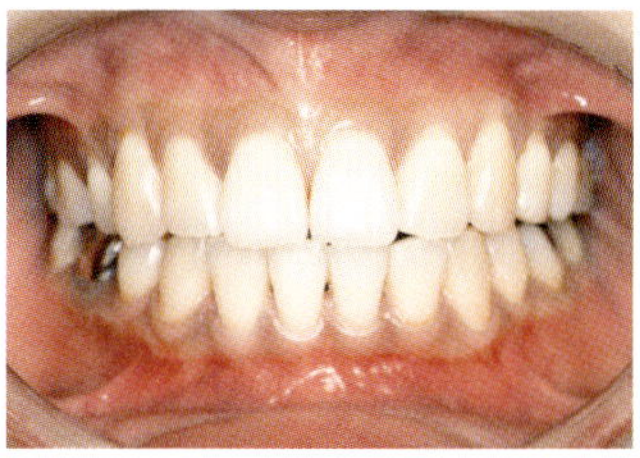

f

193

6. 下顎位──与える？ 見つける？ 現れる

2)「中心位の概念」からの脱却

リポジショニングスプリントを装着し，顎位を右に保ち（6A-5c），下顎は，右側臼歯部をツイステッドワイヤーで止めて左側の片側の拡大（ワイヤーによる片側拡大は効率が悪いので，現在はアライナーを用いている）を行う．左側の歯軸を頬側に起こし，前歯部を右に移動している（6A-6a～e）．これに伴って側貌は改善している（6A-7）．セファロ分析では，SNA は変わらず，SNB は 72.0 から 75.5，FMA は 30.0 から 26.5 に変化して，下顎の反時計回りの回転が生じたことを表している（6A-8）．

下顎位の評価

リラックスポジションを採る度に，下顎は右前方に位置を変え，臼歯に空きができる．このとき，関節窩内における下顎頭の位置は，いわゆる顆頭安

6A-7
下顎だけでなく，側貌，首の傾きの変化が顕著である．
左から
22 歳（2001.8）
23 歳（2002.2）
24 歳 10 ヵ月（2003.6）

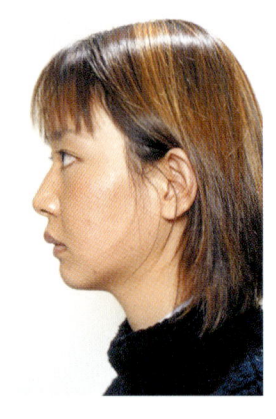

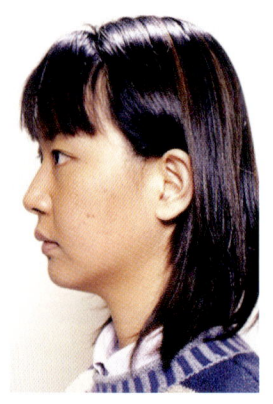

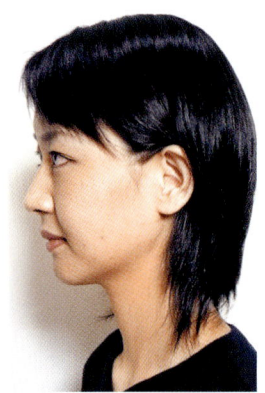

6A-8
術前のセファロと比較すると，SNA は変わらず 79.5，SNB は 72.0 から 75.5，FMA は 30.0 から 26.5 に，II は 137.0 から 115.5 に変化して，下顎の反時計回りの回転が生じたことが確認できる．

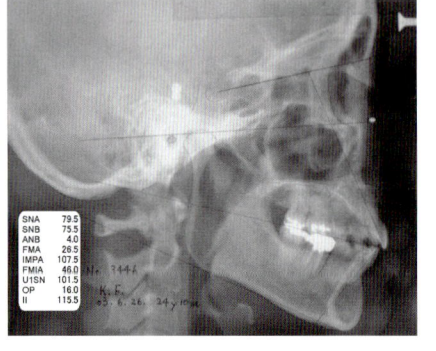

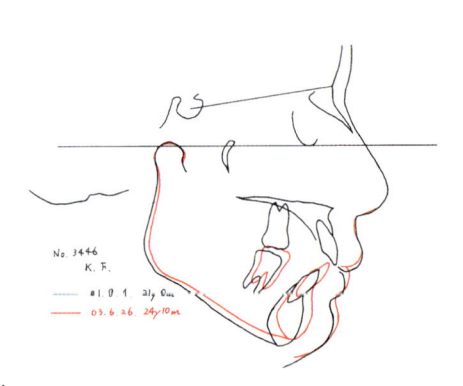

6A-9
関節窩内における下顎頭の位置は，左側が前下方へと移動している．下顎頭の形が明瞭になっている．負荷が減少して，骨吸収の進行は止まっている可能性を示している（2003.6）．

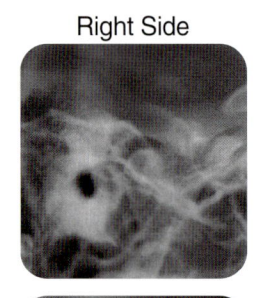

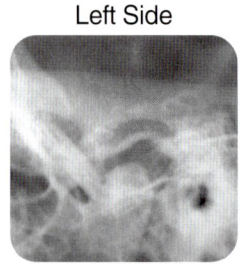

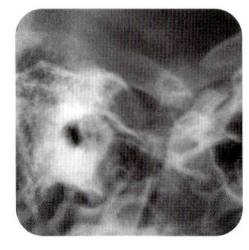

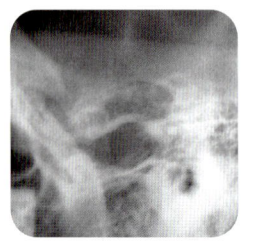

Right Side　　Left Side

a

b

態癖──力のコントロール

定位ではなく，左側は前下方へと移動している（6A-9a）．下顎頭のCT画像を日常的に観察するようになって，患者が顎関節に違和感を訴えないケースでも，下顎頭の吸収・変形が生じていることを知るようになった．下顎の後上方への回転が疑われる症例では，しばしば下顎頭がなくなるほど変形し，下顎枝の長さ（とくに左側）が短くなっていることが多い．本症例も，左側の下顎頭の吸収・変形は顕著で，下顎枝は短い．このようなケースでは関節窩内における下顎頭の位置を基準に下顎位を決定づけられないが，では，顆頭安定位から大きく外れたこの下顎位が，適切だとする根拠はどこにあるのだろう．

筆者らは，機能的な咬頭嵌合位の安定をもって適切な下顎位の判定基準とすることを提案したい．この症例では，治療開始から3年10ヵ月経過した時点で，下顎の歯は上顎に対し，やや右前であるが，咬合力（オクルーザー：ジーシー社）の分布は比較的きれいな正規分布を示し，咬合の重心にも偏りがない（6A-11b），ナソヘキサグラフ（ジーシー社）により咀嚼運動の軌跡を観察すると，左右咀嚼時の水平面，前頭面，矢状面のどの面でも，咬頭嵌合位から開口する経路は安定し，切端

6A-10
術後（2003年10月）MRI
非復位性であることには変わりがないが，下顎頭の変形はやや改善している．

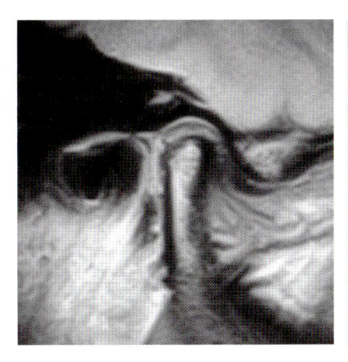

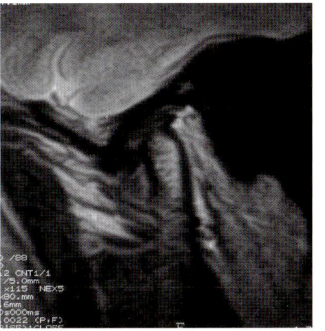

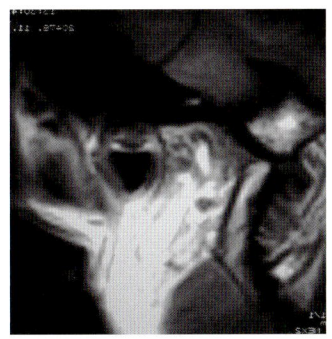

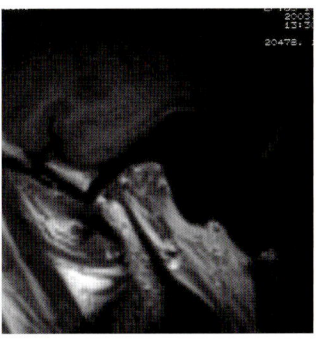

6A-11
矯正治療後のオクルーザー（ジーシー社）による咬合力の分布．ヒストグラムが正規分布を示していないが，咬合力も487Nあり，面積は8.9mm²のため平均圧が54MPaもある．新しい位置にまだ馴染んでいない．

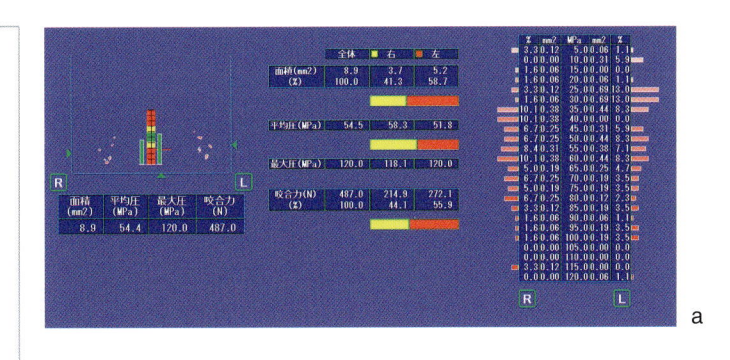

6. 下顎位──与える？ 見つける？ 現れる

2)「中心位の概念」からの脱却

咬合気味でいわゆるアンテリアガイダンスは確立していないが、限界運動路に支配されることなく閉口して咬頭嵌合位に収束している（6A-12）。関節の誘導がないにもかかわらず、機能的に咬頭嵌合位は安定している。これをもって適切な咬頭嵌合位であると評価して良いと考えている。

態癖は、すっかりなくなるわけではなく、良くなったり悪くなったりするが、それは顔貌に表れている（6A-13）。上向いて寝る努力をしているが、「肌恋しい」ので、ついつい顔に二の腕を添わせてしまうという。

顎関節は、コーンビームCT画像では、右側の下顎頭は正常な丸味をもった形態に改善しているが、左側下顎頭中央の深い陥凹は改善しておらず、成長期の長い年月にわたって影響があったためであろうが下顎枝の長さには左右差が著しい（6A-14）。MRIでは、閉口時の左右差が同様に確認できるが、左側の最大開口時の関節円板はほぼ復位している（6A-15）。

6A-12
ナソヘキサグラフ（ジーシー社）による咀嚼運動の軌跡を観察すると、咬頭嵌合位から開口する経路は安定し、限界運動路に支配されることなく閉口して咬頭嵌合位に収束している（2003.9）。

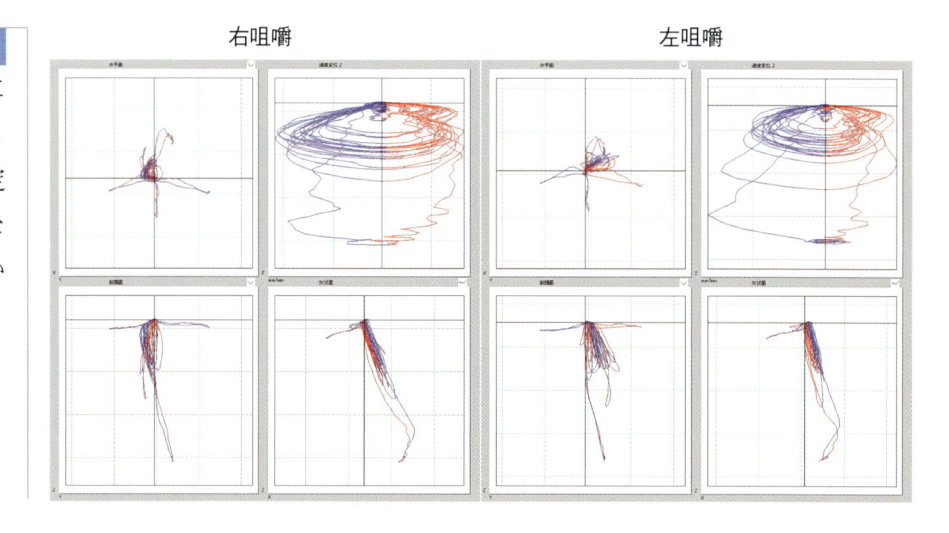

6A-13
態癖が、すっかりなくなっていないことが顔貌に表れている。本人は意識して努力しているが、ついつい顔に二の腕を添わせてしまうという。上顎右側臼歯の歯軸が舌側に傾斜している。

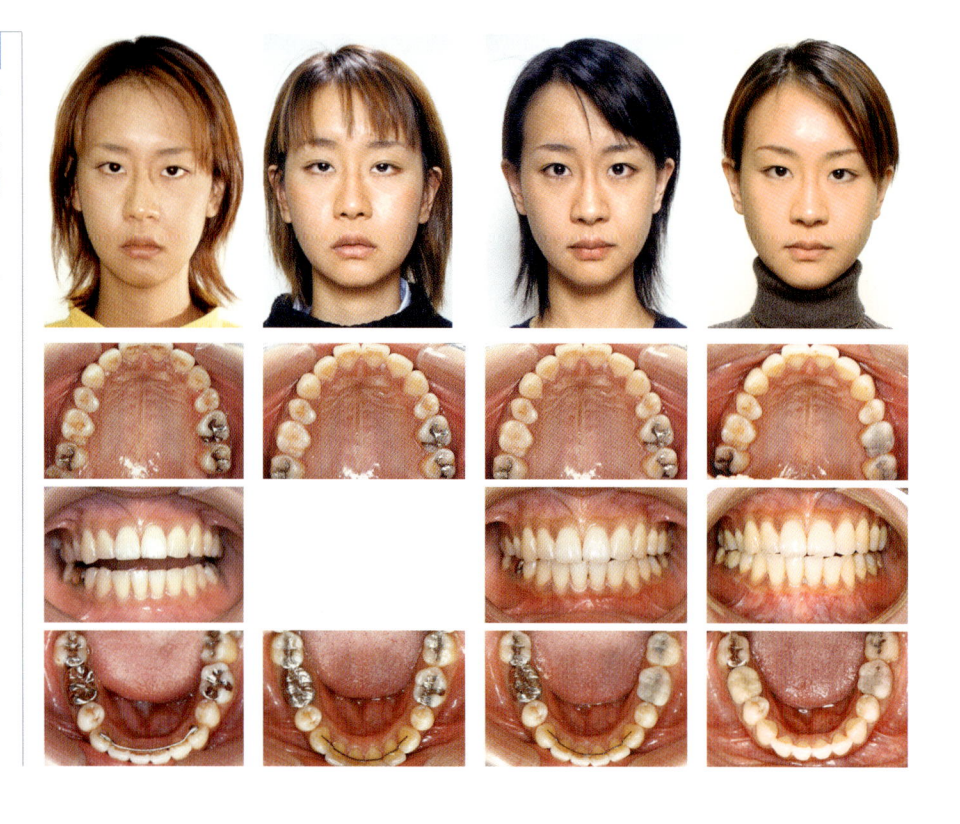

6A-14

コーンビーム CT 画像で経過を追うと，吸収像と骨棘が減って丸味を帯びてきている．過度の負荷が減少すると，ある程度，下顎頭の形状は回復する．

上：2007 年（マーキュレイ：日立）

中下：2008 年 3 月初診より 6 年 10 ヵ月後．矯正治療終了から 5 年 1 ヵ月（ファインキューブ：ヨシダ）

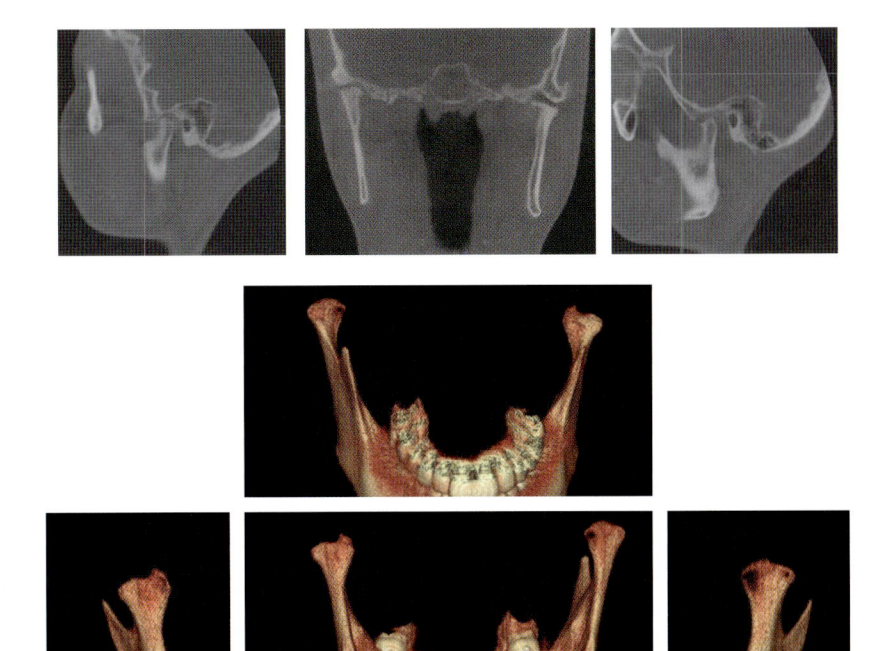

6A-15

MRI 所見（2006 年）．左の下顎頭は下顎窩に対し，前方にある．下顎頭および関節円板の形状は正常ではないが，治癒傾向にある．

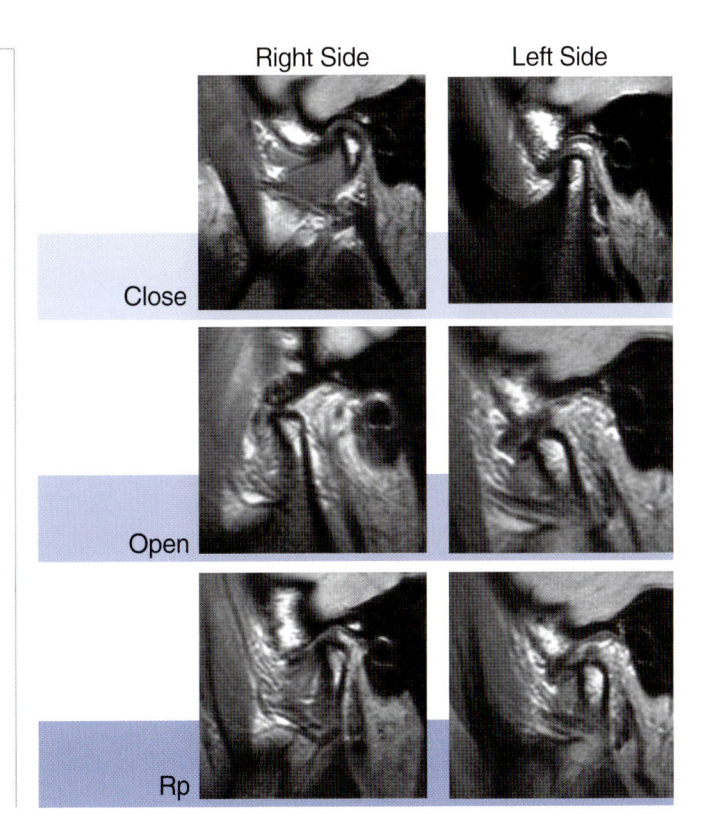

第7章
おわりに

「態癖と力のコントロール」に至る道程

筒井 照子
● つつい てるこ

　筆者（筒井）自身が「態癖と力のコントロール」を手中に入れるまでには，長い道程があった．振り返ってみると，治るはずなのに治らない，セオリーどおりの処置をしても期待どおりの結果が出ない，という壁にぶつかって途方に暮れることがしばしばであったが，そこには（もちろん，技術の未熟さもあったであろうが）その当時，目を向けることのなかった態癖が隠れていたように思われる．

　筆者は，横田成三矯正歯科学教室で，「咬合の場」（The field of Occlusion）という概念を学び，「口唇が前歯部に及ぼす影響についての組織学的研究」[1]で学位を取得し，1975年に開業している．すなわち，学びの初めから力のバランスに目を向けるように導かれていたと言える．その後，マルチブラケットを学んで手札は増えたが，依然としてうまく治らないケースがあった．下顎が回転してオープンバイトがひどくなってしまう症例や期待するように咬合挙上できない症例，あるいは片側の歯列弓が整わない症例，ヘッドギアで下顎が後下方に回転してしまう症例，同じ部位のブラケットが繰り返し外れる症例やワイヤーが変形して折れてしまう症例など，しばしば不確実な結果に悩まされた．1985年頃より，スプリント療法を導入したが，装着時には結果は出ても再発してしまう．

　開業当時（1975年）は，ナソロジーが一世を風靡していた時代で，不確実な結果は咬合に配慮が足らない結果だと考え，ナソロジーの咬合コースに熱心に通ったが，当時のナソロジーは，そうした問題をまったく解決してくれないどころか，筆者には理解のできないことばかりだった．筆者は咬合については，まったくの落ちこぼれだった．

　1980年頃にD. ガーリナー（Daniel Garliner）[2]やW. E. ジックフーズ（William E Zickfoose）の筋機能療法（MFT）は，大学での研究以来再び口腔周囲筋に目を向ける大きな助けになったのだが，それで解決できる問題はわずかだった．

　そのころ，夫のフルマウスの症例が増え，セントリックバイトを採って製作した修復物の咬合接触関係が口腔内に再現できないことに夫婦で悩むことがしばしばだった．後に，セントリックでのヒンジムーブメントを疑うことになる．

　そんな中で丸山剛郎の『臨床生理咬合』[3]に出会って，限界運動をもって咀嚼を語ることの矛盾に目を開かされ，スプリントを用いた顎関節症の治療に光明を見出した．シロナソグラフによって機能運動が目に見えるものになった．しかし，顎関節症患者の治療に積極的に取り組めば取り組むほど，症状が再発するという不確実な臨床結果に悩ませられた．今，考えれば，そ

態癖──力のコントロール

の多くは態癖が関係していた．

　また，補綴物装着後，時間経過とともに咬合接触が変化することにも悩まされた．今，考えると，当時は歯肉の形態を整えるために，プロビジョナルレストレーションを長期間かけて三度四度と作り直していたが，その間にレジンの臼歯は摩耗して咬合高径が低下していたのであろう．最終補綴物で咬合面を金属やセラミックに変え，隆線が付与されて接触面積が小さくなると，軽い力で噛み切れるので，筋の緊張がほどけて咬合高径が回復するのだと考えられる．このために咬合接触が変化したものだろう．

　90年代の半ば，西原克成のバイオメカニックスの考え方[4]を知り，口腔外圧となる生活習慣（態癖）が歯列に大きな悪影響を与えることを知った．これが態癖の重要性に目をひらく大きなきっかけを与えてくれた．早速，解決できなかった臨床の悩みの解消につながった（1章の図1A）．

　同じ頃，G. McCoy の DCS（Dental Compression Syndrome）[5]を学び，歯頸部の楔状欠損が不正な力による疲労破壊であることを知った．こうして口腔にかかわる力の概念が明確になってきた[6]．

　また，機能運動への関心はますます強くなったが，下顎の3点6自由度の運動軌跡を記録するナソヘキサグラフが，機能運動時の顆頭の動きや機能運動の左右差を評価することを可能にしてくれた．それによって，それまで漠然と問題視していたヒンジムーブメントとセントリックバイトへの疑問，限界運動路と機能運動路の違い，下顎運動の作業側と非作業側の時間差，作業側顆頭の動き，機能運動時の干渉など

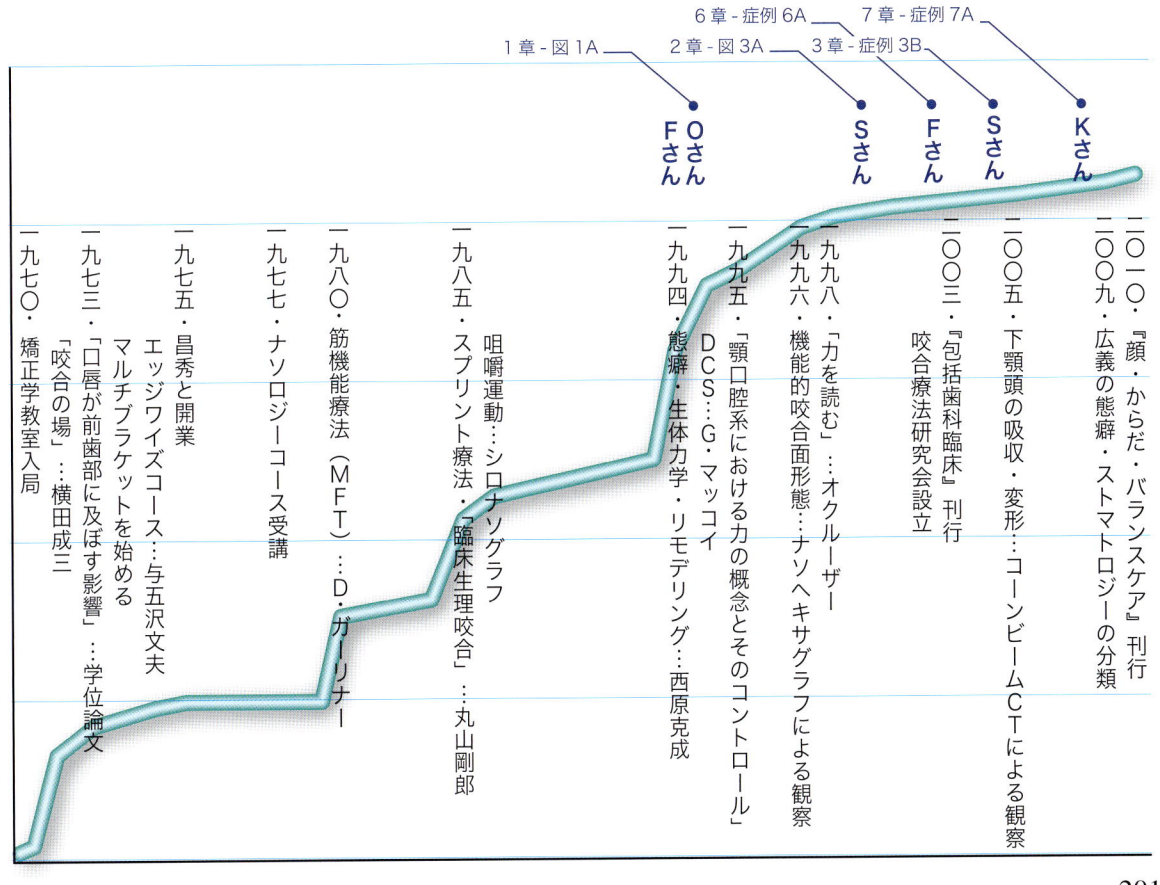

年表（下部グラフ）：

- 1970・矯正学教室入局
- 1973・「口唇が前歯部に及ぼす影響」…学位論文
- 1975・昌秀と開業　エッジワイズコース…与五沢文夫　マルチブラケットを始める
- 1977・ナソロジーコース受講
- 1980・筋機能療法（MFT）
- 1985・スプリント療法・「臨床生理咬合」…丸山剛郎
- 咀嚼運動…シロナソグラフ
- D・ガーリナー
- 1994・態癖・生体力学・リモデリング…西原克成　FOさん（1章-図1A）
- 1995・「顎口腔系における力の概念とそのコントロール」DCS…G・マッコイ
- 1996・機能的咬合面形態…ナソヘキサグラフによる観察
- 1998・「力を読む」…オクルーザー　Sさん（2章-図3A）
- 2003・『包括歯科臨床』刊行　咬合療法研究会設立　Fさん（3章-症例3B）
- 2005・下顎頭の吸収・変形…コーンビームCTによる観察　Sさん（6章-症例6A）
- 2009・広義の態癖・ストマトロジーの分類　Kさん（7章-症例7A）
- 2010・『顔・からだ・バランスケア』刊行

201

7. おわりに

が,私の中で明らかになっていった[7,8]. 機能運動の臨床的観察は,従来の限界運動を基本においた咬合調整とはまったく異なる咬合面のリシェイピング[6]につながり,機能的咬合面形態の提案[9～11]に発展した.咬合力の大きさとバランスは,オクルーザーで測定できるようになった.全身のバランスの評価には,重心動揺計（グラビコーダ）が一定の判断基準を与えてくれた.

こうして「力のコントロール」は,ME機器によって,目に見えるもの,数値で読めるものになり,また下顎位の問題,全身姿勢の問題に,その視野を次第に拡大することになったが,この頃から,いわゆるTMD（頭蓋顎機能異常）の治らなかった症例で,結果が出始めた.

顔面の歪みを強く訴えた青年（2章の図3A）から,態癖による頭蓋・上顎骨の歪みが重大な問題を引き起こすこととその改善が,生体の治癒能によって可能であることを学んだ.この最後の章に示した症例（症例7A）は,態癖によって上顎骨の変形がもたらされ,それを無視して矯正治療がなされたために17年以上にわたって深刻な口腔内と全身の違和感に苦しんだ患者の治療例である.

顎関節部の痛みから矯正治療を中断した若い女性（6章の症例6A）は,態癖の影響で下顎頭の吸収が顕著で下顎枝の長さもアンバランスになっていたため,機能的な咬頭嵌合位を優先して,関節窩-顆頭関係はそれに従属するものであることを教えてくれた.態癖によって生じた下顎後退例（3章の症例3B）では,顔面の変形が元に戻ることを示すことができた.こうして,この約10年の間に,それまで理解することもできなかった問題が次々に解決されるようになった.

態癖が,不正咬合の病因になることは,スタラードによれば,1903年,すでに1世紀以上前に報告されている.筆者らはそれに遅れることはるか91年後,1994年に西原[8]によって態癖を教えられたのであるが,ようやく私たちはその問題を解決する自信を手に入れつつある.

態癖によって生じた様々な問題の解決策,それを本書では「力のコントロール」と呼んでいるが,まず原因となっている因子の診断が求められる.患者の解剖学的な条件や遺伝的条件を考察する必要がある.そして,その結果を得るには,患者の協力が欠かせないし,患者とのつき合いが好きでなければ続かない.結果を出すには,時間がかかる.様々なME機器を用いなければ客観評価が難しい.当然,最終的には,精密な修復的な歯科（dentistry）も必要である.その意味で,これまで大学教育から対症療法的な修復歯科を教えられてきた歯科界には,理解が難しいかもしれない.歯科治療後のトラブルのかなりの部分に生活習慣による力の歪みがかかわっていると思われる.

健康な状態に戻るための環境をつくりさえすれば,生体は自然に治癒に向かうことがわかった.

【症例】
態癖による上顎骨の変形を無視した矯正治療がもたらした結末

Keywords
リラックスポジション
上顎骨の変形
ティーアライナー

筒井 照子
●つつい てるこ

筒井歯科初診時：32歳（2008.7）
主　訴：矯正治療直後に起こった口腔内および全身の不調を改善したい

職　業：OT（作業療法士）

現在の状態，病歴をこと細かに書いて持参．

初診時，しきりに「舌を置く場所が狭い」と訴える．

7A-1
当初の矯正治療前

当医院では全身症状の深刻な患者では珍しいことではないが，この患者は高校1年生の冬の矯正治療以来，8軒の歯科医院で治療を受けている．相談・受診は数限りない．うち5回の矯正治療，合わせて17年の治療歴，その間の詳細な症状変化の記録，最初の矯正歯科医による治療経過報告書を持参した．

最初の矯正治療の前後の資料．1992年の顔面の写真において，右側の眼瞼から口角までの距離が短く，右側にクレンチングのサインがある．この時点で矯正歯科医が態癖の注意をしていれば，これからの20年間を苦しまずにすんだであろう．

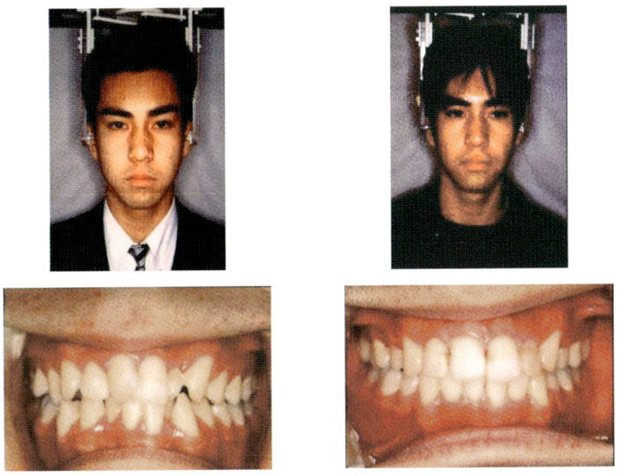

a　1992　　　　　　　　1994

7. おわりに

最初の矯正治療は，治療経過報告書によると，主訴である叢生に対処するため第一小臼歯（4|4）抜歯後，矯正治療が約2年経過したところで，舌の違和感により治療を中止，約半年の中断後，上下歯列弓の側方拡大（約2年）を行ったものである（a）．治療前後の模型によると第一大臼歯間の幅径は，上顎0.3mm，下顎0.5mm拡大されている（b）．

舌房は実際には狭くなっていないので，この訴えを受けた歯科医らは患者の訴えを正面から受けとめてこなかったのであろう．患者は，舌の側面に潰瘍ができたときの写真も持参された（c）．下顎が側方に偏位すると舌骨もともに偏位するが，下顎は強く閉口筋群によって支配されているのに対し，舌骨は舌骨下筋群によって胸・頸から引っ張られているので，両者にアンバランスが生じ，位置の不調和を「狭い」と感じたのであろう．患者の「舌房が狭くなった」という訴えや異常な肩こり・疲労感など全身症状に歯科の専門家はだれも理解を示さなかった．

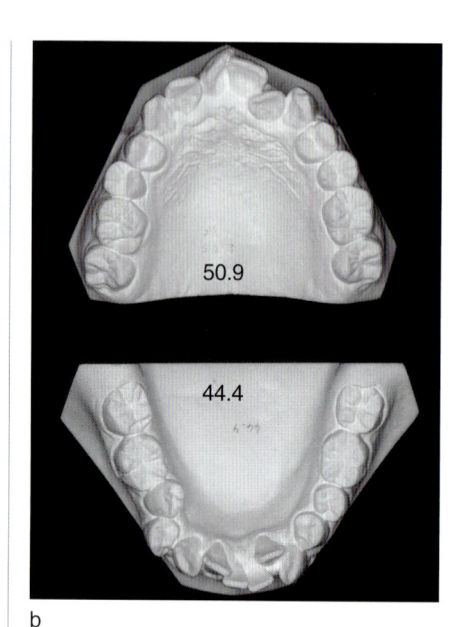

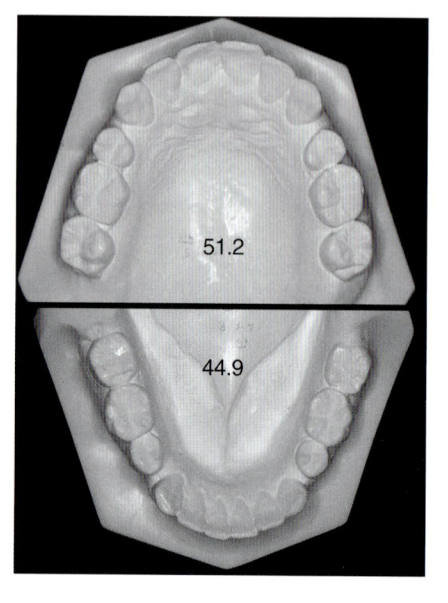

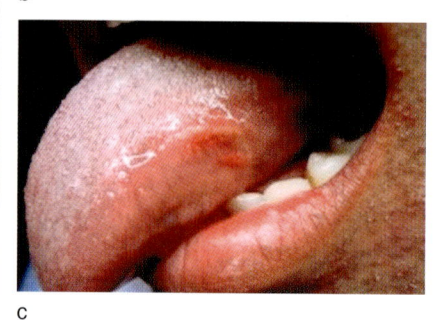

7A-2

顔面を見ると，中顔面が左によじれているので，「態癖で中顔面を左に押し込んだ」と考えられる（a）．そこで，リラックスポジションを採ると，下顎は右に出て，中顔面の左への歪みが強調されたが，患者は「身体が楽になった」と言う（b）．

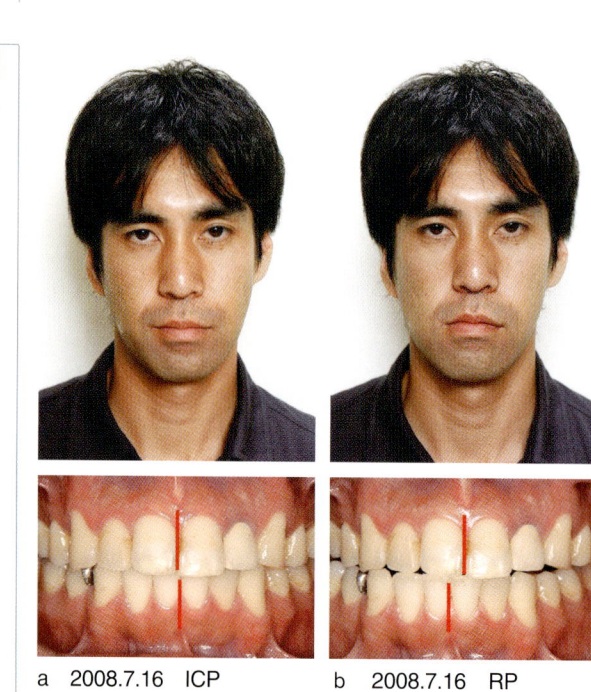

b

50.9　　　51.2
44.4　　　44.9

c

a　2008.7.16　ICP　　　b　2008.7.16　RP

態癖──力のコントロール

口腔内およびCT画像からも明らかであるが，中顔面が左に偏位している（d）．右中顔面を押さえる態癖について尋ねると，右腕を枕にうつ伏せに寝ることが多いとのことで，関わりが深いと考えられた（e）．

シュラー氏法規格X線撮影によると，関節窩内の後方のスペースが狭く，後方に押しつけられている．しかし，関節空隙は右の方が狭く，本人の訴えと一致する（f）．右の顎関節がザラザラと音がするとのことで，触診でも右側にクレピテイションを感じた．ICPで中顔面と下顔面ともにやや左に偏位しているように見えるが，実際は中顔面（上顎骨・側頭骨）が下顎よりもはるかに左に偏位している．このために下顎は相対的に右に位置することになってクレピテイションを生じるのであろう．

リラックスした下顎の位置は，右前であることを本人も理解した（本人は左前であろうと考えていた）．ここまでの納得は得られたが，舌痛症について，「舌房は狭くない」と説明したが，このことは受け容れられなかったので，深くは言及しないでおいた．類似症例（本書2章の図3A）を見せて上顎骨が戻るのには長い年月がかかることを説明した．

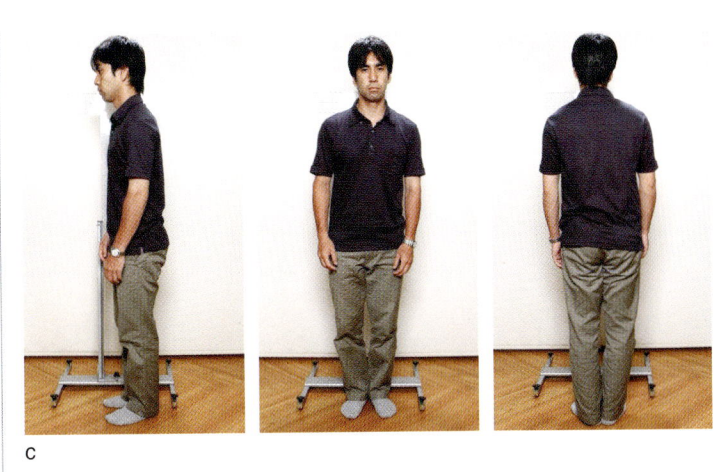

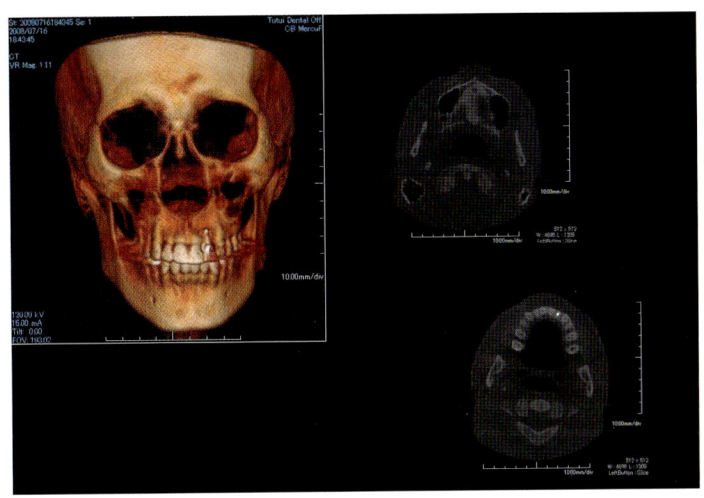

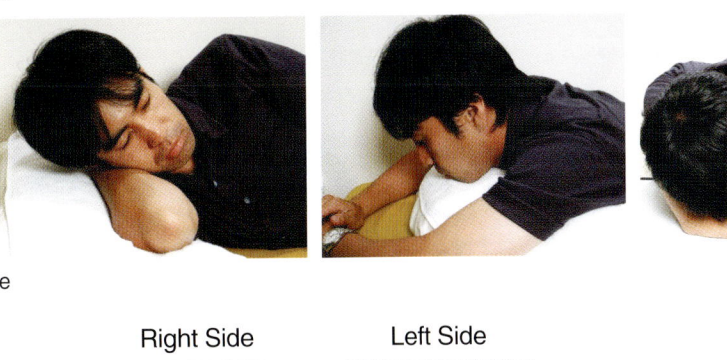

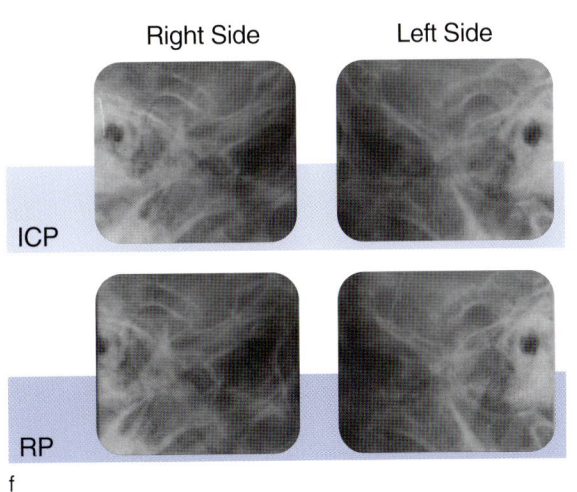

205

7. おわりに

7A-3

まず、態癖を改めるとともに、改良アムステルダム型スプリントで下顎のリラックスポジションを求めた（a）。このリラックスポジションを目安にアライナーやスクリューにて上顎は右側、下顎は左側を側方拡大することにした（b〜d）。本当は、顎骨が右に戻ればよいのだが、手術はしたくないので、自然に元に戻る手助けのために歯列を右に戻して、咬合が安定するのを待つことにした。1ヵ月で右顔面の陥凹感が減少して、顔は右向き身体は左に回転した位置が楽だと言い始めた。アライナーによる拡大を始めて2ヵ月目に本人には内緒で右下を縮小したが、舌房の狭さは感じなくなって、身体と顎が一人歩きしている感じだと言う。4ヵ月目に上顎の左側を縮小し始める。顔が真っ直ぐになってきたことを喜び、体重も5kg増えて体調がいい（e〜h）。下顎の前歯をディスキングして $\overline{321|1}$ を舌側に縮小するが、舌房の狭さについてのクレームはない。多少、リバウンド症状が出るが、まずまず順調で、毎年悩まされる花粉症もこの年の春は状態が良いとのこと。ただしこの秋（1年2ヵ月後）にはアレルギーが出て体調は不良。下顎が右前に出てはぶつかり、下がってはリバウンドして症状が出るので、レジンを足したり、削合したりを繰り返すが、この対応はそれほど重要ではなく、態癖がなければ時間の経過によって自然に改善してゆく。

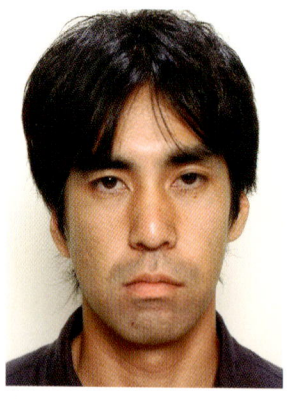

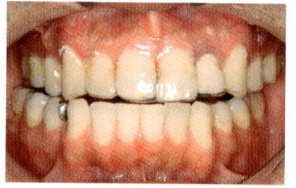

b ティーアライナー*

*ティーアライナー：床装置のように口蓋をおおって固定源とするので歯列の縮小・拡大が効果的にできる。とくに上顎は片側拡大・片側縮小が同時に可能で、上顎の変形した症例に適している。著者（筒井照子）が特許を取得している。

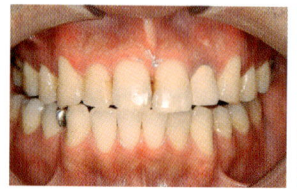

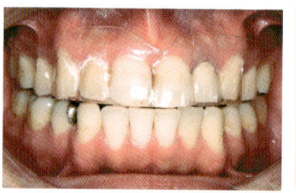

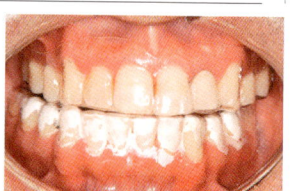

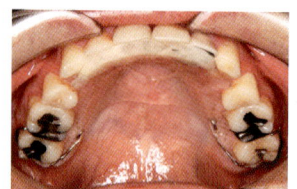

d 2008.10.17

a 2008.8.8 RP 改良型アムステルダム型スプリント

c 2008.10.1 テーブル付きティーアライナー

i 2010.5.14 エクスパンジョン装着時

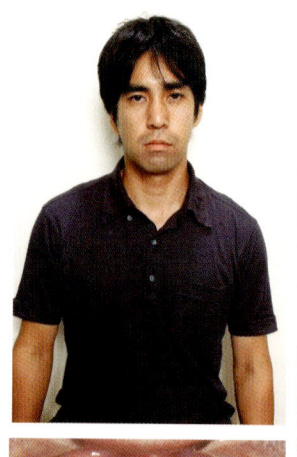

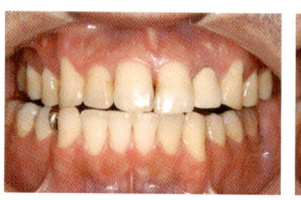

e 2008.8.29 RP

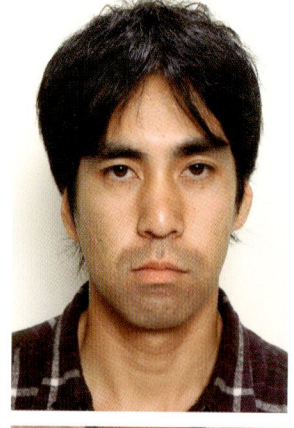

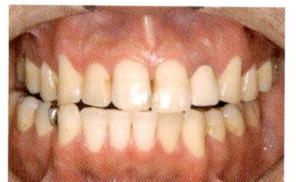

f 2008.10.17

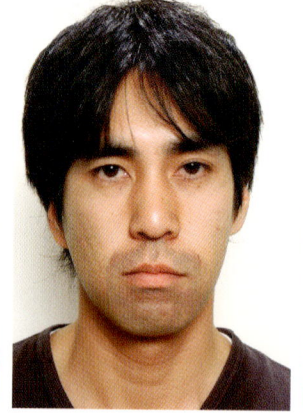

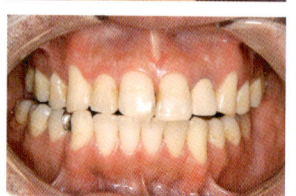

g 2008.12.5

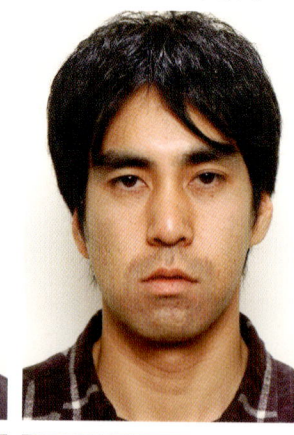

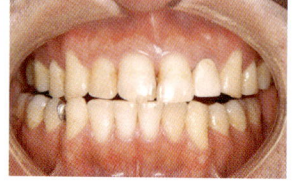

h 2009.1.16

態癖──力のコントロール

7A-4

2010年4月，身体がほとんど真っ直ぐになっているが，やや前傾が残っている．

2010年8月，目が活き活きとして笑顔で来院（a）．身体の前傾もほぼなくなっている（b）．顔は4月よりもやや左に寄っているが（睡眠時に枕で押さえているという），リラックスポジションとのずれもほとんどなく，最大咬頭嵌合位で正中が合う（c）．思った以上の速さ（初診から2年）でここまで回復した．「今まで，体調不良で仕事が遅れてしまった」ことを話されると同時に，「将来のことを考えることができだした」と話された．

態癖に対する適切なアドバイスなしに矯正治療をしたために，15歳から35歳の20年間の貴重な時間とお金を費やさせてしまった．視野を広くもって患者さんの訴えに耳を傾けて対応することの大切さを痛感している．歯科医療分野の責任を痛感する．

中顔面に上顎骨，下顔面に下顎骨がある．従って，中・下顔面の非対称は口腔の不調和のサインである．このような場合には，若い人なら子どもの頃からの，高齢者であれば若い頃の写真をもってきてもらって検証する．歪みが，以前よりもひどくなっていれば，後天的に歪みが進行していると考えられるので，その原因を探し，除去する努力をする．原因の除去なくして安易に修復に手を出すことは非常に危険である．

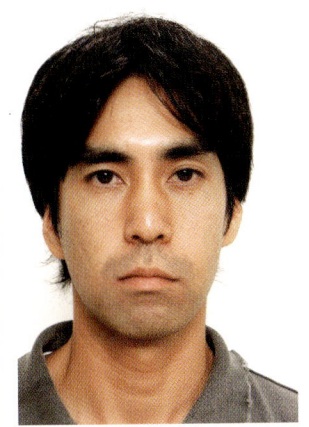

a 2010.8.27

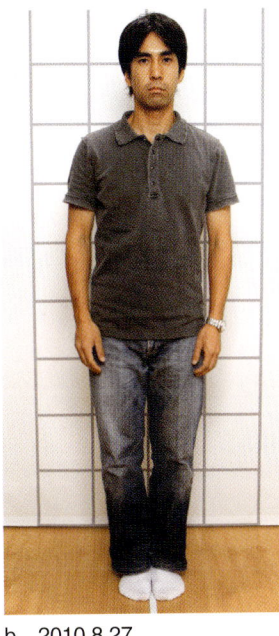

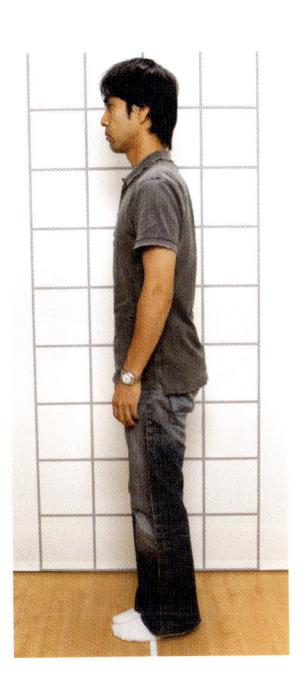

b 2010.8.27

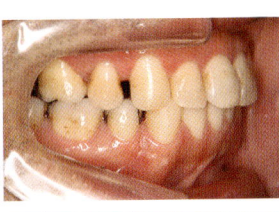

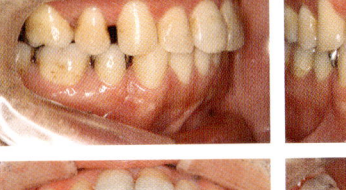

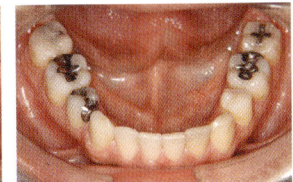

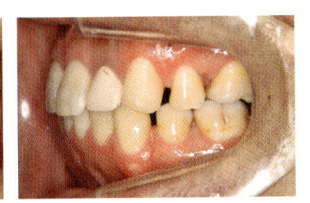

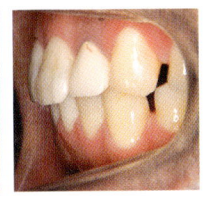

c 2010.8.27

7. おわりに

【参考文献】

1) 筒井照子：口唇が前歯およびその歯周組織に及ぼしている影響についての組織学的研究. 日本矯正歯科学会雑誌, 32(1), 1973
2) Garliner D, 亀田 晃, 鴨井久一訳：口腔領域における筋機能療法. 書林, 東京, 1981.
3) 丸山剛郎：臨床生理咬合——顎口腔機能の診断と治療. 医歯薬出版, 東京, 1988.
4) 西原克成：顎口腔疾患とバイオメカニクス——現代の歯科口腔科のための臨床バイオメカニクス(1)〜(2). ザ・クインテッセンス, 13(1)〜(3), 1994.
5) MaCoy G：Dental Compression Syndrome と咬合治療. ザ・クインテッセンス, 13(4), 1994.
6) 筒井昌秀, 筒井照子：顎口腔系における力の概念とそのコントロール. 歯界展望, 85(3): 631-632, 1995.
7) 筒井昌秀, 筒井照子, 小牟禮由香里: 機能からとらえた新しい咬合治療のあり方. 日本歯科医師会雑誌, 53(6): 16-24, 2000.
8) 筒井昌秀, 筒井照子, 神本 洋：下顎の後方運動についての臨床的解釈(1)〜(5). ザ・クインテッセンス, 17(9〜12), 18(5), 1998〜1999.
9) 増田長次郎, 筒井昌秀, 筒井照子：包括的歯科臨床における機能的咬合面形態の実際. QDT, 29(1), 2004.
10) 筒井昌秀, 筒井照子：咀嚼運動から捉えた咬合面形態. 九州歯科学会雑誌, 55(1): 105-122, 2001.
11) 増田長次郎：補綴装置に働く力. 歯科技工別冊「審美歯科技工の原理原則」. 医歯薬出版, 東京, 2009.

キーワード索引

節または症例冒頭のページを示す．

ABP	143
Angle, E.H.	12
ASBP	154, 180
DCS	50
FKO	58
RABP	143
Stallard, H.	12
Stomatology	160
TAD	180

ーあー

遺伝的個体差	58
インレー脱離	82
うつ伏せ寝	71
炎症のコントロール	118

ーかー

開咬	119, 189
改良型前歯部咬合挙上板	154
過蓋咬合	78, 92, 140
下顎位	38, 86, 135
下顎後退	78
下顎側方偏位（機能的）	119
下顎頭の変形	53, 189
下顎の	
ー後方偏位	58
ー復位	78
かみ合わせの治療	38
かみしめ	68
加齢	160
顎関節痛	135
顔面単位	110
顔面の歪み	53
気道の拡大	123
機能異常	140
機能咬頭のはまり込み	74
機能的顎偏位	169, 180
機能的Ⅱ級	154
きゅうくつな咬合	74, 123
狭義の態癖	66
矯正による咬合再構成	86
局所的骨欠損	128
筋機能療法	143
筋の緊張	94
食いしばり	74
広義の態癖	66
口腔外圧	15
咬合挙上	143, 154
咬合高径低下	160
咬合再構成	86
咬合という全身	160
咬合不調和	38
咬合崩壊	43
咬合療法	8
口唇圧	68
口唇の巻き込み	68, 92
咬頭嵌合位	169, 180
コーヌス義歯再製	8
ゴシックアーチ	43
5大禁忌	86
骨格性Ⅲ級	152

ーさー

サービカルヘッドギア	154
歯科恐怖	43
歯牙単位	110
歯軸傾斜	82

歯肉退縮	128
歯肉の厚み	71
垂直顎間距離	160
趣味の態癖	132
上顎前突	140
職業癖	43, 92, 97
ショルダーバック癖	38
歯列単位	110
審美障害	140
睡眠態癖	8
ストレートネック	123
スピー彎曲	74
舌癖	68
前歯部咬合挙上板	143
全身姿勢	94
全身症状の改善	86
全身単位	110
セントリックバイト	50
前方牽引装置	152
咀嚼終末位	169, 180, 189
咀嚼障害	135

― た ―

体幹の歪み	97
態癖	66, 86
態癖観察	106
態癖シール	106
態癖指導	106
態癖チェックシート	106
態癖の気づき	71
力のコーディネータ	106
力のコントロール	118
中顔面発育不全	152
中心位	169, 180
中心咬合位	169, 180
頭位の傾斜	123

― な ―

II 級 2 類	78

― は ―

非復位性関節円板前方転位	189
ヒンジムーブメント	50
V 字型歯列	71
フェイスボウトランスファー	53
不正咬合病因論	15
ブラキシズム	128
フルマウスリコンストラクション	97
保定期間	92
頬杖	71, 82

― ま ―

枕癖	15
待合室	106
無意識の癖	66
メインテナンス	132

― や ―

横座り	97

― ら ―

リモデリング	50
リラックスポジショニングスプリント	135
リラックスポジション	50
ルーダーの線条	128
レジンオンレー	143, 154

あとがき

　昌秀とともに永く患者さんとおつき合いをさせていただきました．一人ひとりの患者さんと深くかかわってきました．開業当初は，一生懸命に習った通りにするのだけど，うまくいかないことがたくさんありました．技術の未熟さ，知識不足もありましたが，教えられてきた理論がどこかおかしいのではないかと思い続けてきました．

　患者さんの反応を診て，経験し，繰り返し本を読み，講習会に通い，ME機器で確かめてきました．「なぜ，治らないのか」，「もっと良く，治せないのか」と常に考え続けてきました．

　視点を変えれば，「なんだ，簡単なこと」だったのです．「咬合」に関しては，歯科界の診断名不足もたくさんあることに気付きました．

　崩壊した原因を取り除き，生体が生きて治ろうとする方向を見つけて道標役になりさえすればいい，患者の言葉に耳を傾け，「なぜ，治らないのか」「なぜ，治せないのか」と真剣に問う者は，必ずよい道標役になれるでしょう．

　患者さんが不調和を訴えたとき，修復を繰り返すことによって対処するのではなく，不調和に陥った原因がからだのどこかにあるサインだと受けとめるべきなのです．

　歯科界が一日も早く，炎症のコントロールがすでに定着しているのと同じように，力のコントロールの一つとして，「生活習慣（態癖）の注意」が定着して欲しいと願っています．それだけでずいぶん解決するでしょう．

謝辞
　私の「なぜ，治らないか」「なぜ治せないか」の思いを解決するために，永くおつき合い下さった患者さん方に深く感謝しています．お一人お一人が貴重な勉強でした．歯科界の混乱を一日も早く解決することが，いままでご迷惑をおかけした患者さんへ報いる方途であると思っております．

（筒井 照子）

■編著者略歴■

筒井照子　つつい　てるこ
　1970年　九州歯科大学卒業
　1970〜75年　同大学矯正学教室在籍
　1975年　北九州市八幡西区にて筒井歯科医院を開院
　1980年　学位取得
　日本矯正歯科学会認定医・専門医
　昭和大学歯学部兼任講師
　筒井塾包括歯科臨床学会（咬合療法研究会・JACD）主宰

西林　滋　にしばやし　しげる
　1983年　東京歯科大学卒業
　群馬県太田市にて西ばやし歯科医院を開院

小川晴也　おがわ　はるや
　1986年　大阪歯科大学卒業
　1991年　大阪歯科大学大学院修了
　広島県福山市にて小川矯正歯科を開院（1998年市内移転）
　日本矯正歯科学会認定医
　MOrth RCSEd（英国矯正歯科認定医試験）合格
　WSLO（世界舌側矯正学会）認定医

QUINTESSENCE PUBLISHING 日本

態癖——力のコントロール

2010年11月10日　第1版第1刷発行
2021年4月10日　第1版第3刷発行

編 著 者　筒井照子／西林　滋／小川晴也

発 行 人　北峯康充

発 行 所　クインテッセンス出版株式会社
　　　　　東京都文京区本郷3丁目2番6号　〒113-0033
　　　　　クイントハウスビル　電話(03)5842-2270(代表)
　　　　　　　　　　　　　　　(03)5842-2272(営業部)
　　　　　　　　　　　　　　　(03)5842-2279(編集部)
　　　　　web page address　https://www.quint-j.co.jp

編集・制作　秋 編集事務所

印刷・製本　サン美術印刷株式会社

©2010　クインテッセンス出版株式会社　　　禁無断転載・複写
Printed in Japan　　　　　　　　　　　　　落丁本・乱丁本はお取り替えします
ISBN978-4-7812-0169-6　C3047　　　　　　定価はカバーに表示してあります